Peter Lehmann, Craig Newnes (Hg.)

Psychopharmaka reduzieren und absetzen

Praxiskonzepte für Fachkräfte, Betroffene, Angehörige

Eine Koproduktion von
Psychiatrie Verlag und
Antipsychiatrieverlag

Psychiatrie Verlag

Peter Lehmann
Antipsychiatrieverlag

Die Herausgeber

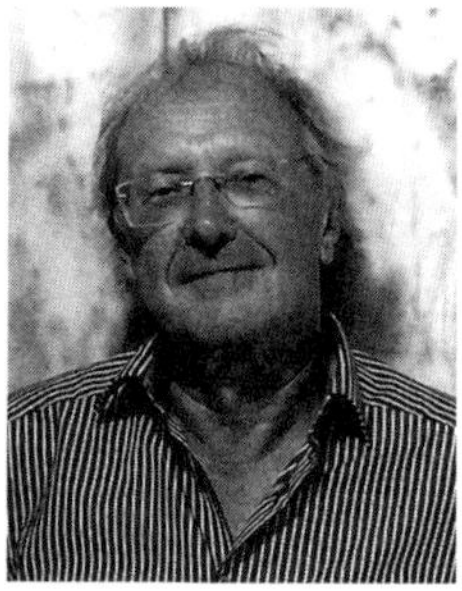

Peter Lehmann, Dr. phil. h. c., Dipl.-Pädagoge, arbeitet als Autor, Verleger und Fortbildner in Berlin. Bis 2010 langjähriges Vorstandsmitglied im Europäischen Netzwerk von Psychiatriebetroffenen. 2011 Verleihung des Bundesverdienstkreuzes. Buchpublikationen: »Neue Antidepressiva, atypische Neuroleptika – Risiken, Placebo-Effekte, Niedrigdosierung und Alternativen« (gemeinsam mit Volkmar Aderhold, Marc Rufer und Josef Zehentbauer); »Statt Psychiatrie 2« (hg. gemeinsam mit Peter Stastny); »Psychopharmaka absetzen – Erfolgreiches Absetzen von Neuroleptika, Antidepressiva, Phasenprophylaktika, Ritalin und Tranquilizern«; »Schöne neue Psychiatrie«; »Der chemische Knebel – Warum Psychiater Neuroleptika verabreichen« u. v. m. www.peter-lehmann.de

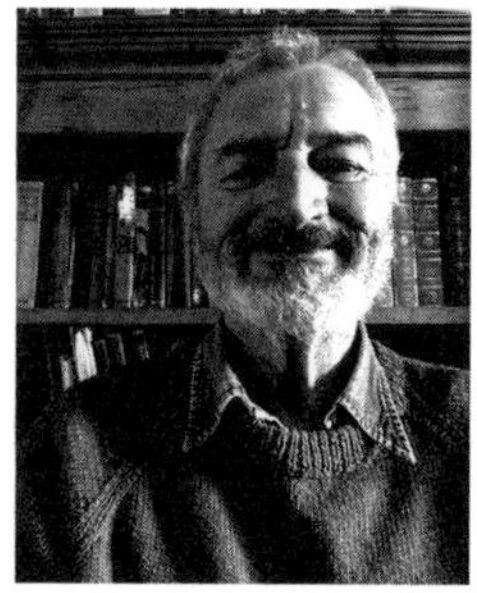

Craig Newnes, Dr. phil.-hist., Dr. phil. Psych., Master of Science, Außerordentlicher Professor für Klinische Psychologie, Historiker, Verleger, Musiker und Autor. Herausgeber des »Journal of Critical Psychology, Counselling and Psychotherapy«. Von 1989 bis 2007 leitete er das Shropshire Psychological Therapies Department, einen der größten psychologisch-psychotherapeutischen Dienste des National Health Service in Großbritannien. 2003 war er Vorsitzender der Section Psychotherapy der British Psychological Society. Zahlreiche Publikationen, zuletzt »Racism in Psychology: Challenging Theory, Practice and Institutions«, »A Critical A-Z of Electroshock« und »Psychomusicology« (mit Cemil Egeli).

Peter Lehmann, Craig Newnes (Hg.)

Psychopharmaka reduzieren und absetzen

Praxiskonzepte für Fachkräfte, Betroffene, Angehörige

Psychiatrie Verlag

Peter Lehmann Antipsychiatrieverlag

Peter Lehmann, Craig Newnes (Hg.)
Psychopharmaka reduzieren und absetzen
Praxiskonzepte für Fachkräfte, Betroffene, Angehörige
1. Auflage 2024
ISBN-Print Psychiatrie Verlag: 978-3-96605-212-2
ISBN-Print Antipsychiatrieverlag: 978-3-925931-99-4
ISBN-PDF Psychiatrie Verlag: 978-3-96605-245-0

Bibliografische Information der Deutschen Nationalbibliothek
Die Deutsche Nationalbibliothek verzeichnet diese Publikation in der Deutschen Nationalbibliografie; detaillierte bibliografische Daten sind im Internet über http://dnb.d-nb.de abrufbar.

Hinweis

Die Wiedergabe von Warenbezeichnungen, Gebrauchs- und Handelsnamen in diesem Buch berechtigt auch ohne besondere Kennzeichnung nicht zu der Annahme, dass solche Namen im Sinne der Warenzeichen- oder Markenschutzgesetzgebung als frei zu betrachten wären und daher von jedermann benutzt werden dürften.

Lektorat: Peter Lehmann, Berlin; Leonie Bieger, Dortmund
Umschlagkonzeption und -gestaltung: Michael Schmitz, Arnbruck, www.grafikschmitz.de, unter Verwendung eines Motivs von daniel.schoenen/Photocase
Typografiekonzeption: Iga Bielejec
Satz: Psychiatrie Verlag
Druck und Bindung: Plump Druck und Medien, Rheinbreitbach

PROFESSIONELLE STRATEGIEN UND KONZEPTE

Haftungsausschluss

Das Wissen über die Risiken psychiatrischer Psychopharmaka sowie durch diese möglicherweise verursachte Schäden ist ständigen Entwicklungen unterworfen. Erfahrungen erweitern unsere Erkenntnisse, insbesondere was die Beendigung der psychopharmakologischen Behandlung anbelangt. Soweit in diesem Buch Möglichkeiten und Probleme der Reduzierung von Dosierungen erwähnt werden, dürfen die Leserinnen und Leser zwar darauf vertrauen, dass die Autoren und Autorinnen, die Herausgeber, der Psychiatrie Verlag und der Antipsychiatrieverlag große Sorgfalt darauf verwandt haben, dass die Angabe dem Wissensstand bei Fertigstellung des Buches entspricht.
Da jedoch eine Vielfalt individueller Faktoren (körperlicher und psychischer Zustand, soziale Lebensverhältnisse usw.) einen wesentlichen Einfluss auf den Verlauf des Reduktionsprozesses ausüben, dürfen Aussagen der Autorinnen und Autoren nicht als übertragbare Empfehlungen für alle Leser und Leserinnen aufgefasst werden. Diese sind angehalten, durch sorgfältige Prüfung ihrer Lebenssituation einschließlich ihres körperlichen und seelischen Zustands und gegebenenfalls nach Konsultation eines geeigneten Spezialisten bzw. einer geeigneten Spezialistin festzustellen, ob ihre Entscheidung, nach Lektüre des Buches Psychopharmaka weiterhin einzunehmen oder auf eine bestimmte Weise abzusetzen, in kritischer und verantwortlicher Weise erfolgt. Eine solche Prüfung ist bei selten verwendeten Präparaten oder solchen, die neu auf den Markt gebracht worden sind, besonders wichtig.
Infolge dieser Umstände übernehmen die Autorinnen und Autoren, die Herausgeber, der Psychiatrie Verlag und der Antipsychiatrieverlag weder die Verantwortung für die Folgen unerwünschter Wirkungen beim Einnehmen von Psychopharmaka noch bei deren Absetzen. Die Herausgeber appellieren an alle Betroffenen, Angehörigen, ärztlich und therapeutisch Tätigen, ihnen etwa auffallende Ungenauigkeiten oder Misserfolge beim durchdachten Absetzen ärztlich verschriebener Psychopharmaka unter genauer Schilderung der Umstände mitzuteilen.
Das Absetzen von Medikamenten, die als Antiepileptika eingesetzt werden, ist kein Thema dieses Buches. Werden Antiepileptika abgesetzt, steigt die Gefahr neuer epileptischer Anfälle.

Peter Lehmann & Craig Newnes

Geleitwort

Liebe Leser*innen,

noch heute kann ich mich gut an eine Bankkauffrau erinnern, die mit Ende zwanzig zu mir in die psychotherapeutische Behandlung kam und bereits seit acht Jahren ein Antidepressivum der SSRI-Gruppe einnahm. Aufgrund ihres Kinderwunsches wollte sie nach dieser langen Zeit das Psychopharmakon absetzen. Der Absetzprozess war für sie und mich herausfordernd. Auf die erheblichen Absetzphänomene waren wir damals beide nicht gut vorbereitet. Sowohl Betroffene als auch Angehörige, aber vor allem die Verordnenden müssen besser über den Prozess des Absetzens informiert sein. Dieser kann eine lange Zeit in Anspruch nehmen. Wieso hatte ich im Rahmen meiner Ausbildung zur Psychiaterin und Psychotherapeutin nur so wenig darüber gelernt?
Viel zu lange wurde der Tatsache zu wenig Beachtung geschenkt, dass Psychopharmaka nicht automatisch eine Dauermedikation sein müssen, sondern in der Regel zu gegebener Zeit wieder abgesetzt werden können und somit auch abgesetzt werden sollten. Die Gründe hierfür können unterschiedlich sein: sei es, dass die gewünschten Erfolge der Therapie eingetreten sind, sei es, dass belastende unerwünschte Wirkungen auftreten, sei es, dass die erhoffte Wirkung ausbleibt, oder sei es schlicht der Wunsch der Betroffenen, ohne diese Medikamente zu leben. Auch die Erkenntnisse, dass Antidepressiva und Neuroleptika zu erheblicher Gewöhnung führen können, dass Absetzsymptome nicht selten und gelegentlich langfristig oder zeitversetzt auftreten und der Absetzprozess somit fachkundig und langfristig begleitet werden muss, setzen sich nur langsam in der Fachwelt durch.
Strittig ist bis heute, inwieweit es sich bei Absetzsymptomen möglicherweise um eine Entzugssymptomatik infolge von Abhängigkeitsentwicklungen handelt. Die einen argumentieren im Wesentlichen, eine körperliche Abhängigkeit von Psychopharmaka liege nicht vor, da der Suchtcharakter fehlt. Die anderen – und das ist die Tendenz in diesem Buch – verweisen auf deutliche Hinweise auf eine Entzugsproblematik. Hier ist weitere Klärung notwendig. Klar ist, für die Behandelnden sollte gelten: Wer ansetzt, muss auch absetzen können. Bei jeder Therapie einer psychischen Erkrankung müsste es selbstverständlich

sein, Betroffenen und ihren Angehörigen zuzuhören, sie in ihren Bedürfnissen, Beobachtungen und ihrem Erleben ernst zu nehmen und sie so zu begleiten, wie es in ihrem Sinne am besten möglich ist. Bezüglich der Absetzphänomene ist dies viel zu lange und zu oft nicht erfolgt. Oft werden diese als unerheblich abgetan oder als Rückfall fehlgedeutet. Die körperlichen und psychischen Folgen bereits bei einer Reduktion der Psychopharmaka sind nicht selten gravierend. Hilfe ist dabei notwendig und möglich.

Gut geplante und unterstützte Reduktionsprozesse verlaufen tendenziell erfolgreich, wenn die Psychopharmaka insbesondere nach längerer Einnahmezeit langsam abgesetzt werden. Nicht nur für die Betroffenen, sondern auch für psychiatrisch Tätige ist es wichtig, Reboundsymptome sowie weitere Absetzsymptome von den ursprünglich behandelten Krankheitssymptomen zu unterscheiden. Ansonsten steigt die Gefahr, immer länger und immer mehr Medikamente zu verordnen, die aufgrund der Erkrankung jedoch nicht notwendig wären. Es sollte selbstverständlich sein, dass die Rechte der Betroffenen respektiert werden und dass im multiprofessionellen Team sektorübergreifend gemäß ihren Optionen zusammengearbeitet wird. Es braucht mehr industrieunabhängige Forschung zu dem Thema (selbstverständlich unter Einbezug von Betroffenen) und ein größeres Bewusstsein für die Absetzproblematik, sowohl in der Ärzteschaft als auch gesamtgesellschaftlich.

Rufen nun die Beiträge in diesem Buch in unverantwortlicher Weise zum Absetzen von verordneten Psychopharmaka auf? Nein. Ich lese das Buch als Aufforderung zum verantwortungsvollen Umgang mit Psychopharmaka und somit auch verantwortungsvollem Absetzen. Verantwortungsvolles Absetzen heißt eben gerade nicht ad hoc und schnell, sondern sorgfältig und gut begleitet.

Indem Sie nun dieses Buch in Ihren Händen halten und lesen werden, tragen Sie bereits dazu bei, dieses wichtige Thema in den Fokus zu nehmen. Den Herausgebern und allen, die an diesem Buch mitgewirkt haben, gebührt Dank, dass sie den Blick auf einen bisher weitestgehend blinden Fleck der medizinischen Versorgung lenken. Für Betroffene, Angehörige und Profis ist es notwendig, dass eine verständliche und umfassende Aufklärung zu Beginn einer psychopharmakologischen Behandlung und die Begleitung beim Absetzen selbstverständlicher Bestandteil der Therapie werden.

Ich wünsche dem Buch viel Erfolg. Es ist ein richtungsweisender Beitrag zu einer langfristig besseren medizinischen und insbesondere psychiatrischen Versorgung, in der die Betroffenen den Platz einnehmen, der ihnen gebührt – das Zentrum der Aufmerksamkeit.

Meine frühere Patientin traf ich später an der Weser wieder. Sie ist inzwischen Mutter von zwei Kindern, arbeitet und hat seit damals keine Antidepressiva mehr benötigt.

Dr. Kirsten Kappert-Gonther, MdB

Einleitung

Ich bin völlig verzweifelt und suche bereits seit zehn Monaten nach einem Ausweg, um der Entzugshölle zu entkommen oder die Symptome wenigstens lindern zu können.

Ich habe von 2004 bis zum Januar 2022 Escitalopram in wechselnden Dosierungen verschrieben bekommen und das Präparat innerhalb von fünf Wochen schrittweise reduziert und dann vollständig abgesetzt. Seitdem erlebe ich unerträgliche Zustände, welche ich zuvor niemals in diesem Ausmaß hatte. Die starken Nebenwirkungen der Escitalopram-Einnahme zwangen mich zum Absetzen, was ich zuvor schon einmal versucht hatte, jedoch dann die Tabletten erneut wieder einnahm, da ich es nicht aushielt. Spätestens da hätten bei mir und meinem Arzt die Alarmglocken schrillen müssen, aber ich habe jahrelang einfach nur teilnahmslos geschluckt und geschluckt!

Anfangs hatte ich nach dem Absetzen starke grippeähnliche Symptome, starke monatelange Übelkeit, stromschlagähnliche Empfindungen im Kopf und an anderen Körperteilen, Bewegungsstörungen, Sehstörungen, Muskelkrämpfe. Das alles hat inzwischen nachgelassen, nach nunmehr zehn Monaten Absetzzeitraum. Doch zeitverzögert hat sich eine permanente körperliche Schwäche entwickelt, vor allem in den Armen spürbar, dazu kamen unerträgliche Angstzustände, chronische Appetitlosigkeit, starker Schwindel, Verwirrtheit, Brain Fog[1], ein Gefühl der totalen Empfindungslosigkeit, Hoffnungslosigkeit und Freudlosigkeit, es gibt keinerlei spontanen Emotionen mehr, ich kann mich für nichts mehr entscheiden, auch für die simpelsten Dinge nicht, ich überlege ewig hin und her, dazu ein starker Tinnitus, schwere Depressionen, Selbstmordgedanken, ich lebe nur noch in der Vergangenheit, habe eine starke Sehnsucht nach früheren Zeiten.

---

1 Beim Brain Fog (Gehirnnebel) handelt es sich um Phänomene, die einem jegliche Konzentration rauben und den Blick aufs Wesentliche »vernebeln«. Man kann nicht mehr klar denken und wird vergesslich.

Ich erlebe schon beim Aufwachen morgens immer dieses schreckliche unbeschreibliche Gefühl, das meinen Alltag so massiv einschränkt, ich bin schon das ganze Jahr überwiegend krankgeschrieben und habe auch große Angst um meine Existenz, große Zukunftsangst.

Ich weiß nicht, wie lange ich diesen Zustand noch aushalten kann, ich versuche ja seit Monaten, eine Linderung zu erreichen, indem ich verschiedene Nahrungsergänzungsmittel und Phytopharmaka, also nur pflanzliche Mittel, einnehme und habe dadurch schon viel Geld ausgegeben, vergeblich. Meine Krankenkasse übernimmt ja leider keine Kosten für orthomolekulare und ganzheitliche Medizin, nur diese teuren Antidepressiva, die wurden jahrelang bezahlt!

Solche Anfragen bekomme ich (P.L.) seit Jahren in zunehmender Zahl. Hilfesuchende fragen mich, an wen sie sich wenden können. Aber was kann ich antworten?

»Psychopharmaka reduzieren und absetzen« präsentiert Erkenntnisse und Erfahrungen von professionell Tätigen, Betroffenen und Angehörigen, um Menschen zu helfen, die Schäden (einschließlich der Medikamentenabhängigkeit) zu verstehen, die ärztlich verschriebene Psychopharmaka verursachen – allen voran Antidepressiva und Neuroleptika (Antipsychotika), die im Mittelpunkt dieses Buches stehen. Im ersten Teil »*Vorbereitung auf das Reduzieren und Absetzen von Psychopharmaka*« zeigen die Autorinnen und Autoren, dass das Absetzen von Psychopharmaka sinnvoll und medizinisch geboten sein kann. Sie belegen die zweifelhafte prophylaktische Wirkung von Antidepressiva und Neuroleptika und die Gefahr einer Chronifizierung der ursprünglichen Probleme durch die fortgesetzte Einnahme. Dabei gibt es eine Reihe von Prädiktoren, die auf ein erfolgreiches Absetzen schließen lassen.

Das Buch erschien 2021 original in englischer Sprache mit Beiträgen aus vielen Ländern zu allen möglichen Aspekten des Absetzens ärztlich verschriebener Psychopharmaka. In die deutschsprachige Ausgabe haben wir nur die Kapitel mit unmittelbarem Praxisbezug übernommen. Gleichzeitig haben wir diese Ausgabe ergänzt durch die Beschreibung einer sich in Deutschland entwickelnden Kultur institutioneller Unterstützungsangebote beim Absetzen von Psychopharmaka. Begünstigt durch eine fortgeschrittene Diskussion zur Problematik unterlassener Hilfeleistung beim Absetzen von Psychopharmaka sind »Leuchtturmprojekte« entstanden. Diese Ansätze haben wir in Teil 2,

»Institutionelle Strategien und Konzepte«, integriert, in welchem es um institutionelle Unterstützung in Krisen während des Absetzens von Psychopharmaka und um Psychopharmakareduktion in der psychiatrischen Klinik und der Institutsambulanz geht.

Egal ob in der Klinik, in gemischtem Setting oder ambulant: Immer deutlicher wurde in den letzten Jahren die Notwendigkeit des langsamen Ausschleichens nach längerer Zeit der Psychopharmakaeinnahme. Insofern legten wir ein besonderes Augenmerk auf das hyperbolische, d. h. gegen Ende des Absetzprozesses in immer kleiner werdenden Schritten vorgehende Absetzen. Weitere Kapitel betreffen den Umgang mit Reboundeffekten sowie das Absetzen von Psychopharmakakombinationen – eine allgegenwärtige Problematik, um welche die mainstreamorientierte Ärzteschaft weltweit einen großen Bogen schlägt.

In einer Situation, in der psychiatrische Hilfeangebote – von den genannten »Leuchttürmen« abgesehen – Mangelware sind, spielen Ansätze der Selbsthilfe eine wichtige Rolle. Sie finden sich in Teil 3, *»Strategien und Konzepte der Selbsthilfe und der unterstützten Selbsthilfe«*. Alternativ und/oder komplementär sind hier Ansätze der Angehörigen- und Peerunterstützung beim Absetzen von Psychopharmaka beschrieben sowie eine spezielle kooperative Unterstützung in Griechenland, gemeinsam getragen von professionell und ehrenamtlich Tätigen sowie Psychiatriebetroffenen. Teil 3 endet mit einem Überblick über Onlineplattformen als Hilfe zur Selbsthilfe beim Entzug von Psychopharmaka.

Alle Beiträge zeigen, dass es unerlässlich ist, Menschen zu unterstützen, wenn sie den Entschluss getroffen haben, ihre Psychopharmaka zu reduzieren oder ganz abzusetzen oder wenn sie diese aus gesundheitlichen Gründen absetzen müssen. Insofern begrüßen wir die Forderung der Arbeitsgruppe *Willkürliche Unterbringung* des Menschenrechtsrats der Vereinten Nationen nach einem wirksamen Rechtsschutz für Menschen mit Behinderungen. Menschen mit psychiatrischen Diagnosen zählen zu diesem Personenkreis. 2015 forderte die Arbeitsgruppe in ihrem Bericht an die Generalversammlung der Vereinten Nationen spezielle Unterstützungsprogramme:

» Solche Unterstützungsprogramme sollten sich nicht auf die Bereitstellung psychosozialer Dienste oder Behandlungen konzentrieren, sondern kostenlose oder erschwingliche gemeindenahe Dienste einschließen, ebenso Alternativen, die frei von medizinischen Diagnosen und Eingriffen sind. Der Zugang zu Medikamenten und die *Unterstützung beim Absetzen* von Medikamenten

sollte denjenigen zur Verfügung gestellt werden, die sich dafür entscheiden. «
(Working Group on Arbitrary Detention 2015, S. 25 – Hervorhebung P. L. & C. N.)

Im gleichen Jahr wurde diese Forderung im selben Wortlaut in die Richtlinie 14 (»Freiheit und Sicherheit der Person«) der UN-Behindertenrechtskonvention aufgenommen (CRPD 2015).

Von solchen Unterstützungsprogrammen sind Millionen von Menschen, denen Psychopharmaka, insbesondere Antidepressiva und Neuroleptika, verschrieben werden, noch weit entfernt. Trotz der beschriebenen hoffnungsvollen Ansätze im deutschen Sprachraum stehen die Betroffenen in aller Regel allein da, wenn sie keine Psychopharmaka mehr einnehmen wollen und Hilfe beim Absetzen benötigen. So befasst sich der vierte und letzte Teil unseres Buches, *»Schlussbetrachtung«*, mit der Frage, was Betroffene tun können, wenn sie beim Absetzen keine Unterstützung bekommen. Ebenso wichtig ist die Frage, was zu tun ist, damit Krankenkassen in Leistungen investieren, die Betroffenen helfen, aus der Spirale immer neuer Psychopharmakaverschreibungen sowie zunehmender Behandlungen von immer mehr psychopharmakabedingten Erkrankungen (»Nebenwirkungen«) herauszukommen.

Das Buch verfolgt weitere Ziele: Es soll Verfasser von Behandlungsleitlinien veranlassen, diese den realen Problemen anzupassen. Es soll Herstellerfirmen dazu bewegen, Warnungen vor Medikamentenabhängigkeit und Informationen zum risikoarmen Reduzieren und Absetzen in ihre Medikamenteninformationen für die Ärzteschaft und in die Beipackzettel für Apotheken und Betroffene aufzunehmen. Es soll Juristen und Juristinnen helfen, bei Rechtsverstößen wegen Behandlungsschäden aufgrund fehlender informierter Zustimmung oder Falschinformation über Behandlungsrisiken fachgerechte Urteile zu fällen. Es soll Betreuerinnen und Betreuern sowie Richterinnen und Richtern helfen, Vorschläge von Psychiatern und Psychiaterinnen zur gerichtlichen Verfügung einer Psychopharmakabehandlung kritisch zu hinterfragen. Es soll Journalisten und Journalistinnen befähigen, sich im Dschungel der Desinformation zu Abhängigkeitsproblematiken zu orientieren. Und es soll Krankenkassen, Versicherungen und politische Entscheidungsträger dazu bringen, Finanzierungskonzepte kritisch zu überdenken und endlich Unterstützungsprogramme zu fördern und zu finanzieren. Es ist Zeit, dass Menschen Unterstützung finden, wenn sie sich für das Reduzieren und Absetzen von Psychopharmaka entscheiden, und diejenigen, die die Unterstützung gewähren, sie rechtssicher und angemessen bezahlt leisten können.

Vor allem aber soll das Buch professionell Tätigen, Betroffenen, ihren Angehörigen und ihrem Freundeskreis nicht nur Hoffnung geben, sondern eine konkrete Gebrauchsanleitung bieten, worauf sie beim Absetzen von Psychopharmaka besonders achten sollten bzw. wie sie kompetent unterstützen können.
Wenn Sie nicht wissen, zu welcher Psychopharmakagruppe die Substanzen gehören, die eventuell abgesetzt werden sollen: Sie finden im Internet unter www.antipsychiatrieverlag.de/liste.htm alle Handelsnamen und Wirkstoffe der auf dem deutschen, österreichischen und schweizerischen Markt (und damit auch in Liechtenstein) aktuell zugelassenen psychiatrischen Psychopharmaka.

Peter Lehmann & Craig Newnes
Berlin & Lancaster, 1. August 2023

Literatur

CRPD – Committee on the Rights of Persons with Disabilities (2015). Guidelines on article 14 of the Convention on the Rights of Persons with Disabilities – The right to liberty and security of persons with disabilities. Angenommen während der 14. Sitzung des Komitees im September 2015. Onlineressource https://www.ohchr.org/sites/default/files/Documents/HRBodies/CRPD/14thsession/GuidelinesOnArticle14.doc (Zugriff am 17.2.2023)

Working Group on Arbitrary Detention (6.7.2015). Report to the United Nations, General Assembly, thirtieth session, agenda item 3 (Promotion and protection of all human rights, civil, political, economic, social and cultural rights, including the right to development). Dokument A/HRC/30/37. Onlineressource https://www.ohchr.org/en/documents/thematic-reports/ahrc3037-united-nations-basic-principles-and-guidelines-remedies-and (Zugriff am 17.2.2023)

VORBEREITUNG AUF DAS REDUZIEREN UND ABSETZEN VON PSYCHOPHARMAKA

Absetzgründe: Warum es das Recht auf Reduktion und Absetzen von Psychopharmaka geben muss

Stefan Weinmann

Psychopharmaka wirken nur symptomatisch und können in psychischen Krisen hilfreich sein. Ihre Langzeitverschreibung führt allerdings oft zu erheblichen unerwünschten Wirkungen. Niedrigdosis-, Reduktions- und Absetzstrategien sind daher nicht nur eine medizinische Notwendigkeit, sondern auch ein von vielen eingefordertes Recht, welches die Fachgebiete der Medizin und insbesondere der Psychiatrie einlösen müssen. Schon lange überfällige Entwicklungen wie die Entflechtung von Psychopharmakotherapie und Psychiatrie und die Rückgabe der Kontrolle über die Psychopharmaka an diejenigen, die sie verschrieben bekommen, würden dadurch unterstützt. Damit würde ein Verständnis von Medikamentenbehandlung gefördert, welches die Vermischung von chemischer und subjektiv-kultureller Wirkung vermindert, sich von der Polarität zwischen Heilsversprechen und Zwang freimacht und den betroffenen Personen neue Wege eröffnen kann, ihre Selbstbestimmung zu stärken.

Die Notwendigkeit einer differenzierten Betrachtung

Psychopharmaka sind für manche so etwas wie die zentralen Hebel für die Besserung psychischer Probleme. Für andere symbolisieren sie die alte, paternalistische, biologisch orientierte Psychiatrie – eine Psychiatrie, die Erwartungen einer raschen Besserung von Symptomen hervorruft und Menschen zur Einnahme von Psychopharmaka überredet oder gar dazu zwingt. In diesem Spannungsfeld fällt es schwer, sich ein neutrales Bild von Psychopharmaka zu machen. Dabei ist es essenziell, sie unter verschiedenen Aspekten zu betrachten: Zur direkten biologischen Wirkung (auf das Gehirn und den Rest des Körpers) kommt die psychologische hinzu: Was bedeutet es für mich, ein Mittel zu nehmen, das in mein Gehirn eingreift und es verändert, abhängig davon, wer es verschreibt, wer davon weiß und was ich spüre? Was macht es mit meinen Gedanken und Gefühlen? Und schließlich gibt es die gesellschaftliche Bedeutung: Wie sehr definiert sich das Fachgebiet durch Psychopharmaka und ihre Langzeitverschreibung? Wie gehen wir mit psychisch beeinträchtigten Menschen angesichts der allzeit verfügbaren Option lang dauernder psychopharmakologischer Behandlung um; wer schafft wie und wofür Wissen zu Psychopharmaka und was passiert damit? Wer bestimmt den Diskurs zu Nutzen und Schaden?

In der praktischen Medizin und speziell der Psychiatrie spielen Psychopharmaka mittlerweile eine derart dominante Rolle, dass es »alle anderen Systemänderungen zweitrangig macht und dem Begriff ›Hilfe‹ auch seine Bedeutung raubt« (Russo 2012, S. 124). Analysiert man die verschiedenen Ansätze zur Reform der Psychiatrie, finden sich tatsächlich nur wenige, die Psychopharmaka in der Art und Weise, wie sie verschrieben werden, infrage stellen oder zumindest die Rolle der Psychopharmaka im Behandlungssystem konsequent hinterfragen.

Dabei sehen wir überall ein Hadern mit dem Psychopharmakon: Ist es wirklich hilfreich? Wie lange soll ich es nehmen? Gibt es nicht doch Alternativen? Wie schwierig es ist, Psychopharmaka zu reduzieren oder abzusetzen, wissen viele Menschen schon lange. Etliche Professionelle aber sind sich erst in den letzten Jahren dessen bewusst geworden bzw. sind erst durch Publikationen in den offiziellen Fachmedien und Gremien darauf gestoßen. Diese Situation schafft eine gewisse Ratlosigkeit: Was tun, wenn rasches Handeln notwendig erscheint, um Beschwerden zu mildern? Unter welchen Rahmenbedingungen wäre es möglich, von vornherein keine Psychopharmaka zu verschreiben, damit über Dosisreduktionen gar nicht nachgedacht werden muss? Und welche Alternativen gibt es? Sollte zumindest die spätere Dosisreduktion schon bei der Verschreibung eingeplant werden? Auch wenn in den letzten Jahren erste Kliniken bzw. Stationen gegründet wurden, in denen eine Behandlung von Menschen mit schweren psychischen Krisen ohne Psychopharmaka ausdrückliches Ziel ist (Oedegard et al. 2020), sehen wir uns mit der Frage konfrontiert, wie wir in dem Hilfesystem, in dem wir uns befinden, mit all den Vorurteilen gegenüber psychischen Krankheiten und ihren Behandlungsstandards überhaupt darauf verzichten können, Gehirne pharmakologisch zu beeinflussen, ohne dass die Menschen in den Krisen unnötig leiden oder Selbst- oder Fremdgefährdung eintritt.

Die Beschäftigung mit dem Reduzieren und Absetzen von Psychopharmaka kann von diesen Fragen nicht getrennt werden – und wie immer hängt die

Antwort vor allem davon ab, wie gefragt wird und wer fragt. Und es ist nicht nur eine technische Frage, wie schonend reduziert und schlussendlich abgesetzt werden kann. Es ist auch eine *soziale* Frage und betrifft das gesamte Konzept psychischer Erkrankung (Weinmann 2019).
Im Folgenden soll der Schwerpunkt nicht auf der psychopharmakafreien oder der niedrigdosierten Therapie und den psychosozialen Hilfen von Anfang an liegen, was viele Psychiatrieerfahrene fordern. Vielmehr sollen Gründe für das Reduzieren und Absetzen solcher Psychopharmaka (Antipsychotika [Neuroleptika], Antidepressiva, Stimmungsstabilisierer und andere) genannt werden, die eigentlich für die Langzeitverschreibung gedacht sind und dafür auch beworben und verwendet werden.

Warum das Psychopharmakon nicht die Lösung ist

Wir wissen mittlerweile – und viele Psychiater und Therapeuten wussten dies schon vor sechzig Jahren –, dass Psychopharmaka nicht krankheits- oder störungsspezifisch wirken. Antipsychotika beispielsweise wirken nicht spezifisch auf die Mechanismen, die Psychosen *hervorrufen*. Sie gleichen kein (angenommenes) Ungleichgewicht von Neurotransmittern aus. Und da die Dopaminhypothese, wonach hyperaktive dopaminerge Hirnbereiche die Symptome der Schizophrenie hervorrufen, immer mehr hinterfragt wird, zerfällt auch das Narrativ einer spezifischen Wirkung. So werden Antipsychotika bei einer Vielzahl psychischer und psychosomatischer Probleme verschrieben, die mit Psychosen nichts zu tun haben. Die meisten Kandidatengene für das Risiko einer Schizophrenie haben keinerlei Bezug zu Dopamin oder anderen Rezeptoren, auf die Antipsychotika zielen. Dies zeigten sogenannte genomweite Assoziationsstudien zu Risikogenen für das Syndrom, das als Schizophrenie bezeichnet wird (Rampino et al. 2019). Mit diesen Studien untersucht man, welche Teile der Erbsubstanz bei Menschen mit der jeweiligen Diagnose häufiger als bei der Allgemeinbevölkerung zu finden sind. Dasselbe gilt für Antidepressiva – sie bekämpfen Depressionen nicht spezifisch.
Das Psychopharmakon ist ein höchst unvollkommenes Hilfsmittel: Es wirkt wie eine Schrotflinte, die ihr Ziel treffen und hilfreich sein *kann*, aber dabei alles andere als selektiv ist. Es greift irgendwo in einen Regelkreis ein und ruft erhebliche Streuwirkungen hervor. Das Präparat kann eine »Krücke« sein,

ein Anstoß, kann manchmal Leben retten. Aber in der langfristigen Einnahme wird es meist zum Problem – wobei das eigentliche Problem oft in den Hintergrund tritt (siehe auch die Beiträge von Robert Whitaker und Craig Newnes in diesem Band).

Ein wichtiges Beispiel hierfür sind die Benzodiazepine, deren schädliche Langzeiteffekte erst nach und nach deutlich wurden. Chlordiazepoxid (Librium) wurde als erstes Benzodiazepin von der Basler Pharmafirma Hoffmann-La Roche hergestellt, worauf viele weitere Benzodiazepine folgten, etwa Diazepam, Lorazepam oder Alprazolam. In den 1960er-Jahren wurden sie enthusiastisch begrüßt und wegen ihres angstlösenden Effekts ohne größere sonstige unerwünschte Wirkungen immer mehr und im Verlauf dann langfristig verschrieben. In den 1970ern waren sie die meistverschriebenen Psychopharmaka (Wick 2013). Der eigentliche Wirkmechanismus wurde erst 15 Jahre nach ihrer Markteinführung entdeckt: die Bindung an den GABA-Rezeptor. Erst in den 1980ern erkannte man das Abhängigkeitsrisiko, was zur zunehmenden Problematisierung und dann zur Verteuflung dieser Substanzen in der Langzeittherapie führte. Aus der Ratlosigkeit der Ärzteschaft bot sich erst dann ein Entkommen, als die psychiatrische Forschung mit dem Aufkommen sogenannter Selektiver Serotonin-Wiederaufnahmehemmer (SSRI) die Aufmerksamkeit hin zum Serotonin und dessen Rolle bei Angst- und Stimmungserkrankungen lenkte und SSRI zur Behandlung von Angsterkrankungen empfahl. Nach Strafprozessen wegen eventualvorsätzlicher Herbeiführung von Arzneimittelabhängigkeit musste das Fachgebiet umdenken, sodass Benzodiazepine jetzt neben der Behandlung akuter Erregungs- und Ausnahmezustände und psychotischer Ängste nur noch für die Akutbehandlung von Panikattacken statthaft sind – und das auch nur, wenn keine psychotherapeutische Intervention im Sinne einer Exposition und Konfrontation mit dem angstauslösenden Stimulus stattfindet. Mittlerweile ist die Verhaltenstherapie Standard bei der Angstbehandlung, da sie die langfristigste Symptomfreiheit erreicht. Benzodiazepine eignen sich sicherlich nur bedingt als (negatives) Musterbeispiel für andere Psychopharmaka, aber ihre Geschichte weist auf gängige klinische und Evidenznarrative hin, in denen sich unsere kognitiven Verzerrungen in der Psychiatrie manifestieren.

Lernen aus der Geschichte

Blickt man auf die Geschichte der Psychopharmakotherapie, stellt man fest, dass in den ersten Jahren nach der Entwicklung und Erforschung der Antidepressiva und Antipsychotika diese Substanzen für die Bewältigung akuter Krisen verschrieben wurden und nicht für die Langzeitbehandlung. Beginnend mit den randomisierten, d. h. auf dem Zufallsprinzip aufgebauten, Studien von Leff und Wing Anfang der 1970er-Jahre (Leff & Wing 1971) wurden immer mehr Befunde aus Langzeitbeobachtungen publiziert. Sie sollten zeigen, dass etwa die Weiterverschreibung von Antipsychotika über die psychotische Episode hinaus »prophylaktisch« wirksam ist und mit weniger Rückfällen als nach einem Absetzen verbunden war. Dies führte zu einer ganzen Industrie weiterer Langzeitstudien. Diese bestätigten meist die Hypothese, dass diejenigen Patienten und Patientinnen, die die Antipsychotika absetzten, höhere Raten an erneuten psychotischen Episoden hatten als diejenigen unter kontinuierlicher Langzeittherapie (Leucht et al. 2012). Dasselbe gilt für Antidepressiva. Die Langzeitverschreibung wurde zumindest bei Menschen mit schweren Krisen zum Normalfall. Es wurde die *Referenz*, auf die häufig hingearbeitet wurde – hier und da ergänzt durch Psychotherapie oder andere psychosoziale Therapien. Und diese Referenz replizierte und repliziert sich in der klinischen Beobachtung (»Abbruch der Einnahme von Psychopharmaka führt zur Verschlechterung der Symptome«), sodass dies zum herrschenden Lehrbuch-, Leitlinien- und Weiterbildungswissen geworden ist. Die Bewertung der psychopharmakologischen Behandlung durch diejenigen Personen, die sie einnehmen, und durch die Allgemeinbevölkerung sieht häufig ganz anders aus als diejenige der Verschreibenden – in der Regel kritischer (Jorm et al. 1997). Dies sollte zu denken geben – zumal die publizierten negativen Auswirkungen einer Langzeitverschreibung von Antipsychotika und Antidepressiva erst nach und nach in der Fachöffentlichkeit ernst genommen werden und die methodischen Verfälschungen von Langzeitstudien meist erst Jahre oder Jahrzehnte nach deren Publikation deutlich werden. Dass ein bedeutender Teil der Rückfallraten bei Menschen, die keine Langzeitverschreibung von Antidepressiva oder Antipsychotika erhalten, im Vergleich zu den Langzeitbehandelten auf unprofessionelles Herabdosieren oder Absetzen zurückgeht, wird erst langsam und von vielen immer noch nicht wirklich anerkannt – obwohl die zentralen Mechanismen wie Rezeptorsensitivierung und Gegenregulationsmechanismen mittlerweile bekannt sind (Moncrieff 2006; Chouinard 2017). Man glaubt der »Evidenz«, die aus dem eigenen Lager und der eigenen Glaubensrichtung

kommt, und produziert meist solche Forschungsnachweise, die der Bestätigung vorgefertigter Hypothesen dient (Kahnemann 2016).
Die biologischen Faktoren, die zur Entwicklung der meisten psychischen Erkrankungen beitragen können, kennen wir nicht, auch wenn eine Vielfalt von Befunden vorliegt. Psychopharmaka wirken unspezifisch und symptomatisch. Neuere Antipsychotika und Antidepressiva wurden in ungerechtfertigter Abgrenzung zu »klassischen« Substanzen als deutlich nebenwirkungsärmer beworben (zur Atypikalüge siehe beispielsweise Kendall 2011; Lehmann 2010). Neben dem Interesse der Hersteller, für ihre Produkte immer neue Anwendungs- und Verkaufsmöglichkeiten zu finden, trug all dies dazu bei, dass die Indikationen für Psychopharmaka immer breiter wurden: Antidepressiva werden mittlerweile neben der klassischen Depression auch für Angst-, Panik- und Zwangsstörungen, zur Schmerzbehandlung, bei Psychosen, bei emotional-instabilen Persönlichkeitsstörungen, ja sogar bei Schüchternheit (sozialer Phobie) und bei Beschwerden nach den Wechseljahren eingesetzt. Antipsychotika werden mittlerweile auch bei Bipolaren Störungen, bei Depressionen und oft auch bei allen als »schwer« bezeichneten psychischen Problemen verabreicht. Dennoch halten viele Psychiater und Psychiaterinnen an der Störungsspezifität fest – eine klassische kognitive Dissonanz, die nur durch Selbsttäuschungsmechanismen aufrechterhalten werden kann.

Gründe für Dosisreduktion und Absetzen

Im Folgenden sollen einige wichtige Gründe dafür genannt werden, warum wir Menschen professionelle Hilfe anbieten sollten, ärztlich verschriebene Psychopharmaka in der Dosis zu reduzieren und möglichst wieder abzusetzen:

- der Wunsch vieler Personen, die Psychopharmaka einnehmen;
- fehlende Evidenz für eine langfristige Wirksamkeit vieler Psychopharmaka auf individueller und Public-Health-Ebene, d. h. der öffentlichen Gesundheit;
- Absetzeffekte, die als Rückfall gewertet werden: Gewöhnung des Gehirns an den Eingriff;
- akute und langfristige körperliche Schäden durch Psychopharmaka;
- psychologische und soziale Auswirkungen der Einnahme von Psychopharmaka und Behinderung der Genesung.

Reduktions- und Absetzwunsch der Betroffenen

Professionelle neigen dazu, Wünsche und Präferenzen insbesondere solcher Menschen, die deutliche und beeinträchtigende Symptome haben oder hatten, kritisch zu sehen. Aus Sicht viele Professioneller müssen sie aufgeklärt, belehrt, überzeugt oder überredet werden. Auf dieser Vorstellung beruhen Begriffe und Konzepte wie Psychoedukation (Bock & Heumann 2015), Compliance und Adhärenz, Krankheitseinsicht, Behandlungsabbruch, aber teilweise auch das Shared Decision Making (geteilte Entscheidungsfindung; Slade 2017) und andere. Die Missachtung des Wunsches nach Dosisreduktion und Absetzen ist sowohl auf der individuellen Ebene (Verletzung der Aufklärungs- und Berufspflicht der Ärzte und Ärztinnen, vgl. Langfeldt 2017) als auch der Ebene des Hilfesystems problematisch. Die Pflicht zur Aufklärung über unerwünschte Wirkungen einschließlich Abhängigkeitsrisiken wird und muss zunehmend eingefordert werden und im Kreis der Professionellen zu konstruktiven Antworten führen. Wenn keine Angebotsstrukturen (Ärzteschaft) vorhanden sind, an die sich Menschen wenden können, die Psychopharmaka reduzieren wollen, müssen diese durch die Fachgesellschaften, die Selbstverwaltung und die Politik geschaffen werden. Allerdings muss hier auch das Problem der Verantwortung beim Scheitern fachgerechter Dosisreduktionsversuche angesprochen werden. Kammeier erläuterte die Rechtslage im Strafrecht:

> » Sowohl die Einnahme als auch das eigenmächtige Absetzen von ärztlicherseits verordneten Medikamenten kann unter Gesichtspunkten des Strafrechts eine ›eigenverantwortliche Selbstgefährdung‹ sein. Wer sie veranlasst, ermöglicht oder fördert, kann aber nicht wegen eines Körperverletzungs- oder Tötungsdelikts verurteilt werden, denn dies Geschehen ist kein tatbestandsmäßiger und damit kein strafbarer Vorgang. « (2017, S. 21)

Fehlende Evidenz für eine langfristige Wirksamkeit

Auf der Public-Health-Ebene müsste sich bei einer Ausweitung der Langzeitverschreibung von Antipsychotika, Antidepressiva und stimmungsstabilisierenden Substanzen eine Verringerung der Krankheitslast nachweisen lassen. Dies ist nicht der Fall. Vielmehr nimmt die Belastung vor allem durch depressive Symptome zu, auch wenn epidemiologisch nicht von einer Zunahme der Depression als Erkrankung ausgegangen werden kann (Richter 2020). Die Situation von Menschen mit Psychosen und anderen schweren psychosozialen Beeinträchtigungen hat sich in den letzten Jahrzehnten nicht gebessert (Warner 1997), auch wenn psychotische Symptome in der Akutphase mit Antipsychotika oft besser zu bewältigen sind. Die Langzeitstudien sind mit dem fast unlösbaren Makel behaftet, dass bei Personen, bei denen nach der antipsychotischen Akutbehandlung das Psychopharmakon meist kurzfristig reduziert oder abgesetzt wird, häufiger Unruhezustände bis hin zu Absetzpsychosen auftreten als bei denjenigen, die es weiterhin einnehmen. Grund dafür ist die Gewöhnung an die Substanz (Moncrieff 2006; siehe auch den Beitrag von Peter Lehmann in diesem Band). Diese Tatsache nimmt – mit wenigen Ausnahmen (z. B. Wunderink et al. 2013) – die Aussagekraft fast aller Langzeitstudien.

Bei der Depression zeigen die gebündelten Auswertungen von Studien, dass die durchschnittlichen Verbesserungen in den Skalen, die Depressivität messen, zwischen Antidepressiva und einer Scheinbehandlung gering sind, aber dennoch statistisch als signifikant gelten (Turner et al. 2008; Jakobsen et al. 2017). Die kurzfristigen Effekte der Antidepressiva in den Studien sind so gering, dass man sich gut vorstellen kann, dass sie im Wesentlichen durch methodische Besonderheiten der Studien und die damit vorliegende Verfälschung zugunsten des jeweiligen (neuen) Antidepressivums erklärt werden können (Rufer 2017). Ähnliches gilt aber auch für Psychotherapien: Die Unterschiede bei der Durchführung kognitiver Verhaltenstherapie oder psychodynamischer Therapie gegenüber der Einnahme eines Placebos oder abwartender Beobachtung sind nicht außergewöhnlich hoch (Cuijpers et al. 2010). Da Psychotherapien nicht verblindet werden können, spielen Erwartungseffekte eine immense Rolle. Diese Effekte sind bei chronifizierter Depression geringer, was die Wirkung jeglicher Therapien bei länger dauernder Depression beeinträchtigt. Erwartungseffekte stellen die Wirksamkeit der Psychotherapien nicht infrage, relativieren aber deren Spezifität. Nur: Über Psychotherapie lernen wir weit mehr als nur die Bewältigung der aktuellen Depression, während wir durch den Eingriff des Psychopharmakons ins Gehirn nichts lernen, höchstens, dass wir eine biologische Störung in uns trügen.

Absetzeffekte

Die hohe Rate an Absetzeffekten ist ein großes Problem, welches das Ansetzen von Psychopharmaka, vor allem aber von Antipsychotika (Brandt et al. 2022) und Antidepressiva (Bschor et al. 2022) zu einer großen Abwägungsfrage macht. Wie oben erwähnt, überschatten die Absetzeffekte alle Langzeitstudien und erfordern deutlich mehr Aufmerksamkeit der Forschung und klinischen Behandlung. Wir wissen aber auch, dass professionelles und langsames Herabdosieren Absetzeffekte reduziert bzw. erträglicher macht (Lehmann 2019; Schlimme et al. 2019), sodass es wenig Argumente gibt, begleitete Dosisreduktionen wegen der Absetzeffekte nicht durchzuführen. Diese Effekte und die häufig als Rückfälle etikettierten körperlichen und psychischen Zustandsverschlechterungen sind stärker und häufiger bei initial höheren Dosierungen und abrupter Dosisreduktion. Daher, und davon zeugt das vorliegende Buch, gibt es sowohl Argumente für möglichst niedrige Dosierungen als auch für begleitete Dosisreduktionen.

Akute und langfristige körperliche Schäden durch Psychopharmaka

Auch wenn psychische Probleme über einen ungünstigen Lebensstil oder körperliche Mechanismen (beispielsweise einen höheren oder unphysiologischen Spiegel an Stresshormonen) zu einer Verschlechterung der körperlichen Gesundheit führen können, greifen die meisten Psychopharmaka auch direkt in schädlicher Weise am Körper an.
Sowohl ältere als auch neuere Antipsychotika bergen ein Risiko von teilweise schweren unerwünschten Wirkungen. Fast jeder Mensch, der Antipsychotika einnimmt, leidet darunter. Nahezu jeder vierte beschreibt diese als unerträglich, und bei einer von drei Personen führen sie zum Abbruch der

psychopharmakologischen Behandlung. Zu den unerwünschten Wirkungen der älteren Antipsychotika gehören unruhige Beine, Zittern, Steifheit der Muskeln, unwillkürliche Bewegungen, unkontrollierte Muskelkontraktionen und mangelnde Koordination, Bewegungsverarmung, unwillkürliche und krampfhafte Bewegungen der Augen. Einige ältere, aber auch neuere Antipsychotika können zu Mundtrockenheit, verschwommenem Sehen, Erhöhung der Pulsrate, Verstopfung, Blasenentleerungsstörungen und Delir führen. Höhere Dosierungen bringen ein höheres Risiko an unerwünschten Wirkungen mit sich. Als Ergebnis der Auswirkungen auf das sympathische Nervensystem, aber auch aufgrund der direkten Wirkungen auf das Herz-Kreislauf-System können Blutdruckabfall und Herzrhythmusstörungen auftreten. Viele Antipsychotika führen zu sexuellen Funktionsstörungen wie verminderter Libido, Menstruationsstörungen und Erektions- oder Ejakulationsstörungen. Die Rate an Diabetes ist bei Menschen, die Antipsychotika längere Zeit nehmen, deutlich höher. Zu den schlimmsten psychischen Auswirkungen einer Antipsychotikabehandlung gehören Suizidalität, Unruhe und Erregung, unangenehme emotionale Zustände und Impulse, die oft nicht ernst genommen werden, weil die Erwartung besteht, dass Antipsychotika Reizbarkeit vermindern.

Ob Antipsychotika die Lebenserwartung bei Menschen mit Psychosen verlängern oder verringern, ist weiterhin umstritten (Weinmann et al. 2009). Mittlerweile besteht allerdings weitgehend Einigkeit, dass Antipsychotika neben der Erkrankung selbst zur Verringerung des Hirnvolumens von Menschen mit schweren Psychosen beitragen können (Aderhold et al. 2015), was nicht verwundert, da sie neben negativen auch positiven Stress reduzieren und kontinuierliche Lern- und Wachstumsprozesse im Gehirn beeinflussen.

Auch Antidepressiva haben eine Reihe unerwünschter körperlicher Wirkungen. Sie können langfristig zu Mundtrockenheit, Pupillenerweiterung und Sehstörungen, vermehrtem Schwitzen und Zittern führen. Die vegetativen Wirkungen sind zu Beginn der Behandlung oft am stärksten, danach kann sich der Körper teilweise daran anpassen. Es können in bestimmten Fällen eine Blutdrucksteigerung, eine Pulsverlangsamung oder eine vermehrte Speichelabsonderung eintreten. Auch Blasenentleerungsstörungen bis zum Harnverhalt, eine Senkung der Schwelle für epileptische Anfälle, Blutbildveränderungen, Abnahme sexueller Gefühle und sexueller Aktivität, Appetitsteigerung und Gewichtszunahme treten nicht selten auf.

Viele Befunde weisen mittlerweile darauf hin, dass Antidepressiva wegen ihrer Eigenschaften und Rezeptorveränderungen, die Pharmakologen im Wesentlichen durchaus bekannt sind, zwar manche Menschen vor erneuten depressiven

Phasen schützen, bei anderen aber die Empfindlichkeit (Vulnerabilität) für Depressionen erhöhen. Dies kann man auch als körperliche Wirkung einordnen, da es mit der ursprünglichen depressiven Problematik nur bedingt zu tun hat. Antidepressiva dominieren weiterhin die Diskussion um die Depression, obwohl ihr Name schon eine Anmaßung ist. Der Begriff »Antidepressivum« ist – wie übrigens auch der Begriff »Antipsychotikum« – falsch und irreführend – er ist manipulativ und kann bestenfalls beim Einzelnen Hoffnung und Selbstwirksamkeitsprozesse anstoßen, obwohl es sich dann um psychologische Effekte und nicht um die ursächliche Wirkung der Substanz handelt.

Psychologische und soziale Auswirkungen der Einnahme von Psychopharmaka

Die Tatsache, ein synthetisches psychoaktives Präparat für die Psyche einzunehmen, hat erhebliche psychologische Auswirkungen. Das Gefühl, dass die Depression oder die Psychose »behandelt« wird, kann Hoffnung geben und zur Besserung der Symptome beitragen. Angesichts der vielen mit diesen Substanzen verbundenen Risiken und Gefahren stellt sich aber die Frage, ob dies nicht auch anders erreicht werden könnte. Denn die Einnahme von Psychopharmaka erinnert täglich an die Erkrankung. Sie kann zu so etwas wie einem »psychopharmakologischen Selbst« führen, wenn sämtliche Besserung an das Psychopharmakon geknüpft wird. Die Motivation, etwas zur Änderung der eigenen, emotional stressigen Lebenssituation beizutragen, kann beeinträchtigt sein, abgesehen von der oft ruhigstellenden und apathisierenden Wirkung vieler Psychopharmaka. Die langfristige Verschreibung führt die Chronizität vor Augen und vermittelt das Gefühl, dass etwas nur kompensiert ist, aber jederzeit wieder ausbrechen und zu einer krankheitswertigen Episode führen kann. Das Psychopharmakon hat damit eine wichtige Rolle in der Vermittlung des sogenannten Vulnerabilitäts-Stress-Modells, weil es suggeriert, dass Vulnerabilität überwiegend biologisch ist (Baumgardt & Weinmann 2022). Und damit wird dessen Beeinflussung zur Domäne psychiatrisch Tätiger. Über den Einsatz der kulturell geformten Interventionstechnologie Psychopharmakon (oder »neues« Medikament) bestimmen nach wie vor Psychiater. Oft haben nicht die Menschen in psychischen Krisen als Experten und Expertinnen ihrer selbst die Möglichkeit, das zu wählen, was ihnen aus ihrer Erfahrung heraus am besten hilft. Die Macht der Gabe, des Aufdrängens und manchmal auch des Vorenthaltens verbleibt bei den Psychiatern und Psychiaterinnen (Balz et al. 2002). Dies kann sich nur ändern, wenn fachkundiges Reduzieren und Absetzen und gemeinsam mit den betroffenen Personen erarbeitete Reduktions- und Absetzpläne zu einer ärztlichen oder sonstigen professionellen Pflicht und zu einem Recht werden, das vom Solidarsystem eingelöst werden muss.

Weinmann, Stefan, Priv.-Doz. Dr. med. Dr. PH, Facharzt für Psychiatrie und Psychotherapie, Volkswirt und Gesundheitswissenschaftler. 2017–2023 Oberarzt an der Klinik für Psychiatrie, Psychotherapie und Psychosomatik am Vivantes Klinikum Am Urban (Aufbau der stationsäquivalenten Behandlung StäB), 2022–2023 auch am Theodor-Wenzel-Werk in Berlin. Seit Juli 2023 Chefarzt der Psychiatrischen Klinik an der Lindenhöhe in Offenburg. Forscht und publiziert zur psychiatrischen Versorgung (Hometreatment, Reduktion von Zwang, Genesungsbegleiter, Psychopharmaka, kritische Psychiatrie).

Literatur

Aderhold V, Weinmann S, Haegele C et al. (2015). Frontale Hirnatrophie durch Antipsychotika? Nervenarzt, 86: 302–312. DOI: 10.1007/s00115-014-4027-5

Balz V, Bräunling S, Walther T (2002). Meine Krankheit, mein Medikament und ich: die atypischen Neuroleptika als neue Identitätsstifter der Psychiatrie. Psychologie und Gesellschaftskritik, 26 (4): 73–97

Baumgardt J, Weinmann S (9.6.2022). Using crisis theory in dealing with severe mental illness – A step toward normalization? Front Sociol, 7: 805604. DOI: 10.3389/fsoc.2022.805604

Bock T, Heumann K (2015). Debatte Pro & Kontra. Psychoedukation ist ein überholtes paternalistisches Konzept – Pro. *Psychiatr Prax*, 42: 296–297. DOI: 10.1055/s-0034-1387499

Brandt L, Schneider-Thoma J, Siafis S et al. (2022). Adverse events after antipsychotic discontinuation: An individual participant data meta-analysis. Lancet Psychiatry, 9: 232–242. DOI: 10.1016/S2215-0366(22)00014-1

Bschor T, Bonnet U, Pitzer M et al. (2022). Absetzen von Antidepressiva – Absetzsymptome und Rebound-Effekte: Übersicht und praktische Empfehlungen. Nervenarzt, 93: 93–101. DOI: 10.1007/s00115-021-01243-5

Chouinard G, Samaha A-N, Chouinard V-A et al. (24.6.2017). Antipsychotic-induced dopamine supersensitivity psychosis: Pharmacology, criteria, and therapy. Psychother Psychosom, 86: 189–219. DOI: 10.1159/000477313

Cuijpers P, van Straten A, Bohlmeijer E et al. (3.6.2010). The effects of psychotherapy for adult depression are overestimated: A meta-analysis of study quality and effect size. Psychol Med, 40: 211–223. DOI: 10.1017/S0033291709006114

Jakobsen JC, Katakam KK, Schou A et al. (8.2.2017). Selective serotonin reuptake inhibitors versus placebo in patients with major depressive disorder. A systematic review with meta-analysis and Trial Sequential Analysis. BMC Psychiatry, 17 (1): 58. Onlinepublikation. DOI: 10.1186/s12888-016-1173-2

Jorm AF, Korten AE, Rodgers B et al. (1997). Belief systems of the general public concerning the appropriate treatments for mental disorders. Soc Psychiatry Psychiatr Epidemiol, 32: 468–473. DOI: 10.1007/BF00789141

Kahnemann D (2016). Schnelles Denken, langsames Denken. München: Penguin Verlag

Kammeier H (2017). Gestaltung der Rechtsbeziehung zwischen einer psychisch beeinträchtigten oder erkrankten Person und ihrem Behandelnden oder Das Behandlungsrecht in der Psychiatrie (S. 18–22). In: Berliner Organisation Psychiatrie-Erfahrener und Psychiatrie-Betroffener (BOP&P) e. V. (Hg.), Zweite Expertenrunde: Psychexit – Auf dem Weg zum Kompass »Kompetente Hilfe beim Absetzen von Antidepressiva und Neuroleptika«. Dokumentation. Berlin: BOP&P. Im Internet unter https://www.peter-lehmann.de/document/kammeier.pdf

Kendall T (2011). The rise and fall of the atypical antipsychotics. Br J Psychiatry, 199: 266–268. DOI: 10.1192/bjp.bp.110.083766

Langfeldt M (2017). Medizinjuristisches Nachwort (S. 234–237). In: P Lehmann, V Aderhold, M Rufer et al., Neue Antidepressiva, atypische Neuroleptika. Risiken, Placebo-Effekte, Niedrigdosierung und Alternativen. Berlin/Eugene/Shrewsbury: Peter Lehmann Publishing (eBook 2023)

Leff JP, Wing JK (1971). Trial of maintenance therapy in schizophrenia. BMJ, 3: 599–604. DOI: 10.1136/bmj.3.5775.599

Lehmann P (2010). Atypische Neuroleptika: Immer teurer, immer besser? Pflegen: psychosozial, 1 (3): 32–37. Im Internet unter https://www.peter-lehmann.de/document/pflegen-atypische.pdf

Lehmann P (Hg.) (2019). Psychopharmaka absetzen – Erfolgreiches Absetzen von Neuroleptika, Antidepressiva, Phasenprophylaktika, Ritalin und Tranquilizern. 5., aktualisierte und erweiterte Auflage. Berlin/Shrewsbury: Peter Lehmann Antipsychiatrieverlag (eBook 2023)

Leucht S, Tardy M, Komossa K et al. (2012). Antipsychotic drugs versus placebo for relapse prevention in schizophrenia: A systematic review and meta-analysis. Lancet, 379: 2063–2071. DOI: 10.1016/S0140-6736(12)60239-6

Moncrieff J (2006). Does antipsychotic withdrawal provoke psychosis? Review of the literature of rapid onset psychosis (supersensitivity psychosis) and withdrawal-related relapse. Acta Psychiatr Scand, 114: 3–13. DOI: 10.1111/j.1600-0447.2006.00787.x

Oedegard CH, Davidson L, Stige B et al. (8.8.2020). »It means so much for me to have a choice«: A qualitative study providing first-person perspectives on medication-free treatment in mental health care. BMC Psychiatry, 20 (1): 399. Onlinepublikation. DOI: 10.1186/s12888-020-02770-2

Rampino A, Marakhovskaia A, Soares-Silva T et al. (9.1.2019). Antipsychotic drug responsiveness and dopamine receptor signaling; old players and new prospects. Front Psychiatry, 9: 702. Onlinepublikation. DOI: 10.3389/fpsyt.2018.00702

Richter D (2020). Die vermeintliche Zunahme psychischer Erkrankungen – Gesellschaftlicher Wandel und psychische Gesundheit. Psychiatr Prax, 47: 349–351. Onlinepublikation. DOI: 10.1055/a-1228-9503

Rufer M (2017). Placebo-Effekte (S. 175–184). In: P Lehmann, V Aderhold, M Rufer et al., Neue Antidepressiva, atypische Neuroleptika – Risiken, Placebo-Effekte, Niedrigdosierung und Alternativen. Berlin/Shrewsbury: Peter Lehmann Publishing 2017

Russo J (2012). Wem gehört der Wahnsinn? Zur Selbstverständlichkeit von Psychopharmaka-Vergabe. In: Verein zum Schutz vor psychiatrischer Gewalt e. V. (Hg.), Auf der Suche nach dem Rosengarten. Projektdokumentation. Berlin. Im Internet unter https://www.weglaufhaus.de/wp-content/uploads/2013/08/Dokumentation_Rosengarten_v2013.pdf

Schlimme JE, Scholz T, Seroka R (2019). Medikamentenreduktion und Genesung von Psychosen. Köln: Psychiatrie Verlag

Slade M (2017). Implementing shared decision making in routine mental health care. World Psychiatry, 16: 146–153. DOI: 10.1002/wps.20412

Turner EH, Matthews AM, Linardatos E et al. (2008). Selective publication of antidepressant trials and its influence on apparent efficacy. N Engl J Med, 358: 252–260. DOI: 10.1056/NEJMsa065779

Warner R (1997). Recovery from schizophrenia. London: Routledge

Weinmann S (2019). Die Vermessung der Psychiatrie. Köln: Psychiatrie Verlag

Weinmann S, Aderhold V, Read J (12.6.2009). Influence of antipsychotics on mortality in schizophrenia: Systematic review. Schizophr Res, 113: 1–11. Onlinepublikation. DOI: 10.1016/j.schres.2009.05.018

Wick JY (2013). The history of benzodiazepines. Consult Pharm, 28: 538–548. DOI: 10.4140/TCP.n.2013.538

Wunderink L, Nieboer RM, Wiersma D et al. (2013). Recovery in remitted first episode psychosis at 7 years of follow-up of an early dose reduction/discontinuation or maintenance treatment strategy: Long-term follow-up of a 2-year randomized clinical trial. JAMA Psychiatry, 70: 913–920. DOI: 10.1001/jamapsychiatry.2013.19

Die zweifelhafte prophylaktische Wirkung von Neuroleptika

Robert Whitaker

Die Standardpraxis in der Psychiatrie besteht heute darin, Patientinnen und Patienten, bei denen eine Schizophrenie diagnostiziert wurde – und häufig auch solche mit anderen psychotischen Störungen –, weiterhin mit Neuroleptika zu behandeln. Angesichts ihrer vielen unerwünschten Wirkungen könnte man erwarten, dass eine solide Faktenlage diese Praxis unterstützt.

Die vorhandenen Belege stammen aus Rückfallstudien. In randomisierten, nach dem Zufallsprinzip aufgebauten Studien wurden bei denjenigen, deren Neuroleptika abgesetzt wurden, höhere Rückfallquoten festgestellt als bei denjenigen, die diese Substanzen weiter einnahmen. Dies wird als Beweis dafür angesehen, dass sie die Rückkehr der »Krankheit« verhindern.

Es gibt jedoch eine andere Forschungsrichtung, die zum gegenteiligen Ergebnis führt. Diese zeigt, dass Neuroleptika eine Dopaminsupersensitivität hervorrufen können, die die Betroffenen biologisch anfälliger für Psychosen macht und somit langfristig das Risiko einer Chronifizierung der Psychose und schlechterer Behandlungsergebnisse erhöht. Es gibt verschiedene Arten von Belegen (epidemiologische Studien, Langzeitstudien usw.), die diese Schlussfolgerung unterstützen.

Auch wenn es den Anschein hat, dass diese beiden Forschungsrichtungen im Widerspruch zueinander stehen, lassen sie sich doch miteinander vereinbaren. Die substanzbedingte Dopaminsupersensitivität liefert eine Erklärung dafür, warum Menschen, die ein Neuroleptikum absetzen, häufiger einen Rückfall erleben als diejenigen, die es weiter einnehmen. Die hohe Rückfallquote in der Gruppe, die abgesetzt hat, kann man als Risiko des Neuroleptikaentzugs und nicht als Rückkehr der »Krankheit« verstehen.

Unter diesem Gesichtspunkt ergibt sich aus der Forschungsliteratur ein einheitliches Bild. Die Praxis der Weiterbehandlung von als schizophren diagnostizierten Menschen mit Neuroleptika ist *nicht evidenzbasiert*. Stattdessen berichtet die Wissenschaft von einer Praxis, die großen Schaden anrichtet.

Belege für die Wirksamkeit der Dauerbehandlung mit Neuroleptika

Chlorpromazin, das als Prototyp der Neuroleptika gilt, wurde Mitte der 1950er-Jahre in der Psychiatrie eingeführt. Nachdem sich seine Verschreibung und die ähnlicher Phenothiazine (chemische Gruppe älterer Neuroleptika – P. L.) in der Akutpsychiatrie durchgesetzt hatte, stellte sich die Frage: Wie lange sollten als schizophren diagnostizierte Menschen Neuroleptika einnehmen? Um diese Frage zu beantworten, führten Forschende randomisierte Studien durch, in denen die Betroffenen entweder ein Neuroleptikum auf Dauer einnehmen oder es absetzen sollten.

In einer Metaanalyse dieser Forschungsergebnisse identifizierten Leucht et al. 2012 insgesamt 65 zwischen 1959 und 2011 durchgeführte Absetzstudien. Das Durchschnittsalter der 6493 Personen habe bei 40,8 Jahren gelegen, die mittlere Krankheitsdauer bei 13,6 Jahren. Mehr als die Hälfte der Studien waren an stationären Patienten und Patientinnen durchgeführt worden. In 54 der 65 Studien war das Neuroleptikum abrupt abgesetzt worden. In den elf anderen Studien hatte man es entweder über einen Zeitraum von mindestens drei Wochen reduziert, oder die Depotbehandlung war eingestellt worden.

Nach drei Monaten lag die Rückfallquote in der Gruppe, in der das Neuroleptikum beibehalten wurde, bei 12 %. In der Gruppe, in der es abgesetzt wurde, lag sie bei 37 %. Nach einem Jahr lag die Rückfallquote bei 27 % in der Gruppe, die es beibehalten, und bei 65 % in der Gruppe, die es abgesetzt hatte. Leucht et al. folgerten:

» Die Ergebnisse zeigen eindeutig die Überlegenheit von Antipsychotika im Vergleich zu Placebo bei der Verhinderung von Rückfällen. « (Leucht et al. 2012, S. 1)

Dies ist die Schlussfolgerung, die die langfristige Verschreibung von Neuroleptika an Menschen mit der Diagnose »Schizophrenie« – und oft auch an andere psychotische Personen – unterstützt. Man geht davon aus, dass eine dauerhafte Einnahme dazu beitragen würde, dass sie nicht wieder in die Klinik müssen und in der Gemeinschaft leben können; Neuroleptika würden die psychotischen Symptome in Schach halten.

Die Mängel in den Rückfallstudien

Der fatale Fehler in diesen Studien ist offensichtlich: Es gibt es keine Placebogruppe. Eine Placebogruppe in einer Studie soll einen Vergleich zwischen behandelten und unbehandelten Personen ermöglichen. Die unbehandelte Placebogruppe soll den natürlichen Verlauf der Krankheit widerspiegeln. Die Placebogruppen in den Rückfallstudien setzten sich jedoch aus Personen zusammen, bei denen man die Neuroleptika in der Regel abrupt abgesetzt hatte. Es ist allgemein bekannt, dass abruptes Absetzen eine Reihe von Gefahren einschließlich schwerer psychotischer Symptome mit sich bringt (Correll 2008; Larsen-Barr et al. 2018).

Alles, was man aus dieser Forschung wirklich schließen kann, ist, dass in Studien mit chronischen Patienten und Patientinnen, die seit Jahren Neuroleptika erhalten, diese in den nächsten Wochen und Monaten besser abschneiden als diejenigen, die sie abrupt oder innerhalb eines relativ kurzen Zeitraums absetzen. Das ist der Vergleich, der in diesen Studien angestellt wird.

Mag der Vergleich lediglich verzerrt sein; er beweist mitnichten, dass Betroffene, die weiterhin Neuroleptika erhalten, symptomfrei sind oder dass es ihnen für das Leben in der Gemeinschaft gut genug geht. In zwei Dritteln der Studien basierte der Rückfall auf dem »klinischen Urteil« oder auf Personen, die als medikamentenbedürftig eingestuft wurden, und nicht auf der Verwendung einer Skala zur Messung psychotischer Symptome. So konnte ein Patient, der Neuroleptika erhielt, zu Beginn der Studie symptomatisch sein, während der Studie symptomatisch bleiben und dennoch als nicht rückfällig eingestuft werden.

Zwar waren die Rückfallraten in der Gruppe der weiterhin mit Neuroleptika Behandelten niedriger, doch bei 70 % der Patientinnen und Patienten in dieser Gruppe trat während der Studie entweder keine Besserung oder aber eine Verschlechterung ein – gegenüber 88 % in der Gruppe derer, die keine Neuroleptika mehr erhielten.

In der Rückfallliteratur gibt es nur wenige Daten über funktionelle Ergebnisse. Nur drei der 65 Studien untersuchten die Lebensqualität. In zwei der drei Studien zeigte sich ein nicht signifikanter Trend zugunsten der mit Neuroleptika behandelten Gruppe. In der dritten Studie gab es keinen signifikanten Unterschied. Die Daten zur Arbeitslosigkeit waren dürftig, da sie nur in zwei Studien erhoben worden waren, und in beiden gab es keinen Unterschied bei den Beschäftigungsquoten. Zur Behandlungszufriedenheit gab es überhaupt keine Daten.

Die entscheidende Frage bleibt: Wie wirken sich Neuroleptika auf den natürlichen Langzeitverlauf von Schizophrenie und anderen psychotischen Störungen aus? Helfen sie, Symptome zu lindern und die Funktionsfähigkeit langfristig zu verbessern?

Das Drehtürsyndrom

Wenn Neuroleptika das Rückfallrisiko im Vergleich zu Placebos verringern, dann müssten die Rehospitalisierungsraten für entlassene Patienten und Patientinnen nach der Einführung von Neuroleptika zurückgegangen sein. Es gibt Studien aus vier Ländern, die diese Frage untersucht haben.

Eine britische Studie mit hundert Schizophreniepatientinnen und -patienten ergab, dass die 1956/57 Behandelten in den drei Jahren nach der Entlassung eine höhere Rückfallquote aufwiesen als die Behandelten in den Jahren 1952/53, also vor Einführung der Phenothiazine (Pritchard 1967).

Eine norwegische Studie über Klinikpatienten und -patientinnen aus den Jahren 1948/52 und 1955/1959 stellte fest, dass es zwar eine leichte Verbesserung der Entlassungsraten gab, nachdem Chlorpromazin in die Psychiatrie Einzug gehalten hatte, dass aber die Gesamtzahl der Wiedereinweisungen um 41,6 % anstieg, was als charakteristisch für jene Psychopharmakaperiode beschrieben wurde (Odegard 1964).

In einer Studie mit 221 schizophrenen Erstpatientinnen und -patienten, die zwischen 1949 und 1957 in schottische Kliniken eingewiesen und drei Jahre lang beobachtet wurden, gab es keinen Unterschied beim Prozentsatz derer, die eine einzige Episode erlitten (etwa 70 % aller Teilnehmerinnen und Teilnehmer sowohl in der Zeit vor als auch nach der Einführung von Chlorpromazin), aber unter allen Entlassenen gab es eine erhöhte Rückfallhäufigkeit bei Männern nach der Einführung von Chlorpromazin (McWalter et al. 2006).

Laut einer Studie an psychotischen Patientinnen und Patienten, die 1947 im Boston Psychopathic Hospital behandelt worden waren, hatten 45 % in den fünf Jahren danach keinen Rückfall, 76 % lebten nach demselben Zeitraum erfolgreich in der Gemeinschaft. Dagegen blieben 1967 nur 31 % der Beforschten den folgenden fünf Jahren rückfallfrei, und sie waren viel stärker von Sozialhilfe abhängig oder auf andere Unterstützung angewiesen als die Gruppe der Vergleichspatientinnen und -patienten von 1947 (Bockoven & Solomon 1975).

Diese vier Studien legen alle nahe, dass die Rückfallquoten nach der Einführung von Neuroleptika anstiegen. Klinische Berichte aus den 1960er-Jahren deuteten auf das gleiche Ergebnis hin. Entlassene Personen kehrten so häufig in die Kliniken zurück, dass das Personal diesen neuen Verlauf als Drehtürsyndrom bezeichnete.

Die Forschenden stellten auch fest, dass »der Schweregrad der Rückfälle während der Verabreichung von Medikamenten größer ist, als wenn keine verabreicht werden« (Carpenter et al. 1977, S. 18). Gleichzeitig hielten psychotische Symptome, die unter einem Rückfall nach dem Absetzen von Neuroleptika auftraten, tendenziell länger an und hatten stärkere Ausmaße. Und zumindest für eine gewisse Zeit litten die Betroffenen auch unter einer Vielzahl neuer Symptome: Übelkeit, Erbrechen, Durchfall, Unruhe, Schlaflosigkeit, Kopfschmerzen und motorische Tics (Gardos et al. 1978).

Die Erstverabreichung eines Neuroleptikums scheint auf eine Zukunft mit schweren psychotischen Episoden vorzubereiten – unabhängig davon, ob Betroffene ihre Neuroleptika weiter einnehmen.

Klinische Studien vertiefen die Sorge um die Chronizität

Anfang der 1960er-Jahre führte das US-amerikanische National Institute of Mental Health (NIMH) eine Studie in neun Kliniken durch, an die man sich heutzutage als Beleg für die kurzfristige Wirksamkeit von Neuroleptika erinnert. In einer nach dem Zufallsprinzip aufgebauten Studie mit 344 neu eingewiesenen Patienten und Patientinnen ließen bei diejenigen, denen man eines von drei Phenothiazinen (u.a. Chlorpromazin) verabreicht hatte, innerhalb der ersten sechs Wochen die Symptome stärker nach als bei denjenigen, die ein Placebo erhielten.

Vielen in der Placebogruppe ging es jedoch besser, und als man die Ergebnisse der 344 Personen ein Jahr später untersuchte, stellte man erstaunt fest, dass diejenigen, die ein Placebo erhalten hatten, *seltener* in die Klinik wiedereingewiesen wurden als diejenigen, denen man eines der drei Phenothiazine verabreicht hatte (Schooler et al. 1967).

Dies war der erste Hinweis aus einer klinischen Studie, dass diese neuen Psychopharmaka zwar vielleicht kurzfristig die psychotischen Symptome lindern, längerfristig aber die Anfälligkeit für Psychosen erhöhen könnten. Bald darauf

gaben die Forschenden des NIMH die Ergebnisse zweier Absetzstudien bekannt, die diese Befürchtung noch verstärkten.
An beiden nahmen Personen teil, die zu Beginn der Studie keine Neuroleptika eingenommen hatten und somit keinen Entzugserscheinungen ausgesetzt waren. Die Rückfallquoten stiegen in Abhängigkeit der Dosierung. Nur 7 % derjenigen, denen man zu Beginn der Studie ein Placebo verabreicht hatte, erlitten einen Rückfall, verglichen mit 65 % derjenigen, die mehr als 500 mg Chlorpromazin einnahmen, bevor es wieder abgesetzt wurde. Die Forschenden folgerten:

» Es zeigte sich, dass der Rückfall in signifikantem Zusammenhang mit der Dosis der ruhigstellenden Medikation stand, das der Patient erhalten hatte, bevor er auf Placebo gesetzt wurde – je höher die Dosis, desto größer die Wahrscheinlichkeit eines Rückfalls. « (Prien et al. 1971, S. 6)

Da die Debatte über den Nutzen von Neuroleptika zunahm, finanzierte das NIMH in den 1970er-Jahren drei Studien, um erneut zu untersuchen, ob Betroffene mit der Diagnose »Schizophrenie« und insbesondere solche mit einer ersten Episode ohne diese Substanzen erfolgreich behandelt werden können.
Die erste Studie unter Leitung von William Carpenter wurde in der klinischen Forschungseinrichtung des NIMH in Bethesda, Maryland, durchgeführt. Die ohne Neuroleptika Behandelten wurden früher entlassen als die mit Neuroleptika Behandelten, und nur 35 % der erstgenannten Gruppe erlitten innerhalb eines Jahres nach der Entlassung einen Rückfall – verglichen mit 45 % der Neuroleptikabehandelten (Carpenter et al. 1977).
In der zweiten Studie unter Leitung von Maurice Rappaport am Agnews State Hospital im kalifornischen Santa Clara wurden achtzig junge Männer mit erstdiagnostizierter Schizophrenie nach dem Zufallsprinzip in Gruppen eingeteilt, denen man entweder Neuroleptika oder Placebos verabreichte. Nach einem ersten Klinikaufenthalt wurden die Patientinnen und Patienten in die Gemeinde entlassen und drei Jahre lang beobachtet. Am Ende dieses Zeitraums waren die besten Ergebnisse bei denjenigen zu verzeichnen, die nach dem Zufallsprinzip ein Placebo erhalten hatten und während des Nachbeobachtungszeitraums keine Neuroleptika nahmen (siehe Abbildung 1, S. 42). Die mit Abstand schlechtesten Ergebnisse erzielten die, die nach dem Zufallsprinzip einer Behandlung Neuroleptika zugewiesen worden waren und sie auch während der mit Nachbeobachtungszeit einnahmen. Rappaport et al. schlussfolgerten:

» Unsere Ergebnisse legen nahe, dass antipsychotische Medikationen zumindest für bestimmte Patienten nicht die Behandlung der Wahl sind, wenn man an einer langfristigen klinischen Verbesserung interessiert ist. « (Rappaport et al. 1978, S. 107)

» Viele Patienten, denen man während des Klinikaufenthalts keine Medikamente verabreichte, zeigten eine größere langfristige Verbesserung, weniger pathologische Befunde bei der Nachuntersuchung, weniger erneute Klinikaufenthalte und eine bessere allgemeine Funktionsfähigkeit in der Gemeinde als Patienten, die während des Klinikaufenthalts Chlorpromazin erhielten. « (ebd., S. 100)

ABBILDUNG 1 Resultate aus Rappaports Dreijahresstudie (Rappaport et al. 1978)

	Patientenzahl	Schwere der Erkrankung (1 = mild, 7 = stark)	Wiederaufnahme
Keine Verabreichung von Neuroleptika in der Klinik/Keine Einnahme nach der Entlassung	24	1,7	8%
Verabreichung von Neuroleptika in der Klinik/ Keine Einnahme nach der Entlassung	17	2,79	47%
Keine Verabreichung in der Klinik/Einnahme von Neuroleptika nach der Entlassung	17	3,54	53%
Verabreichung von Neuroleptika in der Klinik/ Einnahme nach der Entlassung	22	3,51	73%

Das dritte Experiment, das Soteria-Projekt, leitete Loren Mosher, der Chef der Schizophreniestudien am NIMH. Man therapierte erstdiagnostizierte psychotische Patientinnen und Patienten in einer häuslichen Umgebung ohne anfänglichen Einsatz von Neuroleptika und verglich deren Ergebnisse mit denen einer entsprechenden Gruppe von Klinikpatienten und -patientinnen. Nach sechs Wochen hatten sich die psychotischen Symptome in beiden Gruppen in gleichem Ausmaß zurückgebildet. Nach zwei Jahren wiesen die Soteria-Patientengruppe niedrigere Psychopathologiewerte, weniger Wiedereinweisungen und eine bessere allgemeine Funktionsfähigkeit auf (Matthews et al. 1979). 42 % der Soteria-Patienten und -Patientinnen waren am Ende dieses Zeitraums noch nie mit Neuroleptika behandelt worden, 39 % hatten sie nur vorübergehend eingenommen und 19 % hatten sie während der gesamten zweijährigen Nachbeobachtungszeit verwendet (Bola & Mosher 2003).

Auch wenn sie sich in ihrem Design unterschieden, so wurden in allen drei Studien für die experimentelle Gruppe bessere Gesamtergebnisse festgestellt. Die Rückfallquoten nach ein bis drei Jahren waren niedriger bei denjenigen, die zu Beginn der Studie keine Neuroleptika erhalten hatten. Diese Ergebnisse standen im Gegensatz zu den Erkenntnissen aus den Rückfallstudien, was Carpenter und Kollegen dazu veranlasste, eine eindringliche Frage zu stellen:

» Es steht *außer Frage*, dass Patienten, die einmal auf die Medikation eingestellt sind, weniger anfällig für Rückfälle sind, wenn sie weiterhin Neuroleptika einnehmen. Aber was wäre, wenn diese Patienten nie medikamentös behandelt worden wären? (…) Wir weisen auf die Möglichkeit hin, dass die antipsychotische Medikation einige schizophrene Patienten anfälliger für zukünftige Rückfälle macht, als dies im natürlichen Verlauf der Krankheit der Fall wäre. «
(Carpenter et al. 1977, S. 19)

Und das würde bedeuten, dass Neuroleptika genau die Symptome verschlimmern, die sie eigentlich behandeln sollten.

Neuroleptikainduzierte Dopaminsupersensitivität

Zu dieser Zeit, Ende der 1970er-Jahre, veröffentlichten Forschende Erkenntnisse darüber, wie Neuroleptika die Dopaminbahnen im Gehirn verändern. Dopamin galt als Vermittler der Psychose. Mit diesem neuen Wissen im Hinterkopf gaben die beiden kanadischen Forscher Guy Chouinard und Barry Jones eine Antwort auf Carpenters Frage.

Man stellte fest, dass Neuroleptika Dopaminrezeptoren blockieren, und zwar insbesondere einen Subtyp, der als D_2-Rezeptor bekannt ist (Seeman et al. 1976). In einer therapeutischen Dosis blockieren Chlorpromazin und andere herkömmliche Neuroleptika 70 % bis 90 % aller D_2-Rezeptoren. Dadurch wird die Weiterleitung von Nervenimpulsen entlang dopaminerger Schaltkreise unterbrochen, die für das Funktionieren dreier Hirnregionen wichtig sind: die Basalganglien, das limbische System und die Frontallappen.

Als Reaktion auf diese Blockade durchläuft das Gehirn im Bemühen, die normale Funktion dieser Bahnen aufrechtzuerhalten, eine Reihe kompensatorischer

Anpassungen. Die präsynaptischen Neuronen schütten möglicherweise mehr Dopamin aus als normal, während die postsynaptischen die Dichte ihrer D_2-Rezeptoren erhöhen (Burt et al. 1977; Hietala et al. 1994). Das Gehirn versucht, ein homöostatisches Gleichgewicht aufrechtzuerhalten (Hyman & Nestler 1996).

Die erste dieser beiden Anpassungen – die zusätzliche Ausschüttung von Dopamin – scheint sich nach kurzer Zeit zu erschöpfen. Aber die Hochregulierung der Dopaminrezeptoren bleibt bestehen. Eine Person, die ein Neuroleptikum eingenommen hat, kann 30 % bis 100 % mehr D_2-Rezeptoren haben als normal. Das Gehirn ist nun überempfindlich gegenüber Dopamin, schreiben Chouinard und Jones. Sie schlussfolgerten:

» Wir vermuten, dass Neuroleptika eine Dopaminsupersensitivität hervorrufen können, die sowohl zu dyskinetischen [Störungen physiologischer Bewegungsabläufe betreffenden, P. L.] als auch zu psychotischen Symptomen führt. « (Chouinard et al. 1978, S. 1410)

» Dies bedeutet, dass die Tendenz zu einem psychotischen Rückfall bei einem Patienten, der eine solche Überempfindlichkeit entwickelt hat, durch mehr als nur den normalen Krankheitsverlauf bestimmt wird. « (Chouinard & Jones 1980, S. 16)

Dies lieferte eine biologische Erklärung dafür, warum Betroffene so häufig einen Rückfall erleiden, wenn ihre Neuroleptika abrupt abgesetzt werden. Diese wirken wie eine Bremse auf die Dopaminübertragung. Als Reaktion darauf fährt das Gehirn das Gaspedal der Dopaminübertragung herunter. Wenn das Neuroleptikum abrupt abgesetzt wird, wird die Dopaminbremse gelöst, während das Gaspedal weiter gedrückt bleibt. Die dopaminergen Neuronen in den Basalganglien können anfangen, schnell und unkontrolliert zu feuern, was zu den Tics, der Unruhe und anderen motorischen Anomalien führt. Das gleiche unkontrollierte Feuern in der dopaminergen Bahn zur limbischen Region könnte zu einem psychotischen Rückfall führen.

Diese durch Neuroleptika verursachte Dopaminsupersensitivität könnte jedoch zu einer Dysfunktion der dopaminergen Bahnen führen, selbst wenn die Betroffenen die Neuroleptika weiter einnehmen. Bei denjenigen, die sie weiter einnahmen, traten mit einer gewissen Regelmäßigkeit tardive Dyskinesien [sich langsam entwickelnde Symptomenkomplexe aus chronischen Muskelstörungen, P. L.] auf, was ein Zeichen für eine dauerhafte Funktionsstörung der Basalganglien ist. Wenn die gleiche Funktionsstörung im limbischen System

auftritt, könnte es zu einer sich langsam entwickelnden, chronisch werdenden Psychose kommen, so Chouinard und Jones.
1982 berichteten sie, dass 30 % der 216 von ihnen untersuchten ambulant behandelten Betroffenen mit der Diagnose »Schizophrenie« Anzeichen einer tardiven Psychose aufwiesen (Chouinard & Jones 1982). Wenn dies eintritt, schlussfolgerte Chouinard, »wird die Krankheit schlimmer« als je zuvor. »Es treten neue schizophrene Symptome von größerer Schwere auf.« (Chouinard 1991, S. 23)

Ergebnisse aus 40 Jahren Forschung

Dieses Konzept von Neuroleptika als Mittel, die die biologische Psychoseneigung erhöhen können, entstand in den ersten 25 Jahren ihrer Anwendung. Die mehr als vierzig Jahre seither brachten eine Reihe von Forschungsergebnissen hervor, die die Schlussfolgerung stützen, dass Neuroleptika die Chronifizierung psychotischer Störungen steigern und zu schlechteren Gesamtergebnissen führen.

Kulturübergreifende WHO-Studien

In den 1970er- und frühen 1980er-Jahren führte die WHO zwei Studien durch, in denen Ergebnisse der Schizophreniebehandlung in drei Entwicklungsländern (Indien, Nigeria und Kolumbien) mit Ergebnissen in den USA und fünf anderen Industrieländern verglichen wurden. Bei der einen Studie handelte es sich um eine Fünf- und bei der anderen um eine Zweijahresstudie, an der hauptsächlich Personen mit einer ersten Episode teilnahmen. Jedes Mal hatten die Betroffenen in den Entwicklungsländern einen deutlich besseren Verlauf und ein besseres Ergebnis. Die Wahrscheinlichkeit, dass sie ohne Symptome blieben, war wesentlich größer, und sie hatten bessere soziale Ergebnisse:

» Die Zugehörigkeit zu einem Industrieland war ein starker Prädiktor für das Nichterreichen einer vollständigen Remission. « (Jablensky et al. 1992, S. 90)

Die Ergebnisse der ersten Studie hatten die Forschenden so verblüfft, dass sie vor der Durchführung der zweiten Studie die Hypothese aufstellten, dass die Betroffenen in den armen Ländern vielleicht deshalb besser abschnitten, weil sie ihre Neuroleptika zuverlässiger einnahmen. In der zweiten Studie untersuchten die Forschenden deren Einnahme und stellten fest, dass das Gegenteil der Fall war: In den armen Ländern wurden sie zwar akut, aber nicht auf Dauer eingenommen. Nur 16 % der Patientinnen und Patienten in den Entwicklungsländern nahmen sie regelmäßig ein, gegenüber 61 % in den reichen Ländern (Jablensky et al. 1992).

1997 befragten WHO-Forschende die Teilnehmerinnen und Teilnehmer der beiden Studien erneut und stellten fest, dass der Ergebnisunterschied in Bezug auf den allgemeinen klinischen Zustand, die Symptomatik, die Behinderung und das soziale Funktionieren bestehen blieb. In den Entwicklungsländern waren 53 % der Schizophreniepatientinnen und -patienten nicht erneut psychotisch, 73 % waren berufstätig (Hopper & Wanderling 2000).

MRT-Studien

Die Erfindung der Magnetresonanztomografie (MRT) bietet Forschenden die Möglichkeit, das Hirnvolumen von Menschen zu messen, bei denen eine Schizophrenie diagnostiziert wurde, um so Anomalien zu erkennen, die für die Krankheit charakteristisch sein könnten. Diese Technologie kann auch eingesetzt werden, um die Auswirkungen von Neuroleptika auf die Hirnvolumina zu bewerten. In einer Reihe von Studien berichteten Forschende, dass Neuroleptika dosisabhängig die Basalganglienstrukturen und den Thalamus anschwellen und die Frontallappen schrumpfen ließen (Chakos et al. 1994; Gur et al. 1998 a; Madsen et al. 1998). 1998 berichteten Gur et al., dass die Schwellung der Basalganglien und des Thalamus »mit einem höheren Schweregrad sowohl negativer als auch positiver Symptome verbunden war« (Gur et al. 1998 b, S. 1711).

Nancy Andreasen, Chefredakteurin des American Journal of Psychiatry, berichtete einige Jahre später gemeinsam mit Peg Nopoulos und Kollegen, dass Schizophreniepatienten und -patientinnen unter einer fortschreitenden Verringerung des Volumens der weißen Substanz im Frontallappen litten, was mit einer Verschlechterung der Negativsymptome und funktionellen Beeinträchtigungen einherging (Ho et al. 2003). Zunächst führten sie diese Hirnschrumpfung auf die Krankheit zurück, doch später berichteten sie, dass die langfristige Einnahme von Neuroleptika mit einer Abnahme des Hirngewebes einhergeht und der Zusammenhang mit einem geringeren Volumen der grauen Substanz umso größer ist, je mehr Neuroleptika die Betroffenen einnahmen (Ho et al. 2011, S 128).

Die MRT-Studien vermitteln ein klares Bild eines iatrogenen *(ärztlicherseits verursachten)* Prozesses. Neuroleptika verändern das Hirnvolumen, und im Zuge dieser Veränderung werden die Betroffenen psychotischer, emotional und funktionell beeinträchtigter.

Künstlich Psychosen auslösen

In den 1980er- und 1990er-Jahren entwickelten Forschende eine Reihe von Methoden zur Modellierung von Psychosen. Sie untersuchten Hirnveränderungen, die verschiedene Drogen – Amphetamine, Angel Dust *(Phencyclidin, »Engelsstaub«)* usw. – hervorrufen und damit auch Wahnvorstellungen und Halluzinationen auslösen können. Sie entwickelten Methoden, um bei Ratten und anderen Tieren psychoseähnliche Verhaltensweisen zu bewirken, die sich in ihrer Motorik zeigen. Man kann bestimmte Gene ausschalten, um solche Symptome hervorzurufen; auch Verletzungen des Hippocampus können zu Verhaltensstörungen führen.

2005 berichtete Philip Seeman von der Universität Toronto, dass all diese Psychoseauslöser eine zentrale gemeinsame Wirkung haben: Sie alle verursachen einen deutlichen Anstieg der D_2-Rezeptoren, die eine hohe Affinität für Dopamin haben, was bedeutet, dass sie sich sehr leicht mit dem Neurotransmitter verbinden. Er fand auch heraus, dass Neuroleptika, einschließlich der Neuroleptika der zweiten Generation, die Dichte der D_2-Rezeptoren mit hoher Affinität verdoppeln (Seeman 2011).

Dies war eine Bestätigung der von Chouinard und Jones in den frühen 1980er-Jahren aufgestellten Hypothese der Dopaminsupersensitivität. Seeman schätzte, dass 70 % der Menschen mit der Diagnose »Schizophrenie« und entsprechender Behandlung diese Dopaminsupersensitivität entwickeln, sobald man sie über einen längeren Zeitraum mit Neuroleptika behandelt. Dies führe mit der Zeit zum Versagen der Behandlung (Samaha et al. 2007).

Tardive Dyskinesie und allgemeine Verschlechterung

Tardive Dyskinesien (TD) und tardive Psychosen treten auf, weil die dopaminergen Bahnen zu den Basalganglien und dem limbischen System gestört sind. Es gibt jedoch drei primäre dopaminerge Bahnen, sodass es nahe liegt, dass die dritte Bahn, die Nachrichten an die Frontallappen weiterleitet, im Lauf der Zeit ebenfalls gestört wird. Wenn dies der Fall ist, könnten die Forschenden erwarten, dass bei Personen, bei denen TD diagnostiziert wurde, ein globaler

Rückgang der Hirnfunktion zu beobachten ist. Zwischen 1979 und 2000 haben mehr als zwei Dutzend Studien dies festgestellt. Die Beziehung scheine linear zu sein, berichteten Wade et al.: »Personen mit schweren Formen der Störung sind kognitiv am meisten beeinträchtigt.« (1987, S. 395)

Man stellte fest, dass TD mit einer Verschlechterung der Negativsymptome der Schizophrenie (emotionaler Rückzug), psychosozialen Beeinträchtigungen, einer Abnahme des Gedächtnisses und der Lernfähigkeit verbunden ist. In einer Studie waren sich 44 % der TD-Patienten und -Patientinnen nicht einmal ihrer motorischen Funktionsstörung bewusst, was darauf hinweist, dass sie die Fähigkeit verloren haben, ihr eigenes körperliches Wohlbefinden kritisch wahrzunehmen (Yassa 1989). Menschen mit TD verlieren ihren »Wegweiser des Bewusstseins«, schloss Myslobodsky (1993, S. 91).

Man geht davon aus, dass sich bei 3 % bis 5 % der psychotischen Patientinnen und Patienten im ersten Jahr der Behandlung eine TD entwickelt, sodass sich vielleicht bei einem Drittel derer, denen man zehn Jahre lang Neuroleptika verabreicht, diese Erkrankung entwickelt (Woods et al. 2010).

Langzeitstudien

Die beste US-amerikanische Studie über die langfristigen Behandlungsergebnisse von Psychosepatienten und -patientinnen wurde von Martin Harrow und Thomas Jobe am University of Illinois College of Medicine durchgeführt. Die zweihundert Studienteilnehmerinnen und -teilnehmer wurden zwischen 1975 und 1983 aus zwei Kliniken in Chicago rekrutiert und nach einer dort durchgeführten konventionellen Behandlung wieder entlassen. Ihr Durchschnittsalter betrug 22,9 Jahre. 64 % hatten keinen früheren Klinikaufenthalt, weitere 21 % hatten nur einen.

Harrow und Jobe untersuchten nun regelmäßig (nach zwei, viereinhalb, siebeneinhalb Jahren usw.), wie es diesen Personen ging. Nahmen sie Neuroleptika? Waren sie berufstätig? Nach 15 Jahren waren immer noch 145 Teilnehmende in ihrer Studie, 64 davon als schizophren diagnostiziert und 81 mit milderen psychotischen Zuständen (bipolare, unipolare Depression und andere Störungen).

Nach zwei Jahren ging es den Personen, die keine Neuroleptika mehr einnahmen, etwas besser als denjenigen, die deren Verordnung befolgten. Im Lauf der nächsten dreißig Monate begannen die gemeinsamen Ergebnisse der beiden Gruppen, dramatisch auseinanderzuklaffen. Die neuroleptikafreie Gruppe verbesserte sich deutlich, sodass am Ende der viereinhalb Jahre 39 %

der Beforschten symptomfrei waren und mehr als 60 % einen Arbeitsplatz hatten. Im Gegensatz dazu verschlechterten sich die Ergebnisse der neuroleptikabehandelten Gruppe in diesem Zeitraum, nach viereinhalb Jahren waren nur 6 % symptomfrei und nur wenige arbeiteten.

Dieser krasse Unterschied blieb auch in den nächsten zehn Jahren bestehen. Bei der Nachbeobachtung nach 15 Jahren waren 40 % der Betroffenen, die ihre Neuroleptika abgesetzt hatten, symptomfrei, mehr als die Hälfte war berufstätig, und nur 28 % litten unter psychotischen Symptomen, wie Abbildung 2 zeigt. Im Gegensatz dazu waren nur 5 % der Neuroleptikabehandelten symptomfrei, 64 % zeigten Symptome (Harrow & Jobe 2007).

Eine ähnliche Kluft gab es bei den Ergebnissen für Studienteilnehmerinnen und -teilnehmer mit leichteren psychotischen Störungen. Denjenigen, die keine Neuroleptika mehr einnahmen, ging es bei allen Nachuntersuchungen wesentlich besser. Noch überraschender war, dass es denjenigen, bei denen eine Schizophrenie diagnostiziert worden war und die ihre Neuroleptika abgesetzt hatten, langfristig besser ging als denjenigen, bei denen zu Beginn eine leichtere psychotische Störung diagnostiziert wurde und die weiterhin Neuroleptika einnahmen.

ABBILDUNG 2 Allgemeine Funktionsfähigkeit aller psychotischen Patienten und Patientinnen (nach Harrow & Jobe 2007)

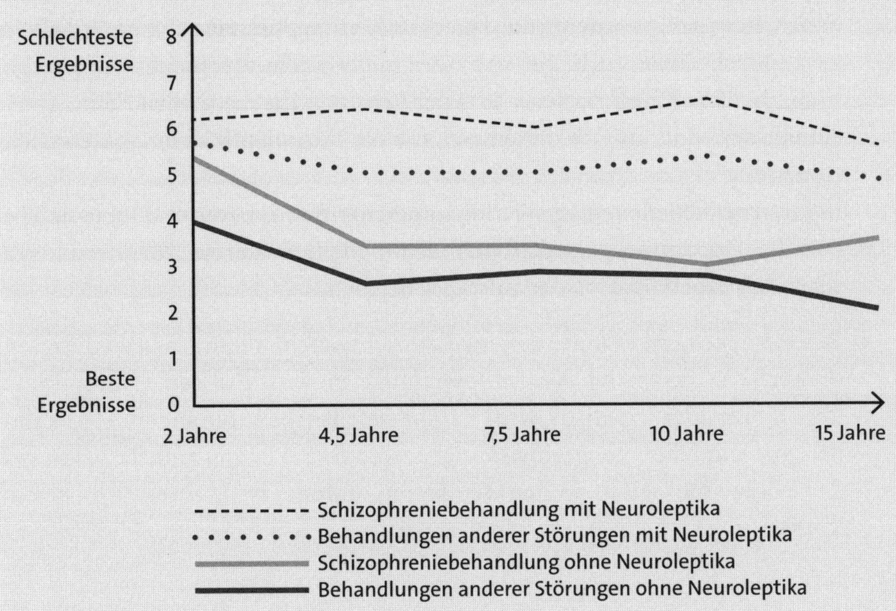

Dieses Ergebnis steht in Einklang mit der Annahme, dass die Dopaminsupersensitivität, die von Neuroleptika verursacht wird, und deren andere negative Auswirkungen die psychotischen Symptome verschlimmern und die allgemeine Funktionsfähigkeit langfristig beeinträchtigen.

Bei der Nachuntersuchung nach zwanzig Jahren blieben die Ergebnisse unverändert. Bei den als schizophren Diagnostizierten schnitt die Gruppe derer, die keine Neuroleptika einnahmen, in allen gemessenen Bereichen deutlich besser ab: Angstniveau, kognitive Funktion, Arbeit, Recoveryrate und bestehende psychotische Symptome. Der Unterschied in jedem dieser Bereiche zeigte sich bei der Beurteilung nach viereinhalb Jahren und blieb bei jeder weiteren Nachuntersuchung bestehen.

Harrow und Jobe berichteten auch, dass Behandelte, die einmal stabil von den Neuroleptika weg waren, wahrscheinlich über längere Zeiträume (oder während der gesamten Studie) stabil blieben, während diejenigen, die bei einer Nachuntersuchung stabil auf Neuroleptika eingestellt waren, ziemlich hohe Rückfallraten hatten. Keiner der neuroleptikafreien Patienten und Patientinnen, die nach siebeneinhalb Jahren untersucht wurden, erlitt in den weiteren siebeneinhalb Jahren einen Rückfall (Harrow et al. 2012).

Ihre Ergebnisse widerlegten die Befunde der Literatur über Rückfälle direkt. Dies veranlasste Harrow und Jobe zu einer weiteren Analyse der Muster psychotischer Symptome in Abhängigkeit von der Einnahme von Neuroleptika bei den einzelnen Beurteilungen nach zwanzig Jahren (Harrow et al. 2014). Sie berichteten, dass 72 % derer, die dauerhaft Neuroleptika einnahmen, anhaltend psychotisch waren (d. h. bei vier oder mehr Nachuntersuchungen psychotisch). In diese Kategorie fielen 46 % der Personen, die manchmal Neuroleptika einnahmen, und nur 7 % derjenigen, die nie Neuroleptika einnahmen (siehe Abbildung 3).

In ihren verschiedenen Veröffentlichungen griffen Harrow und Jobe die Theorie der Dopaminsupersensitivität als mögliche Erklärung für ihre überraschenden Ergebnisse wieder auf. Sie schrieben:

» Wie einzigartig ist es unter den medizinischen Behandlungen, dass die offensichtliche Wirksamkeit von Antipsychotika im Lauf der Zeit abnimmt oder unwirksam oder schädlich wird? Es gibt viele Beispiele für andere Medikationen mit ähnlichen Langzeitwirkungen, wobei dies häufig auftritt, wenn sich der Körper biologisch an die Medikation anpasst. « (Harrow & Jobe 2013, S. 964)

ABBILDUNG 3 Psychotische Symptome bei Schizophreniepatientinnen und -patienten (nach Harrow et al. 2014)

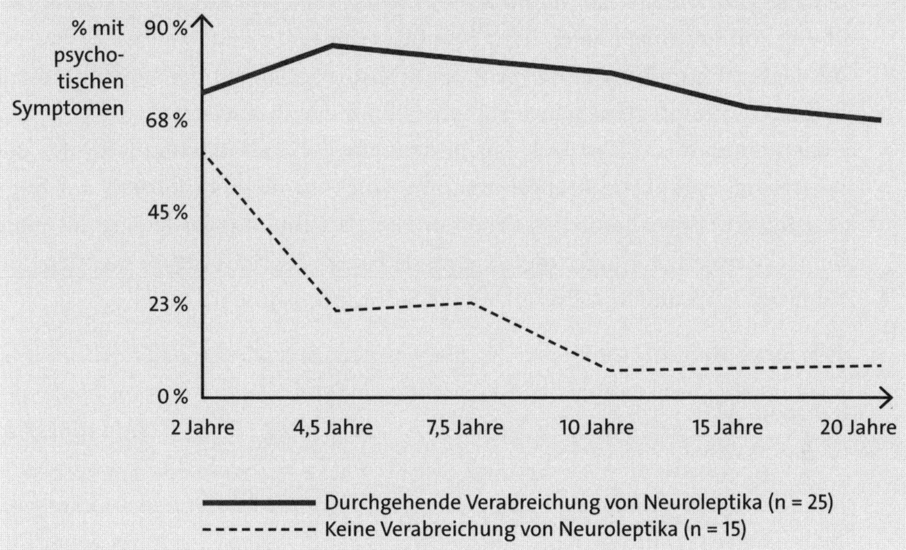

In anderen Langzeitstudien wurde ebenfalls festgestellt, dass die Recoveryraten bei Psychosepatientinnen und -patienten, die keine Neuroleptika mehr einnehmen, höher sind (Moilanen et al. 2013; Wunderink et al. 2013). Es ist jedoch die Studie von Harrow und Jobe, die diese kontrastierenden Ergebnisse im Verlauf der Zeit am deutlichsten zeigt.

Schlussfolgerung

Die derzeitige Standardbehandlung von Personen mit der Diagnose »Schizophrenie« und entsprechender Behandlung in der Psychiatrie besteht in der dauerhaften Gabe von Neuroleptika, wobei man Rückfallstudien als Begründung für diese Praxis anführt. Man verschreibt sie auch regelmäßig zu prophylaktischen Zwecken an Personen, bei denen leichtere psychotische Störungen diagnostiziert werden.

Wie aus diesem historischen Rückblick hervorgeht, muss diese Praxis jedoch überdacht werden. Seit 1955 liegen wissenschaftliche Erkenntnisse darüber vor, dass Neuroleptika die Chronizität der psychotischen Symptome verstärken und die Funktionsfähigkeit der Betroffenen langfristig beeinträchtigen. Wenn man die Rückfallstudien mit Verstand interpretiert, zeigen selbst diese, dass man Schaden anrichtete. Sie weisen auf ein Risiko hin, das mit der Erstverabreichung von Neuroleptika einhergeht, und insbesondere auf ein Risiko, das mit der Dauerbehandlung einhergeht. Sind Neuroleptika einmal eingenommen, kann es ausgesprochen schwierig sein, sie wieder abzusetzen.

Zusammenfassend lässt sich sagen, dass ein Behandlungsstandard, der die langfristige, prophylaktische Einnahme von Neuroleptika fördert, auf fragwürdigen wissenschaftlichen Erkenntnissen beruht und gleichzeitig auf einer bemerkenswerten Weigerung, eine solide Forschungsbasis anzuerkennen, die für einen ganz anderen Einsatz dieser Substanzen spricht.

***Whitaker, Robert,** Autor von »Mad in America: Bad science, bad medicine and the enduring mistreatment of the mentally ill« und »Anatomy of an Epidemic: Magic bullets, psychiatric drugs, and the astonishing rise of mental illness in America«, Co-Autor von »Psychiatry Under the Influence: Institutional corruption, social injury and prescriptions for reform« (gemeinsam mit Lisa Cosgrove). Interviewpartner in Will Halls Buch »Jenseits der Psychiatrie – Stimmen und Visionen des Wahnsinns im Madness Radio«. Gründer von madinamerica.com.*

Übersetzung: Peter Lehmann

Literatur

Bockoven JS, Solomon, HC (1975). Comparison of two five-year follow-up studies: 1948 to 1952 and 1967 to 1972. Am J Psychiatry, 132: 796–801. DOI: 10.1176/ajp.132.8.796

Bola JR, Mosher LR (2003). Treatment of acute psychosis without neuroleptics: Two-year outcomes from the Soteria project. J Nerv Men Dis, 191: 219–229. DOI: 10.1097/01.NMD.0000061148.84257.F9

Burt DR, Creese I, Snyder SH (1977). Antischizophrenic drugs: Chronic treatment elevates dopamine receptor binding in brain. Science, 196: 326–328. DOI: 10.1126/science.847477

Carpenter WT, McGlashan TH, Strauss JS (1977). The treatment of acute schizophrenia without drugs: An investigation of some current assumptions. Am J Psychiatry, 134: 14–20. DOI: 10.1176/ajp.134.1.14

Chakos MH, Lieberman JA, Bilder RM et al. (1994). Increase in caudate nuclei volumes of first-episode schizophrenic patients taking antipsychotic drugs. Am J Psychiatry, 151: 1430–1436. DOI: 10.1176/ajp.151.10.1430

Chouinard G (1991). Severe cases of neuroleptic-induced supersensitivity psychosis. Diagnostic criteria for the disorder and its treatment. Schizophr Res, 5: 21–33. DOI: 10.1016/0920-9964(91)90050-2

Chouinard G, Jones BD (1980). Neuroleptic-induced supersensitivity psychosis: Clinical and pharmacologic characteristics. Am J Psychiatry, 137: 16–21. DOI: 10.1176/ajp.137.1.16

Chouinard G, Jones BD (1982). Neuroleptic-induced supersensitivity psychosis, the »hump course«, and tardive dyskinesia. J Clin Psychopharmacol, 2: 143–144

Chouinard G, Jones BD, Annable L (1978). Neuroleptic-induced supersensitivity psychosis. Am J Psychiatry, 135: 1409–1410. DOI: 10.1176/ajp.135.11.1409

Correll CU (2008). Assessing and maximizing the safety and tolerability of antipsychotics used in the treatment of children and adolescents. J Clin Psychiatry, 69 (Suppl. 4): 26–36

Gardos G, Cole JO, Tarsy D (1978). Withdrawal syndromes associated with antipsychotic drugs. Am J Psychiatry, 135: 1321–1324. DOI: 10.1176/ajp.135.11.1321

Gur RE, Cowell P, Turetsky BI et al. (1998 a). A follow-up magnetic resonance imaging study of schizophrenia. Relationship of neuroanatomical changes to clinical and neurobehavioral measures. Arch Gen Psychiatry, 55: 145–152. DOI: 10.1001/archpsyc.55.2.145

Gur RE, Maany V, Mozley PD et al. (1998 b). Subcortical MRI volumes in neuroleptic-naive and treated patients with schizophrenia. Am J Psychiatry, 155: 1711–1717. DOI: 10.1176/ajp.155.12.1711

Harrow M, Jobe TH (2007). Factors involved in outcome and recovery in schizophrenia patients not on antipsychotic medications: A 15-year multifollow-up study. J Nerv Men Dis, 195: 406–414. DOI: 10.1097/01.nmd.0000253783.32338.6e

Harrow M, Jobe TH (2013). Does long-term treatment of schizophrenia with antipsychotic medications facilitate recovery? Schizophr Bull, 39: 962–965. DOI: 10.1093/schbul/sbt034

Harrow M, Jobe TH, Faull RN (2012). Do all schizophrenia patients need antipsychotic treatment continuously throughout their lifetime? A 20-year longitudinal study. Psychol Med, 42: 2145–2155. DOI: 10.1017/S0033291712000220

Harrow M, Jobe TH, Faull RN (2014). Does treatment of schizophrenia with antipsychotic medications eliminate or reduce psychosis? A 20-year multi-follow-up study. Psychol Med, 44: 3007–3016. DOI: 10.1017/S0033291714000610

Hietala J, Syvälahti E, Vuorio K et al. (1994). Striatal D2 dopamine receptor characteristics in neuroleptic-naive schizophrenic patients studied with positron emission tomography. Arch Gen Psychiatry, 51: 116–123. DOI: 10.1001/archpsyc.1994.03950020040004

Ho B-C, Andreasen NC, Nopoulos P et al. (2003). Progressive structural brain abnormalities and their relationship to clinical outcome. Arch Gen Psychiatry, 60: 585–594. DOI: 10.1001/archpsyc.60.6.585

Ho B-C, Andreasen NC, Ziebell S et al. (2011). Long-term antipsychotic treatment and brain volumes: A longitudinal study of first-episode schizophrenia. Arch Gen Psychiatry, 68: 128–137. DOI: 10.1001/archgenpsychiatry.2010.199

Hopper K, Wanderling J (2000). Revisiting the developed versus developing country distinction in course and outcome in schizophrenia: Results from ISoS, the WHO collaborative followup project. International Study of Schizophrenia. Schizophr Bull, 26: 835–846. DOI: 10.1093/oxfordjournals.schbul.a033498

Hyman SE, Nestler EJ (1996). Initiation and adaptation: A paradigm for understanding psychotropic drug action. Am J Psychiatry, 153: 151–162. DOI: 10.1176/ajp.153.2.151

Jablensky A, Sartorius N, Ernberg G et al. (1992). Schizophrenia: Manifestations, incidence and course in different cultures. A World Health Organization ten-country study. Psychol Med Monogr Suppl, 20: 1–97. DOI: 10.1017/s0264180100000904

Larsen-Barr M, Seymour F, Read J et al. (2018). Attempting to stop antipsychotic medication: Success, supports, and efforts to cope. Soc Psychiatry Psychiatr Epidemiol, 53: 745–756. DOI: 10.1007/s00127-018-1518-x

Leucht S, Tardy M, Komossa K et al. (12.05.2012). Maintenance treatment with antipsychotic drugs for schizophrenia. Cochrane Database Syst Rev, 16 (5): CD008016. DOI: 10.1002/14651858.CD008016.pub2

Madsen AL, Keidling N, Karle A et al. (1998). Neuroleptics in progressive structural brain abnormalities in psychiatric illness. Lancet, 352: 784–785. DOI: 10.1016/s0140-6736(05)60678-2

Matthews SM, Roper MT, Mosher LR et al. (1979). A non-neuroleptic treatment for schizophrenia: Analysis of the two-year postdischarge risk of relapse. Schizophr Bull, 5: 322–333. DOI: 10.1093/schbul/5.2.322

McWalter HS, Mercer R, Sutherland M (2006). Outcomes of treatment of schizophrenia in a north-east Scottish mental health hospital. Am J Psychiatry, 118: 529–533. DOI: 10.1176/ajp.118.6.529

Moilanen J, Haapea J, Miettunen MJ et al. (2013). Characteristics of subjects with schizophrenia spectrum disorder with and without antipsychotic medication – a 10-year follow-up of the Northern Finland 1966 Birth Cohort study. Eur Psychiatry, 28: 53–58. DOI: 10.1016/j.eurpsy.2011.06.009

Myslobodsky MS (1993). Central determinants of attention and mood disorder in tardive dyskinesia (»tardive dysmentia«). Brain Cogn, 23: 88–101. DOI: 10.1006/brcg.1993.1047

Odegard O (1964). Pattern of discharge from Norwegian psychiatric hospitals before and after the introduction of the psychotropic drugs. Am J Psychiatry, 120: 772–778. DOI: 10.1176/ajp.120.8.772

Prien RF, Levine J, Switalski RW (1971). Discontinuation of chemotherapy for chronic schizophrenics. Hosp Community Psychiatry, 22: 4–7. DOI: 10.1176/ps.22.1.4

Pritchard M (1967). Prognosis of schizophrenia before and after pharmacotherapy: II. Three-year follow-up. Br J Psychiatry, 113: 1353–1359. DOI: 10.1192/bjp.113.505.1353

Rappaport M, Hopkins HK, Hall K et al. (1978). Are there schizophrenics for whom drugs may be unnecessary or contraindicated? Int Pharmacopsychiatry, 13: 100–111. DOI: 10.1159/000468327

Samaha A-N, Seeman P, Stewart J et al. (2007). »Breakthrough« dopamine supersensitivity during ongoing antipsychotic treatment leads to treatment failure over time. J Neurosci, 27: 2979–2986. DOI: 10.1523/JNEUROSCI.5416-06.2007

Schooler NR, Goldberg SC, Boothe H et al. (1967). One year after discharge: Community adjustment of schizophrenic patients. Am J Psychiatry, 123: 986–995. DOI: 10.1176/ajp.123.8.986

Seeman P, Lee T, Chau-Wong M et al. (1976). Antipsychotic drug doses and neuroleptic/dopamine receptors. Nature, 261: 717–719. DOI: 10.1038/261717a0

Seeman P (2011). All roads to schizophrenia lead to dopamine supersensitivity and elevated dopamine D2highreceptors. CNS Neurosci Ther, 17: 118–132. DOI: 10.1111/j.1755-5949.2010.00162.x

Wade JB, Taylor MA, Kasprisin A et al. (1987). Tardive dyskinesia and cognitive impairment. Biol Psychiatry, 22: 393–395. DOI: 10.1016/0006-3223(87)90158-2

Woods SW, Morgenstern H, Saksa JR et al. (2010). Incidence of tardive dyskinesia with atypical and conventional antipsychotic medications: Prospective cohort study. J Clin Psychiatry, 71: 463–474. DOI: 10.4088/JCP.07m03890yel

Wunderink L, Nieboer RM, Wiersma D et al. (2013). Recovery in remitted first-episode psychosis at 7 years of follow-up of an early dose reduction/discontinuation or maintenance treatment strategy: Long-term follow-up of a 2-year randomized clinical trial. JAMA Psychiatry, 70: 913–920. DOI: 10.1001/jamapsychiatry.2013.19

Yassa R (1989). Functional impairment in tardive dyskinesia: Medical and psychosocial dimensions. Acta Psychiatr Scand, 80: 64–67. DOI: 10.1111/j.1600-0447.1989.tb01301.x

Die zweifelhafte prophylaktische Wirkung von Antidepressiva

Craig Newnes

In diesem Kapitel werden der Nutzen des Begriffs Depression, die Auswirkungen der Diagnose und bestimmte Behandlungen untersucht und es wird die Frage gestellt, ob sogenannte Antidepressiva prophylaktisch gegen ein Problem eingesetzt werden können, dessen Klassifikation als Krankheit aufgrund fehlender kategorisierbarer Ursachen, Verlauf und Prognose sowie der subjektiv geprägten, von sozialen Bedingungen und vom Zeitgeist und ökonomischen Interessen abhängigen Definition völlig umstritten ist.

Prophylaxe ist der Begriff, den Medizinerinnen und Mediziner verwenden, wenn sie eine Behandlung oder Maßnahme beginnen, um eine Krankheit oder deren Wiederauftreten zu verhindern. Eine gängige Form der Prophylaxe ist beispielsweise die Einnahme blutverdünnender Mittel wie Warfarin oder Apixaban zur Vorbeugung einer tiefen Venenthrombose (TVT). Die TVT wird als Krankheit anerkannt; die Einnahme der Medikamente ist eine Behandlung. Weitere Maßnahmen könnten Bewegung oder die Aufgabe des Nikotinkonsums sein.

Der Gedanke, dass Leiden, die sich auf körperliche Weise äußern können (Unruhe, Schlaflosigkeit, ein Kloß im Hals usw.), keine wirklichen Krankheiten sind, ist nicht neu (siehe z. B. Szasz 1987). Aber die Allgegenwart von Begriffen wie psychische Gesundheit, Depression, Autismus usw. im allgemeinen Sprachgebrauch und in den Medien erweckt den Anschein, dass sich diese Begriffe auf etwas Greifbares beziehen. Der Zeitgeist wird von körpermedizinischen und technischen Begriffen für Erfahrungen beherrscht, und die Verwendung dieser Begriffe wird wiederum von allen möglichen Interessenvertretern unterstützt, von Pharmaunternehmen bis hin zu Einzelpersonen, die Begriffe wie Asperger als Entschuldigung oder Erklärung für störendes oder unbequemes Verhalten verwenden, sei es für ihr eigenes, das von Nahestenden oder das von Patienten und Patientinnen.

Depression im historisch-kulturellen Kontext

Die Verwendung des Begriffs »Depression« zur Beschreibung einer schlechten Stimmung ist erstaunlich jung. 1725 schreibt Richard Blakemore von »being depressed into deep sadness and melancholy«, während David Daniel Davis 1806 in seiner Übersetzung von Philippe Pinels original 1801 erschienenem »A Treatise on Insanity« einen Zustand der Melancholie als »Depression des Geistes« wiedergab. Zu Beginn des 19. Jahrhunderts war der Begriff so gebräuchlich, dass sich Samuel Taylor Coleridge neben anderen Dichtern selbst als depressiv bezeichnete; ob man seinen Opiumkonsum als Ursache oder als Folge registriert, hängt jedoch vom Biografen ab.

Eine – möglicherweise – weniger positive Sichtweise der Depression, und zwar als Unterdrückung, findet sich in feministischen und umweltpolitischen Konzepten, in denen man die schiere Erschöpfung in der Weise sieht, dass Frauen die Hauptleidtragenden einer formalen Zuschreibung der Depression sind. Die vielfältigen Aufgaben von Frauen, ihre vorgeschriebene Rolle in der Gesellschaft oder in der Arbeitswelt als Betreuerinnen, Arbeiterinnen, Organisatorinnen des Familienlebens oder Alleinerziehende sind eine Form ermüdender Unterdrückung – einer Unterdrückung, die durch die von Frauen verinnerlichten Bilder der »Heiligkeit« der Mutterschaft und Forderung, klischeehaft (oft für Männer) attraktiv zu sein, noch verstärkt wird.

Wir leben in einer geschlechtsorientierten und frauenfeindlichen Gesellschaft. Weltweit werden Frauen belastenden geschlechtsorientierten Rollen sowie der Diskriminierung in Bezug auf finanzielle, körperliche und andere Formen der Macht unterworfen und unterdrückt. Frauen, die es bis nach oben schaffen, preist man für ebenfalls männlich definierte Eigenschaften an; Durchsetzungsvermögen und Unabhängigkeit bei Politikerinnen, Schauspielerinnen oder weiblichen Teenagern bewertet man sowohl als wertvolle wie auch ungewöhnliche Eigenschaften. In geschlosseneren Systemen wie der Familie oder einer Institution ist eine solche geschlechtsbezogene Bewertung weniger sichtbar, aber diese Systeme spiegeln und verstärken per definitionem den Zeitgeist.

Unterdrückung, ob sozial, familiär oder verinnerlicht, führt zu Erschöpfung, die von der Gesellschaft, der Familie und der unterdrückten Person häufig als Depression umgedeutet wird. Kulturübergreifende Studien über Depressionen, die Forschende in Industrieländern durchführen, gehen von einer Zweiteilung von Geist und Körper und einer entsprechenden Vorstellung von Emotionen aus. Diese sind in den verschiedenen Kulturen jedoch nicht auf die gleiche Weise konstituiert. Der Anthropologe Clifford Geertz betrachtete Ideen *und* Gefühle als kulturelle Produkte (Geertz 1973).

Anthropologen und Psychologen mit kulturübergreifender Sichtweise argumentieren, dass heftige seelische Erregungen untrennbar mit kulturellen Bedeutungssystemen verbunden seien. Man schlug vor, kulturell geprägte Konzepte der Depression hinsichtlich indigener oder ethnopsychologischer, die Psyche im kulturellen Kontext betreffende Erklärungsmodelle für emotionales Leid zu prüfen. Zu den Themen gehören Faktoren wie indigene Kategorien von Emotionen, die Vorherrschaft bestimmter Emotionen innerhalb von Gesellschaften und ethnophysiologische Darstellungen der körperlichen Erfahrung von Emotionen (Jenkins et al. 1991). Konzepte von Emotionen sind in Vorstellungen des Selbst eingebettet, die sich innerhalb eines Kontinuums zwischen Ego- und Soziozentrik bewegen. Menschen mit einem eher soziozentrischen Selbstverständnis sieht man als stärker mit anderen identifiziert an als Menschen mit einem eher egozentrischen Selbstverständnis, die sich als Einzelwesen sehen. Erstere bringt man oft mit nichtwestlichen kulturellen Traditionen in Verbindung, letztere mit eher industrialisierten Gebieten. Ein Verständnis von Emotion als intrapsychisches Ereignis, Gefühl oder Introspektion des Individuums ist eine spezifisch westliche Definition.

»Depression« ist für viele Interessengruppen ein Begriff. Für diejenigen, die behaupten, dieser Sammelbegriff sei etwas mit materieller Substanz, kann es Therapie, Pharmakologie, staatliche Versicherungsleistungen, Elektroschocks, historische, psychologische und soziologische Forschung und mehr rechtfertigen. Für PR-Firmen, die Pressemitteilungen für schwierige Kunden wie Filmstars, prominente Sportler usw. verfassen, kann das Wort (und der vermeintliche psychiatrische Zustand) alles erklären, von Körperverletzung bis zur Selbstverletzung. Sich als depressiv zu outen, ist heutzutage so verbreitet wie das Coming-out als schwul in den letzten Jahren des vorigen Jahrhunderts. Als sprachliches Konstrukt ist die Depression jedoch einfach nur ein Wort. Sicherlich gibt es Menschen, die unter Stimmungstiefs, völligem Verlust der Lebensfreude, Selbsttötungsgedanken und den unterschiedlichsten Gefühlen leiden, die unter dem Begriff »Depression« zusammengefasst werden. Sie leiden jedoch nicht an einer Krankheit.

Sich miserabel zu fühlen und nicht mehr leben zu wollen, sind Erfahrungen – wenn auch keine willkommenen. Aber diese Gefühle sind Teil dessen, was es heißt, ein fühlendes Lebewesen zu sein. Genauso wie das britische Royal

College of Psychiatrists um 2005 herum die Theorie des biochemischen Ungleichgewichts bei Depressionen aufgegeben hat (siehe z. B. RC PSYCH 2019, S. 7), ist es vielleicht an der Zeit, sich vom gesamten Konzept zu verabschieden. So düster es auch erscheinen mag, wir sollten uns eine Beschreibung des menschlichen Zustands zu eigen machen, die man oft dem Sex-Pistols-Sänger John Lydon alias Johnny Rotten zuschreibt: »Das Leben ist scheiße. Und schließlich stirbt man.«

Es ist kein Mantra, das von Psychologen und Psychologinnen sowie den zahllosen, ihr verfassungsmäßiges Recht auf Glück wahrnehmen wollenden US-Amerikanerinnen und -Amerikanern unterstützt werden wird, aber es hat den Vorteil, dass es für viele wahr ist. Menschen können sich durch Lebensumstände überfordert fühlen – von Ausgrenzung und Mobbing in der Schule oder zu Hause bis hin zur Medienberichterstattung über globale Ereignisse wie Krieg und Naturkatastrophen. Durch die Verwendung einer medizinischen Metapher wird die Überforderung als Depression bezeichnet, während eine psychologisierende Sichtweise die Depression als eine Krankheit des Individuums versteht, die durch innere Defizite verursacht wird.

Depression als Krankheit

Das Wort »Depression« taucht im Lexikon der Bezeichnungen für Niedergeschlagenheit erst zu Beginn des 18. Jahrhunderts auf. Samuel Johnson, Samuel Tuke, Philippe Pinel, Jean Étienne Esquirol, Bénédict Augustin Morel, Richard von Krafft-Ebing, Emil Kraepelin, Henry Maudsley und Sigmund Freud versuchten allesamt, Formen des Leidens zu kategorisieren und abzugrenzen, die als Melancholie, involutionäre Melancholie, Wahnsinn und Psychoneurose bezeichnet wurden. 1980 wurde die Depression in der dritten Auflage des »Diagnostic and Statistical Manual of Mental Disorders« (»Diagnostisches und Statistisches Manual Psychischer Störungen – DSM-III«) als affektive Störung klassifiziert, unterteilt in bipolare schwere (major) Depressionen und weiterhin in zyklothyme, dysthyme und atypische Bipolare Störungen sowie atypische Depressionen. Mitte der 1980er-Jahre gab es eine Reihe von Theorien über die Ursachen von Depressionen; dazu zählten Verlusterfahrung, erlernte Hilflosigkeit, Trennungsangst, belastende Lebensereignisse, kognitive Fehlleistungen, genetische Faktoren, Hormonveränderungen und ein Mangel oder Überschuss an Neurotransmittern.

In den 1994 veröffentlichten DSM-IV-Kriterien der Depression bei Kindern und Jugendlichen nannte man neben Verhaltensänderungen wie dem Rückzug aus Freundschaften oder anderen sozialen Situationen, Schlaf- oder Essverhalten, Verstimmungen und Selbstkritik »ausgeprägte Reizbarkeit« als Kardinalsymptom für die Stimmung. Mit der Veröffentlichung des »DSM-5« im Jahr 2013 wurde aus der Melancholie eine »depressive Störung«. Das »DSM-5« empfiehlt eine zusätzliche Beurteilung der Suizidalität. Auf der britischen Website »Young Minds« (www.youngminds.org.uk/) – der Website einer Wohltätigkeitsorganisation für psychische Gesundheit für Kinder, Jugendliche und ihre Eltern, »die sicherstellen soll, dass alle jungen Menschen die nötige Unterstützung für ihre psychische Gesundheit erhalten«, zum Beispiel Antidepressiva – heißt es, dass normale Kindheitserfahrungen, die man unter dem Begriff Depression zusammengefassen kann, darin bestehen, dass man Freunde oder soziale Situationen meidet, mehr oder weniger als normal schläft oder isst, sich einsam, unglücklich oder müde fühlt, aufgebracht oder selbstkritisch ist. Sowohl Vorschulkinder als auch Kinder im Schulalter können anhand einiger dieser Kriterien als depressiv eingestuft werden.

Typische Reaktionen

Da die Kriterien für die Einstufung als Depression allgemeine Gefühle und Verhaltensweisen umfassen, sind Schätzungen über die Zahl der Menschen, bei denen man eine Depression diagnostizieren könnte, unzuverlässig und schwanken in den Industrieländern. Bei Kindern zum Beispiel reichen die Schätzungen von 2 % im vorpubertären Alter bis zu 8 % im Teenageralter (Newnes 2020). Erschwerend kommen unterschiedliche Definitionen von »Kindheit« und »Jugend« sowie die Verwendung psychometrischer Tests hinzu, die weder konstruktiv gültig noch zuverlässig sind.

Unerwünschte Wirkungen von Antidepressiva sind seit ihrer Einführung bekannt. Trizyklische, aus einem pharmakologischen Grundgerüst mit drei Kohlenstoffringen bestehende Antidepressiva – zum Beispiel Tofranil (Wirkstoff Imipramin, Prototyp trizyklischer Antidepressiva) und Elavil (Wirkstoff Amitriptylin) – können Schwäche, Nervosität, Unruhe, Kopfschmerzen und Schwindel hervorrufen. Laut Herstellerinformationen treten bei Imipramin Aggressivität, Schwitzen, Gewichtszunahme und Herzjagen »sehr häufig« auf (Lehmann 2017, S. 55). Einige Symptome können auf die ursprünglichen

Beschwerden – die Depression – zurückgeführt werden. Wenn man das Psychopharmakon als Ursache ansieht, kann der Patient versuchen, es abzusetzen. Wer die Einnahme trizyklischer Antidepressiva reduziert, kann jedoch die körperlichen und zentralnervösen Auswirkungen der Dosisreduzierung erfahren, darunter Übelkeit und Erbrechen, Muskel- und Kopfschmerzen, Müdigkeit und Angstzustände.

Serotonin-Wiederaufnahmehemmer (SRI) vermarktet man als den Trizyklika überlegen. Es ist klinisch nicht erwiesen, dass SRI wirksamer oder sicherer sind als diese älteren, billigeren Antidepressiva. Auch besteht bei Trizyklika nicht das Gewaltrisiko wie bei SRI, obwohl die Hersteller von Trizyklika vor Agitiertheit warnen. Die Beweise für die Wirksamkeit von SRI sind schwach, was zum Teil auf methodische Probleme zurückzuführen ist, zum Beispiel auf die hohen Abbruchquoten. Die SRI Paxil (Wirkstoff Paroxetin), Zoloft (Wirkstoff Sertralin) und Prozac (Wirkstoff Fluoxetin) werden als Antidepressiva vermarktet, obwohl einige ihrer unerwünschten Wirkungen denen von Stimulanzien sehr ähnlich sind. Zu diesen unerwünschten Wirkungen gehören Schlaflosigkeit, Agitiertheit, Aggressivität, Wut und feindseliges Verhalten, Depressionen, Angstzustände, Panikattacken, Manien, Suizidgedanken und Suizide, sexuelle Funktionsstörungen – alles Gründe, die zur ursprünglichen Verschreibung geführt haben könnten.

Antidepressiva als Prophylaktika

Antidepressiva seien wichtige und möglicherweise lebensrettende Medikamente, schreibt der Psychiater Giovanni Fava von der Universität Bologna gemeinsam mit Kollegen, sofern sie tatsächlich angezeigt seien. Doch auch in diesem Fall sei mit Risiken zu rechnen, unter anderem mit nachlassender oder verschwindender pharmakologischer Wirkung, mit einer Veränderung der Depression in Richtung bipolare, d. h. manisch-depressive, Störung, mit Entzugserscheinungen und Toleranzbildung (Fava & Davidson 1996; Fava 2014). Solche Probleme können in Zulassungsstudien nicht erkannt werden. Pharmakologische Interventionen können Depressionen verfestigen, sie verlangsamt abklingen lassen, die Rückfallgefahr vergrößern und behandlungsresistent machen. Deshalb sei ihre Anwendung auf die schwersten und hartnäckigsten Fälle von Depressionen und die kürzestmögliche Zeit einzuschränken, so Fava:

» Eine fortgesetzte Behandlung mit antidepressiven Medikamenten kann Prozesse stimulieren, die den anfänglichen akuten Wirkungen eines Medikaments entgegenlaufen. Das gegenläufige Modell der Toleranz kann den Verlust der Behandlungswirksamkeit während der Erhaltungstherapie und die Tatsache erklären, dass einige Nebenwirkungen erst nach einer gewissen Zeit auftreten. Diese Prozesse können auch dazu führen, dass die Krankheit einen Verlauf nimmt, der nicht auf die Behandlung anspricht, bis hin zu Manifestationen einer bipolaren Störung oder paradoxer Reaktionen. Nach Beendigung der medikamentösen Behandlung stoßen die gegenläufigen Prozesse nicht mehr auf Widerstand, was zum möglichen Auftreten neuer Entzugssymptome, zu anhaltenden Störungen nach dem Entzug, zu Hypomanie, zu Behandlungsresistenz bei Wiederaufnahme der Behandlung und zu Refraktärität [Unempfindlichkeit gegenüber therapeutischen Maßnahmen, P. L.] führt. « (Fava 2023, S. 44)

» Solche Prozesse sind nicht unbedingt reversibel. Je mehr wir Antidepressiva wechseln oder verstärkt einsetzen, desto wahrscheinlicher kommt es zu so einer entgegengesetzten Toleranz. « (Fava & Offidani 2011, S. 1600)

Seine Ausführungen stützt Fava auf verschiedene Studien, wonach sich die Symptome nicht nur unter trizyklischen Antidepressiva (Dimascio et al. 1968), sondern auch unter Serotonin-Wiederaufnahmehemmern (SRI) verstärken können (Fux et al. 1993). Rückfälle treten in hoher Zahl auf (Babyak et al. 2000; van Weel-Baumgarten et al. 2000; Baldessarini et al. 2002; McGrath et al. 2006; Bockting et al. 2008; Williams et al. 2009). Ähnlich wie tardive Dyskinesien (Symptomenkomplex aus behandlungsbedingten chronischen Muskelstörungen; P. L.) erst nach dem Absetzen von Neuroleptika zutage treten können, können sich nach dem Absetzen von SRI Supersensitivitätssyndrome einstellen (Bhanji et al. 2006). Die Wirkung der SRI kann nachlassen (Fava et al. 1995; Pigott et al. 2010). Betroffene weisen nach anhaltender SRI-Einnahme ein höheres Risiko einer zweiten Behandlung auf als diejenigen, die sie frühzeitig beenden (Gardarsdottir et al. 2009); nach Rückfällen können Dosiserhöhungen notwendig werden (Maina et al. 2001). Auch Toleranzbildung kann Dosissteigerungen nötig machen, es kann trotzdem zu Rückfällen kommen (Schmidt et al. 2002). Aber auch nach wiederholter SRI-Gabe mit Unterbrechungen können eine Abschwächung und ein Verlust der Wirkung [Sachregistereintrag: Wirkungsverlust]eintreten (Fava et al. 2002; Solomon et al. 2005; Rothschild 2008; Amsterdam et al. 2009; Amsterdam & Shults 2009;

Williams et al. 2009). Schließlich kann ein chronischer Verstimmungszustand (»tardive Dysphorie«) eintreten (El-Mallakh et al. 2011).

Gregory Katz (2011) vom Jerusalem Mental Health Centre fand in einer retrospektiven, d. h. am Behandlungsergebnis orientierten Untersuchung an 52 wegen langanhaltender depressiver Verstimmung mit Antidepressiva in Monotherapie Behandelten eine Wirkungsverlustrate von 42,9 %; diese Wirkung sei einzig bei SRI aufgetreten. Fava und Kolleginnen werteten eine Vielzahl unterschiedlichster Studien und Fallberichte aus und schlussfolgerten:

» Kliniker müssen SNRI [Serotonin-Noradrenalin-Wiederaufnahmehemmer, P. L.] in die Liste der Medikamente aufnehmen, die, wie andere Psychopharmaka auch, Entzugserscheinungen auslösen können. Die Ergebnisse dieser Studie stellen die Verwendung von SNRI bei Stimmungs- und Angststörungen als Behandlungsmittel der ersten Wahl infrage. (...) Gegenwärtig ist der Arzt, der SNRI verschreibt, jedoch geprägt durch eine Überschätzung des potenziellen Nutzens der Behandlung und durch eine Unterschätzung ihrer potenziellen negativen Auswirkungen wie zum Beispiel den Phänomenen der Abhängigkeit und des Entzugs. « (Fava et al. 2018, S. 195 & 201)

Warnende Stimmen, wonach die fortgesetzte Einnahme von Antidepressiva durch Rezeptorenveränderungen ihren anfänglichen möglicherweise positiven akuten Wirkungen entgegenwirkt (Young & Goudie 1995), sind nicht neu. Schon Mitte der 1960er-Jahre äußerten Ärzte den Verdacht, dass Antidepressiva zur Chronifizierung von Depressionen führen können. 1974 teilte der Psychiater Gerhard Irle mit:

» Eine Reihe von Beobachtern meinten, gesehen zu haben, dass Krankheitsphasen bei ihren endogen depressiven Patienten in zunehmendem Ausmaß nicht mehr richtig aufhörten, sondern es notwendig erscheinen ließen, die antidepressive Medikation weiter- und weiterzuführen. Immer, wenn man sich entschloss, nun endlich einen Schnitt zu machen und den Patienten ohne die Krücke der Medikamente leben zu lassen, stellte sich das depressive Zustandsbild wieder ein und forderte gebieterisch nach Wiederaufnahme der Medikation. Nun hätte man sich zufrieden geben können bei dem Gedanken, hier sei eben eine längere Phase im Gang, wenn nicht frühere Phasen der gleichen Patienten wesentlich kürzer gedauert hätten. Es kam der Verdacht auf, diese ungewöhnliche Verlängerung von Phasen sei möglicherweise das Ergebnis der Medikation mit antidepressiven Mitteln selbst. Die Diskussion klang schließlich ohne eine wirkliche Entscheidung wieder ab ... « (S. 124 f.)

Zusammenfassung

In ihrem Bestreben, als vollwertiger Zweig der Medizin angesehen zu werden, hat die Psychiatrie immer wieder behauptet, dass sie körperliche Störungen behandelt, die auf Vererbung, genetische Prädisposition, Funktionsstörungen des Gehirns oder biochemische Ungleichgewichte im Gehirn zurückzuführen sind. Wie bereits erwähnt, hat das britische Royal College of Psychiatrists die Behauptungen über das biochemische Gleichgewicht des Gehirns vor mehr als zwei Jahrzehnten offiziell fallen gelassen, obwohl psychiatrisch Tätige diese Theorie bei der Verschreibung von Antidepressiva gegenüber Betroffenen weiterhin als Begründung verwenden.

Wenn man davon ausgeht, dass ein als Depression bezeichnetes emotionales Leid körperlicher Natur ist und sich in physiologischen Veränderungen niederschlägt, ist die Verabreichung von Psychopharmaka oder Elektroschocks eine wahrscheinliche Folge. Wie in Bereichen der Körpermedizin (z. B. der Immunologie) behauptet die Psychiatrie dann, ihre Methoden könnten prophylaktisch eingesetzt werden. (Es ist erst etwas mehr als siebzig Jahre her, dass psychiatrische Patientinnen und Patienten routinemäßig »prophylaktisch« lobotomiert wurden [siehe Valenstein 1986]. Und aktuell propagieren Psychiater und Psychiaterinnen die routinemäßigen prophylaktischen sowie »Erhaltungs-« Elektroschocks [siehe Newnes 2018, S. 108–110; Lehmann 2020, S. 11 & 20].)

Psychiatrische Diagnosen haben keine Konstruktvalidität[2] oder Zuverlässigkeit – drei Psychiater stellen vermutlich drei verschiedene Diagnosen, die sich aus ihren subjektiven Einschätzungen des Verhaltens einer Person ergeben.

Solange bei als depressiv diagnostizierten Menschen keine körperliche Ursache nachgewiesen ist, ergibt es keinen medizinischen Sinn, chemische Substanzen, die in erster Linie auf den Körper wirken, als Prophylaxe anzubieten.

Forschende, die Depression als Krankheit bewerten, jedoch Forschungsdaten hauptsächlich der letzten drei Jahrzehnte zur Kenntnis nehmen, wiesen letztendlich nach, dass Antidepressiva die Suizidalität steigern; sie listeten Depression als mögliche Folge der Einnahme dieser Substanzen auf. Mit einer aufgeklärten Sichtweise scheint es geradezu pervers, etwas als Prophylaxe anzubieten, das ein Problem, das es verhindern soll, bewirkt, verstärkt oder chronifiziert.

---

2 Konstruktvalidität ist in dem Ausmaß vorhanden, in dem jemand solche Daten erzeugt, die von einer empirisch bewährten oder überzeugenden Theorie über das Konstrukt, das gemessen werden soll, vorhergesagt werden. – P. L.

Newnes, Craig, *kritischer Psychologe, Historiker, Verleger, Musiker und Autor. Herausgeber des Journal of Critical Psychology, Counselling and Psychotherapy. Von 1989 bis 2007 leitete er das Shropshire Psychological Therapies Department, einen der größten psychologisch-psychotherapeutischen Dienste des National Health Service in Großbritannien. 2003 war er Vorsitzender der Section Psychotherapy der British Psychological Society. Zahlreiche Publikationen, zuletzt »Racism in Psychology: Challenging Theory, Practice and Institutions«, »A Critical A-Z of Electroshock« und »Psychomusicology« (mit Cemil Egeli).*

Übersetzung: Peter Lehmann

Literatur

Amsterdam JD, Shults J (9.8.2009). Does tachyphylaxis occur after repeated antidepressant exposure in patients with bipolar II major depressive episode? J Affect Disord, 115: 234–240. DOI: 10.1016/j.jad.2008.07.007

Amsterdam JD, Williams D, Michelson D et al. (2.7.2009). Tachyphylaxis after repeated antidepressant drug exposure in patients with recurrent major depressive disorder. Neuropsychobiology, 59: 227–233. DOI: 10.1159/000226611

Babyak MA, Blumenthal J, Herman S et al. (2000). Exercise treatment for major depression: Maintenance of therapeutic benefit at 10 months. Psychosom Med, 62: 633–638. DOI: 10.1097/00006842-200009000-00006

Baldessarini RJ, Ghaemi SN, Viguera AC (20.8.2002). Tolerance in antidepressant treatment. Psychother Psychosom, 71: 177–179. DOI: 10.1016/j.pnpbp.2010.07.026

Bhanji NH, Chouinard G, Kolivakis T et al. (23.1.2006). Persistent tardive rebound panic disorder, rebound anxiety and insomnia following paroxetine withdrawal: A review of rebound-withdrawal phenomena. Can J Clin Pharmacol, 13 (1): e69–74. Onlinepublikation https://jptcp.com/index.php/jptcp/article/download/113/83 (Zugriff am 23.7.2022)

Blackmore R (1725). A Treatise of the Spleen and Vapours: or hypocondriacal and hysterical affections. With three discourses on the nature and cure of the cholik, melancholy, and palsies. London: J. Pemberton

Bockting CL, ten Doesschate MC, Spijker J et al. (14.12.2008). Continuation and maintenance use of antidepressants in recurrent depression. Psychother Pychosom, 77: 17–26. DOI: 10.1159/000110056

Dimascio A, Meyer RE, Stifler L (1968). Effects of imipramine on individuals varying in level of depression. Am J Psychiatry, 124 (8): Suppl: 55–58. DOI: 10.1176/ajp.124.8 S. 55

El-Mallakh RS, Gao Y, Briscoe BT et al. (18.11.2011). Antidepressant induced tardive dysphoria. Psychother Psychosom, 80: 57–59. DOI:10.1159/000316799

Fava GA (19.6.2014). Rational use of antidepressant drugs. Psychother Psychosom, 83: 197–204. DOI: 10.1159/000362803

Fava GA (2023). Antidepressiva absetzen – Anleitung zum personalisierten Begleiten von Absetzproblemen. Stuttgart: Schattauer Verlag

Fava GA, Benasi G, Lucente M et al. (17.7.2018). Withdrawal symptoms after serotonin-noradrenaline reuptake inhibitor discontinuation: Systematic review. Psychother Psychosom, 87: 195–203. DOI: 10.1159/000491524

Fava GA, Offidani E (20.8.2011). The mechanisms of tolerance in antidepressant action. Prog Neuropsychopharmacol Biol Psychiatry, 35: 1593–1602. DOI: 10.1016/j.pnpbp.2010.07.026

Fava M, Davidson KG (1996). Definition and epidemiology of treatment-resistant depression. Psychiatr Clin North Am, 19: 179–200. DOI:10.1016/s0193-953x(05)70283-5

Fava M, Rappe SM, Pava JA et al. (1995). Relapse in patients on long-term fluoxetine treatment. J Clin Psychiatry, 56: 52–55

Fava M, Schmidt ME, Zhang S et al. (2002). Treatment approaches to major depressive disorder relapse. Part II. Reinitiation of antidepressant treatment. Psychother Psychosom, 71: 195–199. DOI: 10.1159/000063644

Fux M, Taub M, Zohar J (1993). Emergence of depressive symptoms during treatment for panic disorder with specific 5-hydroxytryptophan reuptake inhibitors. Acta Psychiatr Scand, 88: 235–237. DOI: 10.1111/j.1600-0447.1993.tb03448.x

Gardarsdottir H, van Geffen EC, Stolker JJ et al. (2009). Does the length of the first antidepressant treatment episode influence risk and time to a second episode? J Clin Psychopharmacol, 29: 69–72. DOI: 10.1097/JCP.0b013e31819302b1

Geertz C (1973). The interpretation of cultures. New York: Basic Books

Irle G (1974). Depressionen – Menschen in seelischer Not. Stuttgart: Kreuz Verlag

Jenkins J, Kleinman A, Good B (1991). Cross-cultural studies of depression (S. 67–99). In: J Becker, A Kleinman (Hg.), Psychosocial aspects of depression. New Jersey: Lawrence Erlbaum Associates

Katz G (2011). Tachyphylaxis/tolerance to antidepressants in treatment of dysthymia: Results of a retrospective naturalistic chart review study. Psychiatry Clin Neurosci, 65: 499–504. DOI: 10.1111/j.1440-1819.2011.02231.x

Lehmann P (2017). Risiken und Schäden neuer Antidepressiva und atypischer Neuroleptika (S. 19–174). In: P Lehmann, V Aderhold, M Rufer et al., Neue Antidepressiva, atypische Neuroleptika – Risiken, Placebo-Effekte, Niedrigdosierung und Alternativen. Berlin/Shrewsbury: Peter Lehmann Publishing (eBook 2023)

Lehmann P (2020). Zur Wiederkehr des Elektroschocks – Therapie oder Schädigung? Saarburg: Selbsthilfe SeelenWorte-RLP. Im Internet unter https://www.peter-lehmann.de/eschock.pdf (Zugriff am 8.7.2022)

Maina G, Albert U, Bogetto F (2001). Relapses after discontinuation of drug associated with increased resistance to treatment in obsessive-compulsive disorder. Int Clin Psychopharmacol, 16: 33–38. DOI:10.1097/00004850-200101000-00004

McGrath PJ, Stewart JW, Quitkin FM et al. (2006). Predictors of relapse in a prospective study of fluoxetine treatment of major depression. Am J Psychiatry, 163: 1542–1548. DOI: 10.1176/ajp.2006.163.9.1542

Newnes C (2018). A critical A-Z of electroshock. Steyning: Real Press

Newnes C (2020). Depression (S. 486–487). In: DT Cook (Hg.), The Sage encyclopedia of children and childhood studies. London: Sage

NICE – National Institute for Health and Care Excellence (25.6.2019). Depression in children and young people: Identification and management. NICE guideline [NG134].Onlineressource https://www.nice.org.uk/guidance/ng134 (Zugriff am 8.7.2022)

Pigott HE, Leventhal AM, Alter GS et al. (9.7.2010). Efficacy and effectiveness of antidepressants: Current status of research. Psychother Psychosom, 79: 267–279. DOI: 10.1159/000318293

Philippe P (1806). A Treatise on Insanity, in which are contained the principles of a new and more practical nosology of maniacal disorders than has yet been offered to the public. Translated by DD Davis. Sheffield: Todd

RC PSYCH – Royal College of Psychiatrists (Mai 2019). Position statement on antidepressants and depression. London: RC PSYCH. Onlineressource https://www.rcpsych.ac.uk/docs/default-source/improving-care/better-mh-policy/position-statements/ps04_19---antidepressants-and-depression.pdf?sfvrsn=ddea9473_5 (Zugriff am 8.7.2022)

Rothschild AJ (13.5.2008). The Rothschild scale for antidepressant tachyphylaxis. Compr Psychiatry, 49: 508-513. DOI: 10.1016/j.comppsych.2008.03.002

Schmidt ME, Fava M, Zhang S et al. (2002). Treatment approaches to major depressive disorder relapse. Part I: Dose increase. Psychother Psychosom, 71: 190–194. DOI: 10.1159/000063643

Solomon DA, Leon AC, Mueller TI et al. (2005). Tachyphylaxis in unipolar major depressive disorder. J Clin Psychiatry, 66: 283–290. DOI: 10.4088/jcp.v66n0302

Szasz TS (1987). Insanity: The idea and its consequences. New York: John Wiley & Sons

Valenstein ES (1986). Great and desperate cures: The rise and decline of psychosurgery and other radical treatments for mental illness. New York: Basic Books

Van Weel-Baumgarten EM, van den Bosch W, Hekster YA et al. (2000). Treatment of depression related to recurrence: 10-year follow-up in general practice. J Clin Pharm Ther, 25: 61–66. DOI: 10.1046/j.1365-2710.2000.00264.x

Williams N, Simpson AN, Simpson K et al. (2009). Relapse rates with long-term antidepressant drug therapy. Hum Psychopharmacol, 24: 401–408. DOI: 10.1002/hup.1033

Young AM, Goudie AJ (1995). Adaptive processes regulating tolerance to behavioral effects of drugs (S. 733–742). In: FE Bloom, DJ Kupfer (Hg.), Psychopharmacology: The fourth generation of progress. New York: Raven Press

Prädiktoren für erfolgreiches Absetzen von Psychopharmaka

Björn Schlier, Daniel Sommer, Mariana Quazzola, Tatjana Witzgall & Tania M. Lincoln

Um das Absetzen von Neuroleptika und Antidepressiva zu unterstützen, müssen Behandelnde und Betroffene wissen, welche beeinflussbaren Faktoren zum Absetzerfolg beitragen können. Dazu haben wir zunächst mithilfe von Personen, die persönliche Erfahrungen mit dem Absetzen von Neuroleptika und Antidepressiva haben, einen Fragebogen für den Absetzerfolg (im Original Discontinuation Success Scale, abgekürzt als DSS) entwickelt. Diesen Fragebogen füllten dann 396 Personen mit einem Neuroleptika- oder Antidepressivaabsetzversuch in den letzten fünf Jahren aus. Die Auswertung der Antwortmuster zeigte, dass der DSS-Fragebogen drei unabhängige Facetten des subjektiven Absetzerfolgs beinhaltet: die Bewertung des subjektiven Absetzerfolgs, der positiven und der negativen Folgen des Absetzens.
Der DSS-Fragebogen wurde daraufhin dafür genutzt, um Einflussfaktoren für den Erfolg beim Absetzen von Neuroleptika und Antidepressiva zu identifizieren. Bisher hatte man als mögliche Einflussfaktoren vor allem statische, d. h. unveränderbare Patientenmerkmale, z. B. Diagnose oder Störungsdauer, betrachtet. Weniger Fokus hatte auf veränderbaren Faktoren wie z. B. der Vorbereitung des Absetzversuchs oder den dafür verwendeten Methoden oder Strategien zur Bewältigung wiederkehrender Symptome gelegen. Daher haben wir in dieser Auswertung den Zusammenhang zwischen dem erfolgreichen Absetzen im Sinne des DSS und einer großen Bandbreite möglicher, veränderbarer Einflussfaktoren betrachtet. Zu diesen zählten die Qualität der ärztlichen Unterstützung bei der Entscheidungsfindung, die Arzt-Patienten-Beziehung, die persönlichen Umstände vor dem Absetzen sowie die eingesetzten Absetz- und Bewältigungsstrategien. 316 Personen füllten die Fragebogen vollständig aus und wurden in die Analyse einbezogen. Vor allem die Anwendung von Selbstfürsorgestrategien (Achtsamkeit, unterstützende Beziehungen, Alltagsstruktur), die Unterstützung durch die verschreibenden Ärzte und die Steuerung des Ausschleichens mit ausreichend großen Zeiträumen zwischen den einzelnen Dosisverringerungen hingen signifikant mit dem Absetzerfolg zusammen.

Für die Zukunft wäre es wünschenswert, größere Patientengruppen zu befragen, um besser analysieren zu können, ob bestimmte Strategien bei bestimmten Bevölkerungsgruppen oder bestimmten klinischen Eigenschaften eher anschlagen.

Was ist erfolgreiches Absetzen?

Aktuell gibt es von medizinischen Fachgesellschaften nur sehr allgemeine Empfehlungen für die Dauer der sogenannten Erhaltungstherapie mit Antidepressiva und Neuroleptika (z. B. »mindestens« ein Jahr (Antidepressiva) oder zwei Jahre (Neuroleptika) nach einer ersten Episode und »länger«, wenn nicht sogar »auf unbestimmte Zeit« im Falle wiederholter Episoden (z. B. DGPPN 2019). Diesen Aussagen stehen Publikationen gegenüber, die die prophylaktische Wirkung von Antidepressiva und Neuroleptika anzweifeln (siehe die Beiträge von Robert Whitaker und Craig Newnes in diesem Band) oder sogar vor den langfristigen gesundheitlichen Folgen einer längerfristigen Einnahme dieser Psychopharmaka warnen (Murray et al. 2016; siehe auch der Beitrag von Peter Lehmann in diesem Band). Gleichzeitig gibt es nur eine spärliche Befundlage dazu, wie Psychopharmaka möglichst sicher und erfolgreich abgesetzt werden können. Allein die Frage, was eigentlich erfolgreiches Absetzen ausmacht, wird aus psychiatrischer Perspektive meistens eher eindimensional betrachtet, etwa anhand des Ausbleibens von Rückfällen. Die Perspektive und Erlebensweise der Betroffenen wird kaum berücksichtigt.

Um zur Schließung dieser Forschungslücke einen Beitrag zu leisten, haben wir uns zunächst die Frage gestellt, was erfolgreiches Absetzen für die Menschen bedeutet, die Psychopharmaka genommen und abgesetzt haben. Im Austausch mit Betroffenen wurde schnell deutlich, dass über das Ausbleiben einer Symptomverschlechterung hinaus ein breites Spektrum möglicher negativer (z. B. Entzugserscheinungen, Gefühlsschwankungen) und positiver Folgen (z. B. mehr Vertrauen in die eigenen Fähigkeiten, besserer Zugang zu den eigenen Gefühlen) in die Gesamtbewertung des Absetzerfolgs einbezogen werden sollte. Daraufhin haben wir im ersten Teil unserer Studie einen Fragebogen zur Erfassung dieses umfänglicheren Konzepts eines Absetzerfolgs entwickelt.

Erster Studienteil: Subjektiven Absetzerfolg messen

Methoden

Zunächst entwickelten wir anhand der gegenwärtigen Literatur zu erfolgreichem Absetzen, persönlicher Berichte von Menschen mit Absetzerfahrung und Interviews mit Experten, Expertinnen und Betroffenen einen Fragenpool zum erfolgreichen Absetzen. Vier Menschen mit eigener Absetzerfahrung oder Erfahrung aus der Peerberatung, die aus Interesse am Thema Kontakte zu unserer Abteilung aufgenommen hatten, und vier Menschen mit Behandlungserfahrung aus unserer Psychoseambulanz kommentierten und überarbeiteten diesen Entwurf und finalisierten so einen ersten Fragebogenprototyp mit 35 Fragen.

In einer Onlinestudie rekrutierten wir Anfang März bis Mitte April 2018 Teilnehmende über deutschsprachige Internetportale zum Thema psychische Erkrankungen/Gesundheit. Teilnehmende mussten mindestens 18 Jahre alt sein, aktuell oder in der Vergangenheit Antidepressiva oder Neuroleptika eingenommen haben und in den letzten fünf Jahren einen Absetzversuch entweder begonnen, fortgesetzt oder abgeschlossen haben. Eine Stichprobe von 396 Personen füllte die Onlinefragebogen aus und erfüllte die Einschlusskriterien, worauf ihre Antworten für die Auswertung und weitere Entwicklung analysiert wurden (für mehr Details siehe Lincoln et al. 2021 a).

Die Teilnehmenden beantworteten zunächst die 35 Fragen zum Absetzen jeweils von 1 (»Stimme überhaupt nicht zu«) bis 5 (»Stimme voll und ganz zu«).

Ergebnisse

Als statistisches Verfahren haben wir eine explorative Faktorenanalyse verwendet. Diese ergab drei Skalen, die inhaltlich die Facetten subjektiver Absetzerfolg (sechs Fragen, z. B. »Ich habe das Ziel, die Medikation abzusetzen, erreicht«), erlebte positive Folgen des Absetzens (neun Fragen, z. B. »Seit dem Absetzversuch empfinde ich mehr Freude«) und erlebte negative Folgen (neun Fragen, z. B. »Seit dem Absetzversuch schlafe ich schlechter«) repräsentieren. Nachfolgende Analysen der ausgewählten 24 Fragen bestätigten die Passung des Drei-Skalen-Modells. Sie zeigten zudem, dass die Skalen sich im gleichen Maß zur Messung des Absetzerfolgs bei Antidepressiva und bei Neuroleptika eignen. Die Durchschnittswerte auf den Skalen unterscheiden sich aber je nach Art der Psychopharmaka, sodass Fragebogenwerte für Antidepressiva und Neuroleptika nicht direkt miteinander verglichen werden sollten. Den Fragebogen finden Sie zur freien Nutzung unter www.osf.io/rtup7.

Einflussfaktoren erfolgreichen Absetzens

In der Forschung zu Faktoren, die den Absetzerfolg begünstigen, wurden bisher vor allem soziodemografische oder klinische Merkmale der Betroffenen betrachtet. Während sich für Antidepressiva keine wirklich zuverlässigen Einflussfaktoren finden ließen (Berwian et al. 2017), hingen bei Neuroleptika ein höheres Alter, ein früherer Behandlungsbeginn, ein höheres Funktionsniveau und weniger bisherige Rückfälle sowie eine niedrige Dosis und keine weiteren Psychopharmaka mit dem Absetzerfolg zusammen (Tani et al. 2018). Allerdings handelt es sich hierbei um Faktoren, auf die Betroffene überwiegend wenig Einfluss haben. Uns interessierte es aber vor allem, Erkenntnisse darüber zu erlangen, welche Möglichkeiten Betroffene haben, ihren Absetzerfolg zu erhöhen. Bisherige Studien zu *veränderlichen* Einflussfaktoren untersuchten die Vorbereitung des Absetzversuchs, die Absetzstrategie oder die Bewältigung von Entzugssymptomen (z. B. Cosci & Chouinard 2020). Mittlerweile mehren sich Befunde, dass ein langsames Absetzen mit kleiner werdenden Reduktionsschritten das erfolgreichste Vorgehen darstellt (Groot & van Os 2021; Horowitz et al. 2021; siehe auch die Beiträge von Shapiro sowie Groot & van Os in diesem Band). Weiterhin gibt es Hinweise, dass psychotherapeutische Begleitung des Absetzens den Erfolg erhöhen kann (Maund et al. 2019). Schließlich deuten Berichte von Menschen mit Absetzerfahrungen (Huijbers et al. 2020; Ostrow et al. 2017) darauf hin, dass möglicherweise die Stabilität der persönlichen Lebensumstände, die Art und Qualität der Unterstützung durch die verschreibenden Ärzte und unterschiedliche Formen von Bewältigungsstrategien im Absetzprozess (u. a. das Praktizieren von Achtsamkeit) den Erfolg begünstigen. Entsprechend adressieren Absetzratgeber (z. B. DGSP 2014; Read 2015; Miltenberger & Müller 2016; NetzG-RLP 2017, 2018; Lehmann 2019) das Timing des Absetzens, Absetzvorgehen, ärztliche, therapeutische und soziale Unterstützung sowie Selbstfürsorge. So empfehlen diese beispielsweise, das Absetzen nur zu starten, wenn parallel keine großen Krisen oder Umbrüche in z. B. der Wohnsituation, Beziehungen oder der beruflichen Situation bestehen oder drohen. Zudem empfehlen Ratgeber ein schrittweises, langsames Reduzieren in kleineren Schritten. Zwischen den Reduktionsschritten soll dabei genug Zeit liegen, um sich an die neue Dosis zu gewöhnen und eventuell aufgetretene Entzugssymptome abklingen zu lassen. Weiterhin soll das Absetzen möglichst unter kompetenter ärztlicher Begleitung erfolgen sowie ein stabiles und unterstützendes Netzwerk an sozialen Beziehungen bestehen. Schließlich wird betont, dass es wichtig ist, vorausschauend zu planen, Notfallstrategien zu elaborieren und Selbstfürsorge zu fördern (z.B. Arbeit an Schlaf-, Bewegungs- und Ernährungsverhalten sowie fürsorgliches Verhältnis zu sich selbst). Gleichwohl sind einige dieser Empfehlungen kaum oder gar nicht empirisch belegt. In der weiteren Auswertung unserer Befragung (Lincoln et al. 2021b) war es daher unser Ziel, die Relevanz der zuvor beschriebenen veränderbaren Einflussfaktoren empirisch zu überprüfen und so fundiertere Aussagen über erfolgreiches Absetzen treffen zu können.

Zweiter Studienteil: Erfassung veränderbarer Einflussfaktoren

Zunächst entwarfen wir in Anlehnung an Absetzratgeber und in Zusammenarbeit mit Betroffenen eine Fragebogenbatterie im Onlineformat.

Methoden

Die zusammengestellte Fragebogenbatterie sollte im Einzelnen mögliche Einflussfaktoren aus den Kategorien (1) professionelle Unterstützung beim Absetzen, (2) Stabilität der Lebensumstände, (3) Absetzvorgehen und (4) Selbstfürsorge- und Stressbewältigungsstrategien während des Absetzens erfassen.
Um die professionelle Unterstützung zu erheben, passten wir den Fragebogen zur ärztlichen Unterstützung bei der Entscheidungsfindung (PEF-FB-9) und die Skala Beziehungszufriedenheit des deutschen Helping Alliance Questionnaires (HAQ) auf den Kontext Absetzen an. Der PEF-FB-9 erfragt z.B., inwieweit behandelnde Ärzte ausführlich über Absetzoptionen und deren Vor- und Nachteile informieren oder anbieten, das weitere Vorgehen gemeinsam zu planen (Kriston et al. 2010). Die Skala Beziehungszufriedenheit des HAQ misst die Qualität der Beziehung zur verschreibenden Ärztin oder zum verschreibenden Arzt (Bassler et al. 1995). Hierbei wird etwa erfragt, wie stark

sich Betroffene verstanden und unterstützt fühlen sowie die Behandlung als hilfreich erleben.
Die Stabilität der Lebensumstände vor dem Absetzen (in Bereichen wie z. B. Finanzen, Wohnort, Gesundheit, Familie) wurde mit der Skala »Stress durch Unsicherheit« aus dem Stress-und-Coping-Inventar (Satow 2012) gemessen.
Das Absetzvorgehen haben wir mit einem selbst erstellten Fragebogen gemessen, in dem Betroffene einschätzten, inwiefern sie sich auf den Absetzprozess vorbereitet und Informationen eingeholt hatten (1.: *Vorbereitung des Absetzversuchs*) und ob sie (2.) mit einem *schrittweisen Reduktionsplan* abgesetzt haben. Teilnehmende, die schrittweise absetzten, gaben zudem an, wie groß die Zeit zwischen einzelnen Reduktionsschritten war (3.: *Anpassungsphasen zwischen Reduktionsschritten*) und inwieweit bei Problemen (4.) eine *flexible Rückkehr zu einer höheren Dosis* für eine kurze Zeit möglich war. Schließlich wurde (5.) die *Größe der Reduktionsschritte* (prozentual ausgehend von der Anfangsdosis) benannt.
Unter Selbstfürsorge- und Bewältigungsstrategien erfassten wir mit der Mindful Self-Care Scale (Cook-Cottone & Guyker 2018) das Ausmaß der Selbstfürsorge in den Bereichen *körperliches Wohl* (z. B. Ernährung, Bewegung), *Entspannung* (bzw. die Fähigkeit, sich selbst zu beruhigen), *Achtsamkeit* (z. B. in Bezug auf Gedanken und Gefühle), *Selbstmitgefühl* (z. B., sich eigene Schwierigkeiten wohlwollend einzugestehen), *unterstützende Beziehungen* (z. B., sich von wichtigen Menschen unterstützt zu fühlen) und *unterstützende Alltagsstrukturen* (z. B. realistische Ziele und Aufgabenplanung) während des Absetzversuchs. Im Sinne dysfunktionaler Strategien fragten wir zudem, ob und wie oft während des Absetzens Alkohol, Nikotin, Cannabis oder andere Drogen konsumiert wurden. Diese Fragebogenbatterie wurde zusammen mit der zuvor beschriebenen DSS an die 396 Teilnehmenden verteilt. Von 316 Teilnehmenden erhielten wir sowohl die DSS als auch die vollständig ausgefüllte Fragebogenbatterie. Die Mehrheit von ihnen hatte versucht, Antidepressiva abzusetzen (71 %), während 17 % ausschließlich Neuroleptika und 12 % Antidepressiva und Neuroleptika absetzen wollten.

Ergebnisse

Sowohl für das Absetzen von Antidepressiva als auch von Neuroleptika zeigten die Selbstfürsorgestrategien Achtsamkeit, unterstützende Beziehungen, unterstützende Alltagsstrukturen, Selbstmitgefühl und Entspannung einen Zusammenhang mit einer oder mehreren Dimensionen des subjektiven

Absetzerfolgs. Außerdem zeigte sich für beide Psychopharmakagruppen ein Zusammenhang zwischen einem Absetzvorgehen mit Anpassungsphasen zwischen den Reduktionsschritten und weniger negativen Absetzfolgen (siehe Tabelle). Überraschenderweise fanden wir keine Zusammenhänge zwischen dem subjektiven Absetzerfolg und dem Konsum von Rauschmitteln während des Versuchs. Das könnte aber daran liegen, dass nur sehr wenige Befragte angaben, während des Absetzversuch Cannabis (11,6 %) oder andere illegale Drogen (7,0%) konsumiert zu haben, sodass hier etwaige Korrelationen aufgrund zu kleiner Teilstichproben vielleicht unentdeckt blieben.
Neben den oben beschriebenen Selbstfürsorgestrategien hingen *speziell beim Absetzen von Antidepressiva* auch Faktoren aus dem Bereich professionelle Unterstützung mit dem subjektiven Absetzerfolg und weniger negativen Folgen zusammen. Dazu gehörten die Qualität der ärztlichen Unterstützung bei der Entscheidungsfindung und eine höhere Zufriedenheit mit der ärztlichen Beziehung. Beim Absetzvorgehen zeigte sich ein überraschender Effekt: Neben dem allgemeinen positiven Effekt für Anpassungsphasen (weniger negative Folgen) war ein Absetzen in größeren Schritten mit mehr subjektivem Erfolg korreliert (aber auch mit einem Trend für weniger positive Folgen, sodass unter Berücksichtigung aller Teilergebnisse ein langsameres Vorgehen in kleineren Schritten insbesondere nach längerer Einnahmezeit die weitaus empfehlenswertere Variante ist).
Speziell beim Absetzen von Neuroleptika hing neben den beschriebenen Selbstfürsorgestrategien auch eine stabilere Lebenssituation mit weniger negativen Absetzfolgen zusammen. Darüber hinaus war das Absetzvorgehen hier relevanter: Neben den Anpassungsphasen war auch eine bessere Planung des Absetzens mit mehr subjektivem Absetzerfolg und weniger negativen Absetzfolgen korreliert. Überraschend berichteten Teilnehmende, die während des Absetzens von Neuroleptika vermehrt um ihr körperliches Wohl bemüht waren, einen geringeren subjektiven Absetzerfolg. Dies lässt sich vielleicht über während des Absetzens schneller wiedergekehrte Empfindungsfähigkeit erklären. Zudem hatten Teilnehmende, die eine Psychotherapie in Anspruch nahmen, weniger positive Folgen durch das Absetzen. Hier haben wir allerdings leider nicht gefragt, was genau Inhalt der Psychotherapie war. So können wir z. B. nicht unterscheiden, ob ein Arbeiten an anderen Problemfeldern in der Psychotherapie parallel zum Absetzen möglicherweise die erlebten Vorteile des Absetzens geschmälert haben könnte oder ob mehrheitlich nur die Teilnehmenden Therapien in Anspruch nahmen, die von Anfang an belasteter waren und deshalb weniger Besserung durch das Absetzen erlebten.

TABELLE 1 Übersicht über die Einflussfaktoren, die einen statistisch signifikanten positiven (hellgrau) oder negativen (dunkelgrau) Zusammenhang mit den Facetten des subjektiven Absetzerfolgs hatten

	ANTIDEPRESSIVA			NEUROLEPTIKA		
	Subjektiver Absetzerfolg	Mehr positive Folgen des Absetzens	Weniger negative Folgen des Absetzens	Subjektiver Absetzerfolg	Mehr positive Folgen des Absetzens	Weniger negative Folgen des Absetzens
PROFESSIONELLE HILFE						
Unterstützung bei Entscheidungsfindung	0,23	–	0,14	–	–	–
Zufriedenheit mit ärztlicher Beziehung	0,25	–	0,18	–	–	–
Psychotherapie während des Absetzens	–	–	–	–	-0,21	(-0,18)
LEBENSSITUATION						
Stabile Lebensumstände	–	–	–	–	–	0,29
ABSETZVORGEHEN						
Vorbereitung des Absetzversuchs	–	–	–	0,22	–	0,23
Befolgen eines schrittweisen Reduktionsplans	–	–	–	–	–	–
Anpassungsphasen zwischen den Schritten	(0,12)	–	0,17	0,31	0,31	0,42
Flexible Rückkehr zu höherer Dosis	–	–	–	(-0,20)	0,19	–
Größere Reduktionsschritte	0,22	(-0,04)	–	–	–	–
SELBSTFÜRSORGE- UND BEWÄLTIGUNGSSTRATEGIEN						
Förderung des körperlichen Wohls	–	–	–	-0,25	–	–
Entspannungsstrategien	–	0,23	–	–	0,38	(0,18)
Achtsamkeitsstrategien	0,28	0,32	0,38	0,39	0,41	0,38
Selbstmitgefühl	0,15	0,32	0,26	–	0,33	(0,20)
Unterstützende Beziehungen	0,17	0,25	0,29	0,27	0,35	0,43
Unterstützende Alltagsstrukturen	–	0,29	0,27	–	0,40	0,36
Konsum von Rauschmitteln	–	–	–	–	–	–

Notiz: Alle Zellen mit einem Wert zeigen eine signifikante Korrelation zwischen dem Einflussfaktor und Absetzfaktor ($p < 0{,}05$), Zahlen in Klammern markieren einen Trendeffekt ($p < 0{,}10$). Hellgrau unterlegte Zellen mit schwarzer Schrift markieren einen positiven Zusammenhang (Faktor hängt mit mehr Erfolg zusammen), dunkelgrau unterlegte Zellen mit weißer Schrift markieren einen negativen Zusammenhang (Faktor hängt mit weniger Erfolg zusammen).

Fazit

Insgesamt konnten die untersuchten Faktoren zusammen einen relativ großen Teil der Unterschiede im Absetzerfolg erklären (Antidepressiva: 30 bis 40 %; Neuroleptika: 20 bis 30 %). Es scheint also, dass man das Ergebnis des Absetzversuches über das eigene Verhalten in Form von Selbstfürsorge beim Absetzen und ein passendes Absetzvorgehen maßgeblich beeinflussen kann. Einschränkend ist jedoch zu betonen, dass aus dieser Fragebogenstudie zunächst nur Zusammenhänge zwischen Variablen aufgezeigt werden konnten und keine belastbaren Aussagen über die Wirkrichtung möglich sind. Es ist nicht auszuschließen, dass nicht nur das Vorgehen den Absetzerfolg beeinflusst, sondern der Erfolg auch das weitere Absetzvorgehen. In weiteren Studien wäre es daher nun notwendig, die hier gefundenen Faktoren zu Beginn von Absetzversuchen gezielt zu fördern, um zu prüfen, inwieweit sie eine kausale Wirkung auf den Absetzerfolg haben. Schließlich sollte untersucht werden, welche Einflussfaktoren sich in der Begleitung von Absetzversuchen am effektivsten fördern lassen.

Schlier, Björn, *Dr. rer. nat., Master of Science Psychologie, approbierter Psychologischer Psychotherapeut (Verhaltenstherapie). 2009 bis 2014 Studium der Psychologie in Hamburg. 2019 Promotion. 2015 bis 2021 Weiterbildung zum Psychologischen Psychotherapeuten. Seit 2014 wissenschaftlicher Mitarbeiter an der Universität Hamburg. Forschungsschwerpunkte: Grundlagen- und Therapieforschung bei psychotischen Störungen, Stigmatisierung von Menschen mit psychischen Störungen.*

Sommer, Daniel, *Master of Science, Studium der Psychologie in Bremen und Berlin. 2021 Approbation zum Psychologischen Psychotherapeuten (Verhaltenstherapie). Wissenschaftliche Tätigkeiten an der Freien Universität Berlin und der Universität Hamburg zu internetbasierter Psychotherapie und Psychose. Seit 2021 Leitender Psychologe der Abteilung Psychiatrie und Psychotherapie der Schlosspark-Klinik, Berlin-Charlottenburg.*

Quazzola, Mariana, *Psychologin in Weiterbildung zur psychologischen Psychotherapeutin im Vertiefungsverfahren Tiefenpsychologie.*

Witzgall, Tatjana, *Master of Science Psychologie. 2011 bis 2018 Studium der Psychologie in Hamburg. Seit 2019 Weiterbildung zur Psychologischen Psychotherapeutin im Vertiefungsverfahren Verhaltenstherapie mit Zusatzqualifikation Kinder- und Jugendlichenpsychotherapie.*

Lincoln, Tania, *Prof. Dr., 1992 bis 1999 Studium der Psychologie in Marburg. 2003 Promotion. Ausbildung zur Psychologischen Psychotherapeutin. 2005 Approbation. 2005 bis 2011 wissenschaftliche Mitarbeiterin an der Philipps-Universität-Marburg. 2008 Habilitation. Seit 2011 Professur für Klinische Psychologie und Psychotherapie an der Universität Hamburg. Forschungsschwerpunkte: Grundlagen und Therapieforschung bei psychotischen Störungen.*

Literatur

Bassler M, Potratz B, Krauthauser H (1995). Der »Helping Alliance Questionnaire« (HAQ) von Luborsky. Möglichkeiten zur Evaluation des therapeutischen Prozesses von stationärer Psychotherapie. Psychotherapeut, 40: 23–32

Berwian IM, Walter H, Seifritz E et al. (2017). Predicting relapse after antidepressant withdrawal – a systematic review. Psychol Med, 47: 426–437. DOI: 10.1017/S0033291716002580

Cook-Cottone CP, Guyker WM (2018). The development and validation of the Mindful Self-Care Scale (MSCS): An assessment of practices that support positive embodiment. Mindfulness, 9: 161–175

Cosci F, Chouinard G (2020). Acute and Persistent Withdrawal Syndromes Following Discontinuation of Psychotropic Medications. Psychother Psychosom, 89: 283–306. DOI: 10.1159/000506868

DGPPN e. V. (Hg.) (2019). S3-Leitlinie Schizophrenie. Langfassung. Version 1.0. Onlineressource https://register.awmf.org/de/leitlinien/detail/038-009 (Zugriff am 25.1.2023)

DGSP e. V. (2014). Neuroleptika reduzieren und absetzen. Köln: Deutsche Gesellschaft für Soziale Psychiatrie e. V.

Groot PC, van Os J (27.8.2021). Successful use of tapering strips for hyperbolic reduction of antidepressant dose: A cohort study. Ther Adv Psychopharmacol, 11: 20451253211039327. DOI: 10.1177/20451253211039327

Horowitz MA, Jauhar S, Natesan S et al. (2021). A method for tapering antipsychotic treatment that may minimize the risk of relapse. Schizophr Bull, 47: 1116–1129. DOI: 10.1093/schbul/sbab017

Huijbers MJ, Wentink C, Simons E et al. (2020). Discontinuing antidepressant medication after mindfulness-based cognitive therapy: A mixed-methods study exploring predictors and outcomes of different discontinuation trajectories, and its facilitators and barriers. BMJ Open, 10: e039053. DOI: 10.1136/bmjopen-2020-039053

Kriston L, Scholl I, Hölzel L et al. (30.10.2010). The 9-item Shared Decision Making Questionnaire (SDM-Q-9). Development and psychometric properties in a primary care sample. Patient Educ Couns, 80: 94–99. DOI: 10.1016/j.pec.2009.09.034

Lehmann P (2019). Zusammenfassung und spezielle Aspekte beim Absetzen psychiatrischer Psychopharmaka (S. 323–365). In: P Lehmann (Hg.), Psychopharmaka absetzen – Erfolgreiches Absetzen von Neuroleptika, Antidepressiva, Phasenprophylaktika, Ritalin und Tranquilizern. 5. Auflage. Berlin/Shrewsbury: Antipsychiatrieverlag (eBook 2023)

Lincoln TM, Sommer D, Könemund M et al. (28.1.2021 a). A rating scale to inform successful discontinuation of antipsychotics and antidepressants. Psychiatry Res, 298: 113768. DOI: 10.1016/j.psychres.2021.113768

Lincoln TM, Sommer D, Quazzola M et al. (2021 b). Predictors of successful discontinuation of antipsychotics and antidepressants. Psychol Med, 1–11. DOI: 10.1017/S0033291721005146

Maund E, Stuart B, Moore M et al. (2019). Managing antidepressant discontinuation: A systematic review. Ann Fam Med, 17: 52–60. DOI: 10.1370/afm.2336

Miltenberger M, Müller M (2016). Antidepressiva absetzen. North Charleston: CreateSpace Independent Publishing Platform

Murray RM, Quattrone D, Natesan S et al. (2016). Should psychiatrists be more cautious about the long-term prophylactic use of antipsychotics? Br J Psychiatry, 209: 361–365. DOI: 10.1192/bjp.bp.116.182683

Ostrow L, Jessell L, Hurd M et al. (2017). Discontinuing psychiatric medications: A survey of long-term users. Psychiatr Serv, 68: 1232-1238. DOI: 10.1176/appi.ps.201700070

NetzG-RLP – Landesnetzwerk Selbsthilfe seelische Gesundheit Rheinland-Pfalz e. V. (Hg.) Aufklärungsbögen Antipsychotika. 2. Auflage. Trier: NetzG-RLP. Im Internet unter https://www.antipsychiatrieverlag.de/artikel/gesundheit/pdf/aufklaerung-nl.pdf

NetzG-RLP – Landesnetzwerk Selbsthilfe seelische Gesundheit Rheinland-Pfalz e. V. (Hg.) (2018). Aufklärungsbögen Antidepressiva. Trier: NetzG-RLP. Im Internet unter https://www.antipsychiatrieverlag.de/artikel/gesundheit/pdf/aufklaerung-ad.pdf

Read J (2005). Coping with coming off. London: Mind Publications

Satow L (2012). SCI. Stress- und Coping-Inventar (Verfahrensdokumentation, Fragebogen, Skalendokumentation und Beispielprofile). In: Leibniz-Institut für Psychologie (ZPID) (Hg.), Open Test Archive. Trier: ZPID. DOI: 10.23668/psycharchives.4604. Im Internet unter https://www.testarchiv.eu/de/test/9006508

Tani H, Suzuki T, Fleischhacker W et al. (2018). Clinical characteristics of patients with schizophrenia who successfully discontinued antipsychotics: A literature review. J Clin Psychopharmacol, 38: 582–589. DOI: 10.1097/JCP.0000000000000959

Gibt es eine Abhängigkeit von Antidepressiva und Neuroleptika?

Peter Lehmann

Bei näherer Betrachtung stellt sich heraus, dass es unterschiedliche Konzepte von Medikamentenabhängigkeit gibt und diese im Lauf der Jahre geändert wurden, unter anderem dadurch, dass Mainstreampsychiaterinnen und -psychiater das Verlangen nach einer Substanz zur conditio sine qua non (unerlässlichen Bedingung) für das Vorliegen einer Medikamentenabhängigkeit definierten. Dieses Verständnis deckt sich allerdings nicht mit dem von Betroffenen, Juristinnen und Juristen und einigen namhaften Psychiatern.

Was ist Medikamentenabhängigkeit?

Bei der Diskussion über Abhängigkeitsrisiken bei Antidepressiva und Neuroleptika spielt die Definition von Medikamentenabhängigkeit eine zentrale Rolle. Diese ist unter Psychiatern umstritten und wird gelegentlich per Beschluss geändert.

In der »ICD-9«[3] reichten Toleranzbildung oder das Vorliegen eines Entzugssyndroms aus, um von Medikamentenabhängigkeit zu sprechen. In der nachfolgenden »ICD-10« wurde ein gelegentliches übermächtiges Verlangen nach einer Substanz als definierendes Merkmal der Medikamentenabhängigkeit festgelegt (Dilling et al. 2014, S. 114). Das »DSM-5«[4] empfahl 2013, nicht von Entzug zu sprechen, wenn Betroffene Probleme beim Absetzen von Psychopharmaka haben, die ärztlich verschrieben wurden (APA 2013, S. 551).

Unter Psychiatriebetroffenen gibt es keine einheitliche Definition von Medikamentenabhängigkeit. Sie verwenden den Begriff, wie beispielsweise Orgaß (siehe unten), wenn sie Entzugserscheinungen nicht ertragen und sich deshalb gezwungen sehen, Antidepressiva oder Neuroleptika weiter einzunehmen,

3 »ICD«: »International Statistical Classification of Diseases and Related Health Problems«, »Internationale statistische Klassifikation der Krankheiten und verwandter Gesundheitsprobleme«.

4 »DSM«: »Diagnostic and statistical manual of mental disorders«, »Diagnostisches und statistisches Manual psychischer Störungen.

ober sie verwenden Sucht (fälschlicherweise) als Synonym für Abhängigkeit. Die Vorstellung, dass Menschen ein Verlangen nach Neuroleptika mit ihren meist quälenden motorischen, vegetativen, zentralnervösen und psychischen Wirkungen (Lehmann 1996 a, 1996 b, 2015, 2017) verspüren, erfordert einige Fantasie. In manchen totalitären Staaten wurden oder werden Neuroleptika zur Folter von Dissidenten verabreicht.

Für Juristen und Juristinnen spielt der Unterschied zwischen Sucht (einschließlich Verlangen) und Medikamentenabhängigkeit keine zentrale Rolle, gelegentlich verwenden sie die Begriffe ohne weitere Reflexion synonym. Ihnen geht es bei der Medikamentenabhängigkeit schlicht um einen pathologischen Zustand, der für die Betroffenen wesentliche Nachteile bringt und dessen Herbeiführung sie als strafbare Körperverletzung einschätzen. So stellte ein deutsches Gericht den Krankheitswert ins Zentrum der Begründung seines Urteils gegen einen Arzt, der einer Patientin ohne Risikoaufklärung das Benzodiazepin Bromazepam verschrieben und sie in die Medikamentenabhängigkeit geführt hatte:

» Die Arzneimittelabhängigkeit stellt einen pathologischen Zustand dar, sie ist eine Abweichung vom Normalzustand der Gesundheit. Nicht nur das Hervorrufen, sondern auch das Aufrechterhalten einer Tablettensucht durch einen Arzt stellt einen vom Normalzustand abweichenden, einen Krankheitszustand dar, weil dadurch eine Perpetuierung der Sucht eintritt und Therapiemöglichkeiten zerstört oder zumindest erschwert werden. « (OLG Frankfurt a. M., Urteil 1 Ss 219/87 vom 21.8.1987; in: NJW 1988)

Führten mangelnde Aufklärung über das Suchtrisiko, fehlende Versuche von Herunterdosierungen und ein überlegenes Sachwissen hinsichtlich des Suchtpotenzials der verschriebenen Medikamente aufseiten des Arztes zu einer Medikamentenabhängigkeit, die erhebliche Entzugssymptome und einen pathologischen Zustand verursache, welcher einen Heilungsprozess notwendig mache, so liege eine strafrechtlich relevante Körperverletzung vor, die dem bedingten Vorsatz der Körperverletzung nahekomme (BayObLG, Beschluss vom 28.2.2002 – 5 St RR 179/02; in: NJW 2003). Im Buch »Schadensmanagement für Ärzte – Juristische Tipps für den Ernstfall« warnen die Oberstaatsanwältin Holznagel et al. deshalb die Ärzteschaft:

» Selbst Veränderungen der seelischen Gesundheit kommen in Betracht, wenn sie medizinischen Krankheitswert besitzen, weshalb z. B. die Verursachung einer psychosomatischen Erkrankung oder einer Abhängigkeit von Medikamenten Körperverletzung sein kann. « (2013, S. 60)

Werden die Betroffenen nicht über Absetz- und Entzugsprobleme von Psychopharmaka aufgeklärt, können sie keine rechtswirksame Zustimmung zu ihrer Einnahme geben. Dass Patientinnen und Patienten nicht – wie rechtlich vorgeschrieben – über die Risiken von Antidepressiva und Neuroleptika aufgeklärt werden, offenbarte Gründer, Vorsitzender der Taskforce Psychopharmakologie der DGPPN. Auch er habe viele Jahre als Fach- und Oberarzt

» argumentiert, dass meine Patienten ja ihre Medikamente nicht mehr nehmen würden, wenn ich sie über alle Nebenwirkungen, Komplikationen und Spätfolgen aufklären würde. « (2022 b, S. 4)

Informieren Hersteller in ihren Fachinformationen nicht entsprechend dem Stand der wissenschaftlichen Erkenntnisse und entsteht ein Schaden, beispielsweise eine Arzneimittelabhängigkeit, müssen auch sie zumindest theoretisch damit rechnen, im Rahmen der Gefährdungshaftung gemäß § 84 AMG rechtlich belangt zu werden (Langfeldt 2020).

Pro Abhängigkeit

Eine Reihe von Psychiatern und Psychiaterinnen warnen schon lange vor einer Abhängigkeit von Antidepressiva und Neuroleptika (Antipsychotika). Battegay empfahl, von einem »Neuroleptica/Antidepressiva-Typ der Drogenabhängigkeit« (1966, S. 555) zu sprechen. Laut Degkwitz kann das Reduzieren dieser Substanzen zu erheblichen Entziehungserscheinungen führen, die sich in nichts von den Entziehungserscheinungen nach dem Absetzen von Alkaloiden und Schlafmitteln unterscheiden (1967, S. 161). Zur chemischen Gruppe der Alkaloide gehört zum Beispiel das abhängig machende Morphium. Auch Schlafmittel gelten als abhängigmachend. Ihr Entzug kann ebenfalls mit großen Problemen bis hin zu lebensgefährlichen Krampfanfällen verbunden sein.

Zu den körperlichen, zentralnervösen und psychischen substanzbedingten Entzugserscheinungen kann eine psychisch bedingte Medikamentenabhängigkeit hinzukommen. Entzugssymptome oder unglücklich verlaufene Absetzversuche beispielsweise wegen zu schneller Psychopharmakareduzierung können Ärzte, Betroffene und Angehörige an unausweichliche Rückfälle und die Notwendigkeit einer Dauerverabreichung von Antidepressiva und Neuroleptika glauben lassen.

Chouinard und Chouinard (2015) schlugen drei Arten von Entzugssyndromen vor: a) neue Entzugssymptome, die innerhalb der ersten sechs Wochen nach dem Absetzen auftreten, b) Reboundsymptome als rasche Rückkehr der ursprünglichen Symptome mit größerer Intensität als vor der Einnahme der Psychopharmaka und c) länger als sechs Wochen nach dem Absetzen anhaltende Entzugssymptome.

Pro Abhängigkeit von Antidepressiva

Kuhn (1957) berichtete beim Antidepressivaprototyp Imipramin schon früh von speziellen Entzugsproblemen, die leicht mit einem Rückfall verwechselt werden könnten. 1960 schrieb er, dass Antidepressivaentzugssymptome

> » recht stürmisch aussehen können, unter Umständen heftigste Kopfschmerzen hervorrufen, schwere Schweißausbrüche und Tachykardieanfälle [Herzjagen, P. L.] zeigen, gelegentlich sogar mit Erbrechen einhergehen und innerhalb einer halben Stunde verschwinden, wenn das Medikament wiederum verabreicht wird. Es handelt sich um ein Phänomen, das den ›Abstinenzerscheinungen‹ bei Toxikomanie [Drogenabhängigkeit, P. L.] zum mindesten sehr ähnlich sieht ... « (Kuhn 1960, S. 248)

Es sei bemerkenswert, so Shatan, »dass die Entzugsreaktionen in Abfolge und Symptomatik nahezu ununterscheidbar waren von denen, die mittlerer Opiatabhängigkeit folgen.« (1966, S. 152)

Je länger ein Antidepressivum eingenommen wird und je kürzer seine Halbwertszeit ist, desto wahrscheinlicher sind Entzugserscheinungen und eine Verschlimmerung der zugrunde liegenden Depression (Tornatore et al. 1987, S. 86; Fava & Offidani 2011).

Die Ursache für Entzugserscheinungen wird in Veränderungen des Neurotransmittersystems vermutet. Antidepressiva wirken auf eine Vielzahl solcher Systeme ein. Die anhaltende Wiederaufnahmehemmung von Serotonin oder Noradrenalin verursacht eine Auf- oder Abregulierung des Transmitterstoffwechsels, eine Unter- oder Supersensitivität postsynaptischer Rezeptoren, einen Serotoninmangel oder eine Serotoninüberfunktion.

Cosci und Chouinard (2020) kamen nach einem Literaturreview zum Ergebnis, dass die Primärsymptome, die durch Serotonin-Wiederaufnahmehemmer (SRI) und Serotonin-Noradrenalin-Wiederaufnahmehemmer (SNRI) unterdrückt worden waren, nach deren Absetzen mit größerer Intensität auftraten als zuvor. Entzugsprobleme können erst nach vollständigem Absetzen

(Bundesärztekammer et al. 2022, S. 80) und zudem zeitlich verzögert auftreten (Hengartner et al. 2020).
Die Probleme können sich über Monate oder Jahre hinziehen (Fava et al. 2015, 2018); man spricht dann von postakuten oder persistierenden, d.h. fortdauernden Entzugssymptomen. Diese können auch irreversibel sein und selbst durch langsames Absetzen nicht grundsätzlich vermieden werden (Fava et al. 2007; Belaise et al. 2012; Chouinard & Chouinard 2015). Cosci und Chouinard (2020) berichteten von verschiedenen körperlichen, zentralnervösen und psychischen Entzugssymptomen, die Monate oder gar Jahre anhalten: zum Beispiel Depressionen, generalisierte Angstzustände, Panikstörungen, Schlaflosigkeit oder sexuelle Störungen. Fava erläuterte das Syndrom der sexuellen Post-SSRI-Dysfunktion. Es sei

» gekennzeichnet durch eine verminderte oder fehlende Libido, genitale Anästhesie, Taubheitsgefühl in den Brustwarzen, Orgasmusstörungen (im Sinne von Anorgasmie *[Ausbleiben des Orgasmus]* oder anhedonischem *[freudlosem]* Orgasmus), Erektionsstörungen, verzögerte oder vorzeitige Ejakulation, Hodenschmerzen oder -atrophie *(Schrumpfen der Hoden)* bei Männern, mangelnde Lubrikation *(vaginale Befeuchtung)* bei Frauen und psychische Symptome wie Anhedonie *(Unfähigkeit, Freude und Lust zu empfinden)*, Konzentrationsschwierigkeiten, Gedächtnisprobleme oder die Unfähigkeit, sexuelle Stimulation durch den Anblick, die Berührung oder die Vorstellung eines Sexualpartners zu spüren. « (2023, S. 27)

Nielsen et al. untersuchten, wie Betroffene ihre Erfahrungen mit dem Entzug von SRI beschreiben, und stießen auf Begriffe wie »verblüffendes Chaos«, »Sucht« oder »Abhängigkeit« (2012, S. 906).
Spezifische Absetzprobleme wie Stromschlagempfindungen, Überempfindlichkeit gegenüber Geräuschen oder Licht, unspezifische Ängste und Furchtgefühle seien bei allen Arten von Antidepressiva bereits nach vierwöchiger Einnahme zu erwarten, liest man im »DSM-5 Guidebook« *(»DSM-5-Leitfaden«)* zum Thema »Antidepressiva-Absetzsyndrom«. Man könne die Symptome allerdings lindern, indem man dieselbe Substanz wieder einnimmt oder ein anderes Antidepressivum mit einem ähnlichen Wirkmechanismus startet (Black & Grant 2014, S. 412).
Entzugsprobleme werden oft als Rückfälle interpretiert. Für Menschen, die mit Entzugsproblemen vertraut sind, ist es jedoch relativ einfach, sie von einem Wiederaufflackern der zugrunde liegenden Probleme zu unterscheiden. Das Entzugssyndrom enthält oft plötzlich auftretende körperliche Symptome,

beispielsweise grippeähnliche Schmerzen, Magen- und Darmbeschwerden, elektroschockartige Empfindungen, Schwindel oder Schlafstörungen – Symptome, die vor dem Absetzen nicht vorhanden waren (Ansari & Ansari 2017, S. 48).

Toleranzbildung und Chronifizierung von Depressionen

Schon Mitte der 1960er-Jahre äußerten Ärzte den Verdacht, dass Antidepressiva zur Chronifizierung von Depressionen führen können (Irle 1974, S. 124f.). Diese ist auch als chronischer Verstimmungszustand (»tardive Dysphorie«) bekannt (El-Mallakh et al. 2011). Ebenso können tardive, d.h. sich langsam entwickelnde Reboundpanikstörungen, Angstzustände und Schlaflosigkeit auftreten und fortbestehen.
Von den Erfahrungen mit Imipramin ist bekannt, dass es zur Toleranz kommen kann, d.h. zu nachlassender pharmakologischer Wirkung im Lauf der Zeit oder nach einer Wiederaufnahme der Behandlung (Lehmann et al. 1958). Auch Fava (2014, 2023) berichtete von Toleranzbildung und von einer Veränderung der Depression in Richtung Bipolare Störung. Gemeinsam mit Offidani warnte er:

> » Führen wir die Behandlung länger als sechs bis neun Monate fort, können wir Prozesse auslösen, die den anfänglichen akuten Wirkungen von Antidepressiva entgegenwirken (Verlust klinischer Wirkungen). Möglicherweise lösen wir damit einen schlechteren und behandlungsresistenten Krankheitsverlauf aus, was zu Resistenz oder beschleunigten Rückfällen führen kann. Wenn die medikamentöse Behandlung endet, können diese Prozesse unbehindert vonstattengehen und Entzugserscheinungen und eine erhöhte Anfälligkeit gegenüber Rückfällen mit sich bringen. Solche Prozesse sind nicht unbedingt reversibel. Je mehr wir Antidepressiva wechseln oder verstärkt einsetzen, desto wahrscheinlicher kommt es zu so einer entgegengesetzten Toleranz. « (2011, S. 1600)

Besonders unter SRI können sich die depressiven Symptome verstärken. Nach dem Absetzen treten Rückfälle in hoher Zahl auf, kombiniert mit einem höheren Risiko einer zweiten Behandlung als bei Betroffenen, die frühzeitig absetzten. Bei Toleranzbildung und nach Rückfällen werden nach psychiatrischer Meinung Dosiserhöhungen nötig, wobei trotzdem weitere Rückfälle auftreten können. »Auf lange Sicht können Antidepressiva die Chronifizierung, die Anfälligkeit für depressive Störungen und die Komorbidität [Begleiterkrankung, P.L.]

erhöhen.« (Cosci & Chouinard 2020, S. 299) Dann wird von Behandlungsresistenz gesprochen. Dies ist eine der Hauptindikationen für Elektroschocks.

Pro Abhängigkeit von Neuroleptika

Auch Neuroleptika können massive Entzugsprobleme bereiten. Brooks berichtete von »schweren Entzugsreaktionen, die klinisch nicht von einer moderaten Entzugsreaktion nach langfristiger Morphiumeinnahme zu unterscheiden sind« (1959, S. 931). Reimer (1965) schlug bei der Beobachtung eines deliranten Syndroms im Zusammenhang mit dem Absetzen von Haloperidol einen Vergleich mit dem Entzugsdelirium des Alkoholabhängigen vor. Degkwitz warnte gemeinsam mit Luxenburger:

» Nur wenn man erneut das gleiche oder ein anderes Neurolepticum verabreicht, ist eine Rückbildung der Entziehungserscheinungen und der Hyperkinesen [durch übermäßige Bewegungsaktivität gekennzeichnete Muskelstörungen, P. L.] zu erzielen. (...) Man weiß jetzt ferner, dass es bei einem Teil der chronisch Behandelten wegen der unerträglichen Entziehungserscheinungen schwierig, wenn nicht unmöglich wird, die Neuroleptica wieder abzusetzen. « (1965, S. 174 f.)

Menschen mit Psychosen verabreicht man in der Regel langfristig Neuroleptika, und ihre Entzugserscheinungen sind entsprechend schwer. Orgaß beispielsweise betrachtete sich aufgrund ihrer Qualen beim Absetzen von Clozapin als abhängig, wie aus ihrem Erfahrungsbericht hervorgeht:

» Totale Wachheit, Kreativität, Phantasie im Übermaß, dazwischen Schweißausbrüche, Konzentrationsmangel, Angst, wieder abzuheben (...). Vier Tage halte ich durch ohne Schlaf, dann reicht es mir. Ich nehme wieder meine Pille. Bin deprimiert über mein Versagen. Eine Frau, die abhängig ist von Neuroleptika, ist eben krank. « (1995, S. 113)

Da Neuroleptika auf eine Vielzahl von Neurotransmittern wirken, können beim Absetzen entsprechend vielfältige Entzugserscheinungen auftreten. Neuroleptika bringen ein ganzes Spektrum von Rezeptoren aus dem Gleichgewicht oder blockieren sie, darunter dopaminerge, cholinerge, histaminerge, serotonerge und noradrenerge Rezeptorsysteme. Wie bei anderen Psychopharmaka auch kann es zu Übelkeit, Schwindel, Herzjagen, Risiko eines Herzinfarkts, Kopfschmerzen, Zittern, Schlaflosigkeit, Unaufmerksamkeit, Gedächtnisverlust, Angst, Reizbarkeit, Lethargie, Desorientierung, Unruhe, Aggression, erhöhter

Krampfbereitschaft, Depression oder Dysphorie kommen. Entzugsbedingtes Herzjagen oder innere Unruhe können massive Angstzustände auslösen. Degkwitz berichtete von den darauf zurückzuführenden Misserfolgen beim Entzug:

» Die Schwestern baten dringend, den Absetzversuch abzubrechen, da die Patienten außerordentlich gequält seien, und einige Patienten, die früher immer die Medikamente abgelehnt hatten, baten darum, erneut welche zu erhalten, da sie den Zustand nicht ertragen könnten. « (1967, S. 162)

Säuglinge, deren Mütter während der Schwangerschaft Neuroleptika erhielten, leiden nach der Geburt gelegentlich unter massiven Entzugserscheinungen und müssen unter Umständen auf die Intensivstation verlegt werden, so Herstellerfirmen in ihren Fachinformationen zum Beispiel für Haloperidol (Janssen-Cilag AG 2020).

Cosci und Chouinard (2020) beschrieben Reboundsymptome nach dem Absetzen von Neuroleptika als eine schnelle und kurz anhaltende Rückkehr der ursprünglichen Symptome, die stärker sind als vor der Behandlung, und betrachteten sie als reversible Form einer Hypersensitivitätspsychose. Führen die Symptome zu einer weiteren Verabreichung von Neuroleptika, könne es zu einer Supersensitivierung der Dopaminrezeptoren und einem überhöhten Dopaminumsatz kommen, was sich schließlich als Supersensitivitätspsychose manifestieren könne.

Als Ursache für Reboundpsychosen vermuten Psychiater und Psychiaterinnen eine übertriebene Aktivität zuvor blockierter Rezeptorsysteme (Aderhold 2017; siehe auch den Beitrag von Robert Whitaker in diesem Band).

Auch mehrere Monate nach dem Absetzen können noch schwere Schlafstörungen, höhergradige Unruhe und stärkere Erregungszustände auftreten.

Nach dem Entzug können Rebound- oder Supersensitivitätspsychosen länger als sechs Wochen anhalten, man spricht dann von »persistierenden Supersensitivitätspsychosen nach dem Absetzen« (Chouinard et al. 2017). Supersensitivitätspsychosen treten unabhängig vom Grund der Einnahme auf. Tornatore et al. warnten:

» Unter der Langzeittherapie mit Neuroleptika wurden Verschlechterungen psychotischer Verläufe mit Aktualisierung der Wahnsymptomatik und verstärkten Halluzinationen beobachtet. Die betroffenen Patienten sprachen typischerweise auf niedrige oder mittlere Dosen von Neuroleptika zunächst gut an; Rezidive machten jeweils Dosissteigerungen erforderlich, bis die Symptomatik schließlich nur noch durch Gabe von Höchstdosen beherrschbar war. « (1991, S. 53)

Auch Gründer warnte vor diesem Teufelskreis:

» An der Entwicklung supersensitiver dopaminerger Systeme wird das Dilemma der antipsychotischen Pharmakotherapie deutlich: Jede Behandlung mit D_2-Rezeptorantagonisten (gegen die Wirkung von Dopamin-2-gerichtete Substanzen) birgt potenziell das Risiko, dass sich eine Supersensitivität der Zielrezeptoren entwickelt. Hat sich diese aber erst einmal eingestellt, so folgt daraus oft ein Teufelskreis von Toleranzentwicklung, Dosissteigerung und weiterer Progression des pathophysiologischen Prozesses. « (2022 b, S. 70)

Neben Entzugserscheinungen und dem Auftreten weiterer Beschwerden nach dem Absetzen sind Toleranzbildung und Wirkungsverlust, d. h. der Verlust einer zuvor wirksamen Behandlungsreaktion trotz Beibehaltung derselben Substanz und Dosierung, bei Tier und Mensch weitere Hinweise auf das Abhängigkeitspotenzial von Arzneimitteln. Schon bald nach der Einführung von Neuroleptika erkannten Psychiater, dass der Organismus lernt, die zugeführten Mittel rascher abzubauen, was zu Toleranzsteigerung (Degkwitz 1969) und Wirkungsverlust (Hift & Hoff 1958) führe und bei längerdauernder Behandlung nicht zu vermeiden sei (Meyer 1953). Auch im Tierversuch mit dem Neuroleptikaprototyp Chlorpromazin wurde ein mit der Zeit eintretender Wirkungsverlust nachgewiesen (Wirth 1954).
Supersensitivitätspsychosen werden häufig mit einem Rückfall verwechselt. Sie sind zudem erst nach dem Absetzen gut erkennbar. In ihrer Übersichtsarbeit aus dem Jahr 2019 schätzen Read und Davies (2019 a, S. 84), dass 20 % bis 25 % der Menschen, die Clozapin absetzen, diese Störung erleben. Andere Studien mit Inzidenzraten von Supersensitivitätspsychosen von bis zu 72 % umfassten auch Personen, bei denen man diese Störung zu einem Zeitpunkt feststellte, während sie noch Neuroleptika erhielten. Insbesondere Clozapin, der Prototyp der sogenannten atypischen Neuroleptika, kann irreversible Psychosen verursachen (Ekblom et al. 1984; Borison et al. 1988).

Kontra Abhängigkeit

Viele psychiatrisch Tätige verneinen das Risiko einer Abhängigkeit von Antidepressiva und Neuroleptika. Sofern man unter Abhängigkeit die Entwicklung von Gewöhnungseffekten (Toleranzentwicklung) und Absetzphänomenen bzw. Entzugserscheinungen verstehe, können laut Heinz und Voss (2018) alle Psychopharmaka zur Medikamentenabhängigkeit führen. Dies, so Heinz et al. (2019), gelte für alle wirksamen Medikamente, also beispielsweise auch für Bluthochdruckmittel, und sei nichts Besonderes, sondern lediglich ein körpereigener Prozess der Neuroadaptation (Anpassung des Nervensystems). Es gebe jedoch kein mit Sucht (einschließlich Craving, d.h. Verlangen) verbundenes Abhängigkeitsrisiko, somit könne keine Medikamentenabhängigkeit entstehen.

Kontra Abhängigkeit von Antidepressiva

Entzugserscheinungen bei Antidepressiva seien eine Kippreaktion, d.h. ein Symptomwechsel, auf zu hohe Ausgangsdosierungen zurückzuführen oder eine »Art Entzugssyndrom« (Heinz 2017, S. 872), das bei überschnellem Absetzen entstehen könne, und seien in der Regel leicht und selbstlimitierend (Henssler et al. 2019). Sie seien ein Zeichen ärztlichen Missmanagements und würden von der »Laien-Absetzgemeinschaft« durch stark übertriebene anekdotische Berichte fälschlicherweise der Gruppe von Stoffen des Substanzmissbrauchs zugeordnet (Pies & Osser 2019). Der Nutzen eines langsamen Ausschleichens würde heruntergespielt, anhaltende Entzugsprobleme würden nur zufällig auftreten. Ein neurobiologischer Prozess sei nicht bekannt, der bei Antidepressiva zur Medikamentenabhängigkeit führe, und auch in Versuchen mit Ratten sei es nicht zur erhöhten Freisetzung von Dopamin im Nucleus accumbens gekommen, einer Kernstruktur im Vorderhirn, die eine zentrale Rolle als »Belohnungssystem« des Gehirns darstellt. Diese erhöhte Freisetzung liege normalerweise einer Sucht zugrunde. In Versuchen habe sich jedoch herausgestellt, dass die Tiere nicht von sich aus mehr Antidepressiva fressen wollen. Zudem sei kein neurobiologischer Prozess bekannt, der bei Antidepressiva zur Sucht führe, deshalb seien die Kriterien der Substanzabhängigkeit nicht erfüllt (Heinz et al. 2019).

Vor allem gebe es kein unkontrolliertes Verlangen (Craving) nach dem Konsum der Substanz (Henssler et al. 2019); Craving gilt Psychiatern und Psychiaterinnen jedoch als ein »entscheidendes Charakteristikum der Abhängigkeit« (Dilling et al. 2014, S. 114). In der »Nationalen Versorgungsleitlinie Unipolare Depression« benutzen die deutschen Verbände von Psychiatern, Neurologen, Krankenkassen usw. das nicht vorhandene Suchtverlangen, um das Risiko einer Medikamentenabhängigkeit zu verneinen:

» Beim Absetzen von Antidepressiva, insbesondere wenn es zu schnell erfolgt, kann es zu unerwünschten Effekten kommen. Eine ›Abhängigkeit‹ im Sinne der Definition ist *formell* jedoch nicht gegeben, da nur zwei Kriterien von Abhängigkeitserkrankungen (Toleranzentwicklung und Entzugssymptomatik) erfüllt sind. « (Bundesärztekammer et al. 2022, S. 78 – Hervorhebung P. L.)

Kontra Abhängigkeit von Neuroleptika

Mainstreampsychiaterinnen und -psychiater verneinen auch eine Medikamentenabhängigkeit bei Neuroleptika, allen voran Möller, Bezieher von Forschungsgeldern oder Vortragshonoraren von AstraZeneca, Bristol Myers Squibb, Eisai, Eli Lilly, GlaxoSmithKline, Janssen Cilag, Lundbeck, Merck, Novartis, Organon, Pfizer, Sanofi-Aventis, Sepracor, Servier und Wyeth sowie ehemaliger Vorsitzender der Sektion Pharmakopsychiatrie der World Psychiatric Association. Er gab die Sichtweise vor:

» Im Vergleich zu den Benzodiazepinen haben die Neuroleptika den großen Vorteil, dass sie nicht zur Abhängigkeit führen. Genau das Problem, das die zu breite Anwendung der Benzodiazepine so fragwürdig macht, tritt also gar nicht auf. « (1986, S. 386)

Ganz in seinem Sinn ist das Problem der Medikamentenabhängigkeit bei Neuroleptika in den Behandlungsleitlinien der Psychiaterverbände bis heute negiert, so auch in der »S3-Leitlinie Schizophrenie« der Deutschen Gesellschaft für Psychiatrie und Psychotherapie, Psychosomatik und Nervenheilkunde (DGPPN 2019).

Was für Antidepressiva gilt, trifft laut Heinz et al. (2019) auch auf Neuroleptika zu: Ratten fressen im Tierversuch nicht gern Neuroleptika. Dies gilt ihnen als Beleg dafür, dass es beim Menschen keine Medikamentenabhängigkeit von Neuroleptika gebe.

Diskussion

Pies gehört zu der kleinen Gruppe von Psychiatern und Psychiaterinnen, die das Risiko der Medikamentenabhängigkeit bei Antidepressiva und Neuroleptika bestreiten, aber mit denen diskutieren, die dieses Risiko bejahen. Er stellte die beiden diametralen Sichtweisen, wie er sie sah, einander gegenüber:

» Wenn wir die Frage des Absetzens von Antidepressiva untersuchen, finden wir zwei sehr unterschiedliche Narrative: Das eine wird von dem vertreten, was manchmal als ›Mainstreampsychiatrie‹ bezeichnet wird, und das andere von verschiedenen ›Graswurzel‹-Gruppen, die sich hauptsächlich aus nichtprofessionellen Mitgliedern (›Laien‹) und einer kleinen, aber einflussreichen Gruppe von Psychiatern zusammensetzen. « (2019, S. 185)

Auffälligerweise erwähnte er in seiner Gegenüberstellung weder den Einfluss der Pharmaindustrie noch den der Meinungsführer, denen sie finanzielle Zuwendungen zukommen lässt. Insider berichten immer wieder, dass die finanziellen Interessen von Pharmaunternehmen die Erstellung und Anpassung von Diagnosehandbüchern wie dem »DSM« und die Wortwahl beeinflussen (Cosgrove et al. 2006; Frances 2014; DeGrandpre 2023), ebenso die Behandlungsleitlinien, die über mögliche Abhängigkeits- und Entzugsprobleme informieren.
Einflüsse machen Pharmafirmen auch geltend, wenn es um die Definition von Medikamentenabhängigkeit geht. So fand 1996 in Phoenix, Arizona, das von der Pharmafirma Eli Lilly & Co. gesponserte geschlossene Symposium »SSRI Discontinuation Events« (»SSRI-Absetzungsereignisse«) statt, auf dem verabredet wurde, dass Antidepressiva nicht mit Medikamentenabhängigkeit verbunden seien (Schatzberg et al. 1997). Eine ähnliche Aussage zur Harmlosigkeit von Antidepressiva in Bezug auf das Abhängigkeitsrisiko machten Priest et al., als sie 1996 im British Medical Journal eine unter anderem von Lundbeck und Pfizer gesponserte Kampagne zur Behandlung von Depressionen vorstellten:

» Die Patienten sollten bei der Erstverschreibung von Antidepressiva ausdrücklich darüber informiert werden, dass ein Beenden der Behandlung zu gegebener Zeit kein Problem darstellen wird. « (S. 858)

Ein Abhängigkeitsrisiko einzugestehen, würde bedeuten, dass die Verkaufszahlen von Pharmaprodukten zurückgehen. Wie kontinuierlich dies in Deutschland bei Tranquilizern passierte, belegt Abbildung 1 (S. 92), in der die Gesamtverordnungen von Tranquilizern, Neuroleptika und Antidepressiva in Millionen definierter Tagesdosen (Mio. DDD) von 1985 bis 1994 grafisch dargestellt sind.

ABBILDUNG 1 Verschreibungen von Psychopharmaka nach gerichtlicher Bestätigung des Risikos einer Benzodiazepinabhängigkeit (nach Lohse & Müller-Oerlinghausen 1995, S. 364)

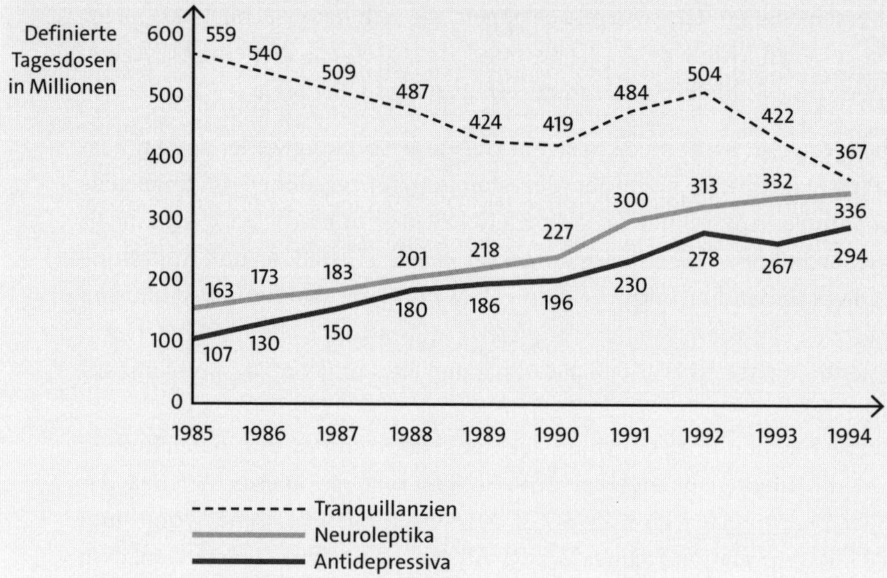

Vielleicht gibt es ja doch eine Medikamentenabhängigkeit?

Manche Psychiater und Psychiaterinnen sind sich nicht sicher, ob Antidepressiva und Neuroleptika nicht doch Medikamentenabhängigkeit verursachen. Voderholzer (2018) beispielsweise kam zum Schluss, dass Antidepressiva eine körperliche Abhängigkeit bewirken können. Auch Gründer räumte eine Art von Abhängigkeit ein, allerdings entspreche sie nicht der von den Psychiaterverbänden vereinbarten Definition von Abhängigkeit (2022a), d.h. ein Suchtverlangen sei nicht vorhanden. Ein Verlangen nach Neuroleptika ist angesichts derer meist quälenden Wirkungen tatsächlich schwer denkbar.
Orientieren sich Studien nicht am Suchtverlangen als Bedingung für Medikamentenabhängigkeit, sondern am Behandlungsergebnis und seiner Bewertung durch die berichtenden Ärzte, sieht das Ergebnis anders aus. So nannte das britische National Institute for Health and Care Excellence (NICE) in seiner Leitlinie NG215 zu Medikamenten, die mit Abhängigkeit und Entzugssymptomen verknüpft sind, nahezu alle marktgängigen Antidepressiva sowie das Neuroleptikum Flupentixol (National Guideline Centre 2022, S. 28 & 151f.).

Flupentixol gilt in Großbritannien auch als Antidepressivum. Andere Neuroleptika nannte NICE nicht; nach Berichten über Entzugsprobleme bei dieser Substanzgruppe war gar nicht erst gesucht worden.

Nur eine vorübergehende Gegenregulation?

Gegenregulationen sind in einem lebendigen System ein natürlicher Vorgang und für sich allein gesehen ohne Aussagekraft darüber, ob es sich tatsächlich um Medikamentenabhängigkeit handelt. Die Aussage jedoch, Entzugssymptome seien nur Gegenregulationen, verkennt das Ausmaß der Abhängigkeit. Diese tritt auch bei langsamem Absetzen von Antidepressiva und Neuroleptika auf, wenn auch nicht in gleicher Stärke und Häufigkeit. Die Existenz anhaltender Entzugsprobleme widerlegt zudem die Annahme, diese seien automatisch selbstlimitierend. Dass es noch keine schlüssigen Nachweise für die pathophysiologischen Mechanismen gibt, ist angesichts des breiten Spektrums der betroffenen Rezeptorsysteme und des geringen Forschungsinteresses wenig verwunderlich.

Mit einem traditionellen Verständnis von Medikamentenabhängigkeit könnte man auf eine solche schließen, wenn beim Auftreten von Entzugssymptomen der einzige Ratschlag darin besteht, die Psychopharmaka, die man nicht mehr benötigt, nur gegen die unerträglichen Entzugssymptome weiterzunehmen. Erste Pharmafirmen erwähnen in ihren Fachinformationen bereits das Risiko der Medikamentenabhängigkeit, so beispielsweise die ratiopharm GmbH (2021) und die Firma neuraxpharm Arzneimittel (2020) bei ihren Antidepressiva Sertralin bzw. Tianeurax (Wirkstoff Tianeptin). Einige psychiatrische Kliniken in Rheinland-Pfalz warnen in ihren Aufklärungsbögen vor dem Risiko der Abhängigkeit von Antidepressiva (NetzG-RLP 2018, S. 12). Eine Reihe von Studien wies auf das Risiko der Medikamentenabhängigkeit bei Antidepressiva und Neuroleptika hin (z. B. Chouinard & Chouinard 2015; Chouinard et al. 2017). Cosci und Chouinard schlugen vor, anstelle des Begriffs »Absetzsyndrom« den angemesseneren Begriff »Entzugssyndrom« zu verwenden, der auf die Medikamentenabhängigkeit abzielt:

> » Es besteht die Gefahr, dass Patienten mit Entzugssyndromen fehldiagnostiziert und falsch behandelt werden und in die iatrogene Kaskade geraten, die das Tor zur Chronifizierung ist. « (2020, S. 300)

Folgen der Begriffskonfusion

Die Verwechslung von Entzugsproblemen mit einem sogenannten echten Rückfall kann dazu führen, dass neue oder mehr Neuroleptika bzw. Antidepressiva und zudem zusätzlich Elektroschocks verabreicht werden. Nach einer Metaanalyse veröffentlichter Vergleichsstudien und anderer Forschungsberichte über Entzugsprobleme (insbesondere bei SRI) kamen Fava und Kolleginnen (2015) zum Schluss, man solle Entzugssymptome nicht bagatellisieren, sondern betonen, dass es sich tatsächlich um Entzugssymptome handelt. Wegen der Gefahr, diese mit der Rückkehr der ursprünglichen Probleme zu verwechseln, sei es äußerst wichtig, diese voneinander zu unterscheiden, damit eine korrekte Differenzialdiagnose gestellt werden könne. Cole und Lawrence (1984) klagten, neuroleptikabedingte Ursachen von Psychosen würden nicht angemessen berücksichtigt. Sie plädierten für eine sorgfältige Differenzialdiagnose, wenn Betroffene nach dem Absetzen neue Symptome entwickeln.

Ohne Differenzialdiagnostik laufen Betroffene Gefahr, allein wegen Entzugssymptomen weiterhin Psychopharmaka verabreicht zu bekommen. 1998 entwickelten Rosenbaum et al. zur Erkennung von SRI-Entzugssymptomen die Checkliste »DESS« (Discontinuation Emergent Signs and Symptoms; beim Absetzen auftretende Symptome) mit 43 überwiegend physischen, aber auch psychischen Symptomen (Rosenbaum et al. 1998; DESS 2010).

Wie eine korrekte Differenzialdiagnose in angemessener Terminologie zu stellen ist, bleibt allerdings fraglich, solange das substanzeigene Problem der Medikamentenabhängigkeit verneint und zum Krankheitsproblem des Patienten oder der Patientin gemacht wird. Im Allgemeinen scheinen Mainstreampsychiaterinnen und -psychiater mit der derzeitigen Situation zufrieden zu sein, Antidepressiva und Neuroleptika das Attribut der Medikamentenabhängigkeit abzusprechen und somit auch nicht über dieses Risiko zu informieren. Welche Mittel sie bei Toleranzbildung und Behandlungsresistenz einsetzen können, zeigte der auch heute noch in seinen Kreisen noch hoch geschätzte Selbach, ein ehemaliger SA-Mann und 1940 Oberarzt an der Psychiatrischen Universitätsklinik der Charité Berlin unter de Crinis, dem Protagonisten des psychiatrischen Massenmords T4, am Beispiel von Tofranil (Wirkstoff Imipramin):

» Die Wirksamkeit des Tofranil kann mit zunehmender Zahl der depressiven Phasen sinken. Bekanntlich wird die Auslenkung im Lauf des Lebens flacher, wobei aber das kranke System nicht selten zur Therapieresistenz erstarrt und die Fähigkeit zu spontaner oder therapeutisch provozierter Gegenregulation einbüßt oder stark vermindert ist. Hier können oft nur einer oder wenige Elektroschocks eine Auflockerung der gegenregulatorischen Insuffizienz *(Minderfunktion)* oft mit auffallend schneller Homeostasierung *(Selbstregulierung im dynamischen Gleichgewicht)* bewirken. « (1960, S. 267)

Wie bereits gesagt, ist Behandlungsresistenz die Hauptindikation für Elektroschocks. Seit Jahren nehmen deren Verabreichungszahlen kontinuierlich zu (Lehmann 2017, S. 127).

Schlussfolgerungen für die Praxis

Balon et al. (2019) kritisierten, dass die Debatte um die Frage der Abhängigkeit von Antidepressiva und Neuroleptika häufig ideologisch geführt werde und das Wohl der Patientinnen und Patienten kaum eine Rolle spiele. Eine Unterschätzung des Absetzproblems bei Antidepressiva trage dazu bei, so Read und Davies (2019 b), dass den Betroffenen die benötigten Informationen und Unterstützungsleistungen vorenthalten werden.

Im Interesse der Patienten und Patientinnen, die im Zentrum der Betrachtung stehen sollten, müssen eine Vielzahl von Bedingungen für das Erreichen des höchstmöglichen Zustands körperlicher und psychischer Gesundheit erfüllt werden, unter anderem die Gleichheit von Personen mit psychiatrischen Diagnosen vor dem Gesetz, ebenso die Gleichheit der Behandler vor dem Strafgesetz, die Offenlegung und Zurückdrängung des Einflusses der Pharmaindustrie, die wirksame Einbeziehung unabhängiger ehemaliger Patientinnen und Patienten in Forschung und Erstellung von Diagnosehandbüchern und Behandlungsleitlinien, die Durchsetzung dem Stand der Wissenschaft entsprechender Angaben in Herstellerinformationen, mehr Zivilcourage aufseiten der Professionellen im psychosozialen Bereich und mehr Eigeninitiative aufseiten der Betroffenen und der Familienangehörigen, ein proaktives Eingreifen der Strafverfolgungsbehörden im öffentlichen Interesse angesichts der gesetzeswidrigen systematischen Behandlung ohne wirksame informierte Zustimmung, psychopharmakafreie Unterstützungsangebote für Menschen in emotionalen Notlagen und Unterstützungsangebote für Menschen, die die ärztlich verschriebenen Psychopharmaka absetzen wollen.

Und dringend nötig wäre eine Aufklärung darüber, dass Antidepressiva und Neuroleptika zwar kein Suchtpotenzial besitzen, aber a) zur Toleranzbildung und Behandlungsresistenz mit allen möglichen unangenehmen Konsequenzen

führen können, b) die ursprünglichen Probleme mittel- und langfristig verstärken oder gar chronifizieren können, c) körperlich abhängig machen und beim späteren Absetzen Entzugsprobleme mit hohem Krankheitswert bereiten können und d) verzögert auftretende und lange Zeit oder sogar dauerhaft anhaltende Entzugsprobleme verursachen können.
Mit dieser Information, zusätzlich zu den Informationen über Nutzen und Risiken, könnten die Betroffenen entscheiden, ob sie Antidepressiva oder Neuroleptika kurz-, mittel- oder langfristig einnehmen wollen oder auf diese Substanzen verzichten und sich nach nichtpharmakologischen Hilfeformen umsehen. Ohne Informationen über Entzugsprobleme laufen die Betroffenen hohes Risiko, unbemerkt eine Behandlungsresistenz und Medikamentenabhängigkeit zu entwickeln. Oder sie erleiden Schäden beim Absetzen durch eine zu hohe Absetzgeschwindigkeit – egal ob vom Arzt initiiert oder selbst entschieden. Ohne Differenzialdiagnostik zur Unterscheidung zwischen Entzugssymptomen und dem Wiederauftreten der ursprünglichen psychischen Probleme laufen Betroffene Gefahr, weiterhin als psychisch krank und behindert diagnostiziert und »unnötig« Psychopharmaka verabreicht zu bekommen – mit all den bekannten gesundheitlichen und sozialen Folgeschäden. Ohne eine rechtzeitige umfassende Aufklärung und eine korrekte Fachinformation bleibt die Inverkehrbringung und Verabreichung von Antidepressiva und Neuroleptika ein Tatbestand der organisierten Körperverletzung, der Verletzung des Menschenrechts auf körperliche Unversehrtheit und des Rechts auf Selbstbestimmung. Wie auch vom Menschenrechtsrat der Vereinten Nationen und der UN-Behindertenrechtskonvention gefordert (siehe Einleitung), müssen dringend Unterstützungsprogramme für Menschen zur Verfügung gestellt werden, die sich für das Absetzen von Psychopharmaka entscheiden.
Je nachdem, welche Position man zur Abhängigkeit von Antidepressiva und Neuroleptika einnimmt: Die Risiken und Schäden sind aufseiten der Patienten und Patientinnen, solange die Menschen- und Bürgerrechte für sie nicht im gleichen Umfang gelten wie für Menschen ohne psychiatrische Diagnosen. Sind sie vor die freie Wahl gestellt, sich Antidepressiva oder Neuroleptika verabreichen zu lassen, müssen sie – ggf. gemeinsam mit den Angehörigen und Therapeuten – im eigenen Interesse sorgfältig abwägen, welche Antwort zur Frage des Risikos einer Medikamentenabhängigkeit mit all ihren Konsequenzen überzeugender ist.

Anmerkungen

Dieser Artikel erschien original und ungekürzt unter dem Titel »For or Against Dependence on Antidepressants and Neuroleptics: Who benefits?« in: Peter Lehmann & Craig Newnes (Hg.): »Withdrawal from Prescribed Psychotropic Drugs«, eBook, Berlin/Lancaster: Peter Lehmann Publishing 2021, S. 75–119, und in der gleichnamigen Printausgabe bei Egalitarian Publishing (Lancaster 2023), S. 45–76. Der – mehr als doppelt so lange – ungekürzte deutsche Text steht im Internet unter www.peter-lehmann.de/document/abhaengigkeit.pdf.
Die Übersetzungen der Zitate ins Deutsche und die in Zitaten kursiv gesetzten Erläuterungen in Klammern stammen von Peter Lehmann.
Sofern nicht anders angegeben, erfolgten die Internetzugriffe am 15.01. 2023.

***Lehmann, Peter,** Dr. phil. h. c., Dipl.-Pädagoge, arbeitet als Autor, Verleger und Fortbildner in Berlin. Buchpublikationen: »Psychopharmaka absetzen – Erfolgreiches Absetzen von Neuroleptika, Antidepressiva, Phasenprophylaktika, Ritalin und Tranquilizern« u. v. m. www.peter-lehmann.de*

Literatur

Aderhold V (2017). Minimaldosierung und Monitoring bei Neuroleptika (S. 198–222). In: P Lehmann, V Aderhold, M Rufer et al., Neue Antidepressiva, atypische Neuroleptika – Risiken, Placebo-Effekte, Niedrigdosierung und Alternativen. Mit einem Exkurs zur Wiederkehr des Elektroschocks. Berlin/Shrewsbury: Peter Lehmann Publishing (eBook 2023)

Ansari P, Ansari S (2017). Unglück auf Rezept – Die Antidepressiva-Lüge und ihre Folgen. 3. Auflage. Stuttgart: Klett-Cotta

APA – American Psychiatric Association (2013). Diagnostic and statistical manual of mental disorders: DSM-5. Washington: American Psychiatric Publishing (Deutsche Ausgabe: Diagnostisches und statistisches Manual psychischer Störungen. DSM-5. Göttingen/Bern/Wien usw.: Hogrefe 2015)

Balon R, Silberman EK, Starcevic V et al. (2019). Benzodiazepines, antidepressants and addiction: A plea for conceptual rigor and consistency. J Psychopharmacol, 33: 1467–1470. DOI 10.1177/0269881119878171

Battegay R (1966). Entziehungserscheinungen nach abruptem Absetzen von Neuroleptica als Kriterien zu ihrer Differenzierung. Nervenarzt, 37: 552–556

Belaise C, Gatti A, Chouinard V-A et al. (6.9.2012). Patient online report of selective serotonin reuptake inhibitor-induced persistent postwithdrawal anxiety and mood disorders. Psychother Psychosom, 81: 386–388. DOI: 10.1159/000341178

Black DW, Grant JE (2014). DSM-5 guidebook. The essential companion to the diagnostic and statistical manual of mental disorders, fifth edition. Washington/ London: American Psychiatric Publishing

Borison RL, Diamond BI, Sinha D et al. (1988). Clozapine withdrawal rebound psychosis. Psychopharmacol Bull, 24: 260–263

Brooks GW (1959). Withdrawal from neuroleptic drugs. Am J Psychiatry, 115: 931–932. DOI: 10.1176/ajp.115.10.931

Bundesärztekammer – Arbeitsgemeinschaft der Deutschen Ärztekammern, Kassenärztliche Bundesvereinigung, Arbeitsgemeinschaft der Wissenschaftlichen Medizinischen Fachgesellschaften et al. (Hg.) (2022). Nationale VersorgungsLeitlinie Unipolare Depression. Langfassung – Version 3.0. Onlinepublikation https://www.awmf.org/uploads/tx_szleitlinien/nvl-005l_S3_Unipolare_Depression_2022-10.pdf

Chouinard G, Chouinard V-A (21.2.2015). New classification of selective serotonin reuptake inhibitor withdrawal. Psychother Psychosom, 84: 63–71. DOI: 10.1159/000371865

Chouinard G, Samaha AN, Chouinard V-A et al. (24.6.2017). Antipsychotic-induced dopamine supersensitivity psychosis: Pharmacology, criteria, and therapy. Psychother Psychosom, 86: 189–219. DOI: 10.1159/000477313

Cole JO, Lawrence J (1984). Alternative explanations for withdrawal psychosis. Am J Psychiatry, 141: 1129–1130. DOI: 10.1176/ajp.141.9.1129-b

Cosci F, Chouinard G (7.4.2020). Acute and persistent withdrawal syndromes following discontinuation of psychotropic medications. Psychother Psychosom, 89: 283–306. DOI: 10.1159/000506868

Cosgrove L, Krimsky S, Vijayaraghavan M et al. (2006). Financial ties between DSM-IV panel members and the pharmaceutical industry. Psychother Psychosom, 75: 154–160. DOI: 10.1159/000091772

Degkwitz R (1967). Leitfaden der Psychopharmakologie. Stuttgart: Wissenschaftliche Verlagsgesellschaft

Degkwitz R (1969). l-Dopa-Behandlung des Parkinson-Syndroms und Wirkungsweise der Neuroleptika. Med Klin, 64: 1451–1456

Degkwitz R, Luxenburger O (1965). Das terminale extrapyramidale Insuffizienz- bzw. Defektsyndrom infolge chronischer Anwendung von Neurolepticis. Nervenarzt, 36: 173–175

DeGrandpre R (2023). Sozial-konstruktivistische Drogen (S. 75–83). In: W Hall, Jenseits der Psychiatrie – Stimmen und Visionen des Wahnsinns im Madness Radio. Berlin/Lancaster: Peter Lehmann Publishing (eBook 2023)

DESS (23.12.2010). Discontinuation-Emergent Signs and Symptoms Scale. Onlineressource https://hulpgids.nl/assets/files/pdf/DESS.pdf

DGPPN – Deutsche Gesellschaft für Psychiatrie und Psychotherapie, Psychosomatik und Nervenheilkunde e.V. (Hg.) (15.3.2019). S3-Leitlinie Schizophrenie. AWMF-Register Nr. 038-009. Langfassung.
Onlineressource https://register.awmf.org/de/leitlinien/detail/038-009

Dilling H, Mombour W, Schmidt MH (Hg.) (2014). Internationale Klassifikation psychischer Störungen – ICD-10. Kapitel V (F), Klinisch-diagnostische Leitlinien. 9. Auflage. Bern: Huber

Ekblom B, Eriksson K, Lindström LH (1984). Supersensitivity psychosis in schizophrenic patients after sudden clozapine withdrawal. Psychopharmacology (Berl), 83: 293–294. DOI: 10.1007/BF00464798

El-Mallakh RS, Gao Y, Briscoe BT et al. (18.11.2011). Antidepressant induced tardive dysphoria. Psychother Psychosom, 80: 57–59. DOI: 10.1159/000316799

Fava GA (19.6.2014). Rational use of antidepressant drugs. Psychother Psychosom, 83: 197–204. DOI: 10.1159/000362803

Fava GA (2023). Antidepressiva absetzen – Anleitung zum richtigen Umgang mit Dosierungsänderungen. Stuttgart: Schattauer

Fava GA, Offidani E (20.8.2011). The mechanisms of tolerance in antidepressant action. Prog Neuropsychopharmacol Biol Psychiatry, 35: 1593–1602.
DOI: 10.1016/j.pnpbp.2010.07.026

Fava GA, Bernardi M, Tomba E et al. (16.1.2007). Effects of gradual discontinuation of selective serotonin reuptake inhibitors in panic disorder with agoraphobia. Int J Neuropsychopharmacol, 10: 835–838. DOI: 10.1017/S1461145706007462

Fava GA, Gatti A, Belaise C et al. (21.2.2015). Withdrawal symptoms after selective serotonin reuptake inhibitor discontinuation. Psychother Psychosom, 84: 72–81.
DOI: 10.1159/000370338

Fava GA, Benasi G, Lucente M et al. (17.7.2018). Withdrawal symptoms after serotonin-noradrenaline reuptake inhibitor discontinuation: Systematic review. Psychother Psychosom, 87: 195–203. DOI: 10.1159/000491524

Frances A (2014). Normal – Gegen die Inflation psychiatrischer Diagnosen. Köln: DuMont

Gründer G (2.12.2022 a). Psychopharmaka absetzen? Warum, wann und wie? Referat bei der 7. Expertenrunde (»Die Vorenthaltung von Informationen über Absetz- und Entzugsprobleme bei Antidepressiva und Neuroleptika und von Hilfen beim

Reduzieren als menschenrechtliches Problem«) der Psychexit-AG. Zoom-Konferenz. Im Internet unter https://www.peter-lehmann.de/psychexit.htm#r3

Gründer G (2022b). Psychopharmaka absetzen? Warum, wann und wie? München: Urban & Fischer in Elsevier

Heinz A (2017). Körpertherapeutische Techniken (S. 853–888). In: K Dörner, U Plog, T Bock et al. (Hg.), Irren ist menschlich – Lehrbuch für Psychiatrie und Psychotherapie. 24. Auflage. Köln: Psychiatrie Verlag

Heinz A, Voss M (2018). Machen Psychopharmaka abhängig? (S. 14–16). In: Berliner Organisation Psychiatrie-Erfahrener und Psychiatrie-Betroffener (BOP&P) e. V. (Hg.), Dritte Expertenrunde: Psychexit – Auf dem Weg zum Kompass »Kompetente Hilfe beim Absetzen von Antidepressiva und Neuroleptika«. Dokumentation. Berlin: BOP&P.
Im Internet unter https://www.peter-lehmann.de/psychexit.htm#m5

Heinz A, Daedelow LS, Wackerhagen C et al. (21.3.2019). Addiction theory matters – Why there is no dependence on caffeine or antidepressant medication. Addict Biol, 25: e12735. DOI: 10.1111/adb.12735

Hengartner M, Schulthess L, Sorensen A et al. (24.12.2020). Protracted withdrawal syndrome after stopping antidepressants: A descriptive quantitative analysis of consumer narratives from a large internet forum. Ther Adv Psychopharmacol, 10: 2045125320980573. DOI: 10.1177/2045125320980573

Henssler J, Heinz A, Brandt L et al. (2019). Absetz- und Rebound-Phänomene bei Antidepressiva. Dtsch Arztebl, 116: 355–361. DOI: 10.3238/arztebl.2019.0355.Im Internet unter
https://www.netzg-rlp.de/fileadmin/downloads/lvpe_-_aertzeblatt_Antidepressiva_Entzugserscheinungen.pdf

Hift S, Hoff H (1958). Die organische Therapie der Psychosen. Wien Med Wochenschr, 108: 1043–1048

Holznagel I, Neuroth B, Gesenhues S (2013). Schadensmanagement für Ärzte – Juristische Tipps für den Ernstfall. 2. Auflage. Berlin/Heidelberg: Springer

Irle G (1974). Depressionen: Menschen in seelischer Not. Stuttgart: Kreuz

Janssen-Cilag AG (August 2020). Haldol®. Fachinformation. Zug: Janssen-Cilag AG. Onlineressource
https://compendium.ch/product/1976-haldol-inj-los-5-mg-ml-i-m/mpro#MPro7350

Kuhn R (1957). Über die Behandlung depressiver Zustände mit einem Iminodibenzylderivat (G 22355). Schweiz Med Wochenschr, 87: 1135–1140

Kuhn R (1960). Probleme der praktischen Durchführung der Tofranil-Behandlung. Wien Med Wochenschr, 110: 245–250

Langfeldt M (2020). Gefährdungshaftung gemäß § 84 AMG aufgrund von Fachinformationen für Antidepressiva oder Neuroleptika ohne Angaben zum Absetzen. Recht & Psychiatrie, 38: 13–18

Lehmann HE, Cahn CH, de Verteuil RL (1958). The treatment of depressive conditions with imipramine (G 22355). Can Psychiatr Assoc J, 3: 155–164. DOI: 10.1177/070674375800300401

Lehmann P (1996 a). Schöne neue Psychiatrie. Bd. 1: Wie Chemie und Strom auf Geist und Psyche wirken. Berlin: Antipsychiatrieverlag (eBook 2022)

Lehmann P (1996 b). Schöne neue Psychiatrie. Bd. 2: Wie Psychopharmaka den Körper verändern. Berlin: Antipsychiatrieverlag (eBook 2022)

Lehmann P (2015). Der chemische Knebel – Warum Psychiater Neuroleptika verabreichen. 7. Auflage. Berlin/Eugene/Shrewsbury: Antipsychiatrieverlag (eBook 2022)

Lehmann P (2017). Risiken und Schäden neuer Antidepressiva und atypischer Neuroleptika (S. 19–174). In: P Lehmann, V Aderhold, M Rufer et al., Neue Antidepressiva, atypische Neuroleptika – Risiken, Placebo-Effekte, Niedrigdosierung und Alternativen. Mit einem Exkurs zur Wiederkehr des Elektroschocks. Berlin/Shrewsbury: Peter Lehmann Publishing (eBook 2023)

Lohse MJ, Müller-Oerlinghausen B (1995). Psychopharmaka. Arzneiverordnungs-Report, 11: 360–377

Meyer HH (1953). Die Winterschlafbehandlung in der Psychiatrie und Neurologie. Dtsch Med Wochenschr, 78: 1097–1100. DOI: 10.1055/s-0028-1114881

Möller HJ (1986). Neuroleptika als Tranquilizer: Indikationen und Gefahren. Med Klin, 81: 385–388

National Guideline Centre (April 2022). Medicines associated with dependence or withdrawal symptoms: Safe prescribing and withdrawal management for adults. [B] Evidence review: Optimum prescribing strategies or interventions delivered alongside prescribing. NICE guideline NG215. London: NICE

NetzG-RLP – Landesnetzwerk Selbsthilfe seelische Gesundheit Rheinland-Pfalz e. V. (Hg.) (2018). Aufklärungsbögen Antidepressiva. Trier: NetzG-RLP. Im Internet unter https://www.antipsychiatrieverlag.de/artikel/gesundheit/pdf/aufklaerung-ad.pdf

Neuraxpharm Arzneimittel (Februar 2020). Tianeurax® 12,5 mg. Fachinformation. Langenfeld: neuraxpharm Arzneimittel GmbH

Nielsen M, Holme Hansen E, Gøtzsche PC (23.1.2012). What is the difference between dependence and withdrawal reactions? A comparison of benzodiazepines and selective serotonin re-uptake inhibitors. Addiction, 107: 900–908. DOI: 10.1111/j.1360-0443.2011.03686.x

NJW – Neue Juristische Wochenschrift (1988). Aufrechterhaltung der Tablettensucht durch ärztliche Tablettenverschreibung – StGB § 223. NJW, 41: 2965

NJW – Neue Juristische Wochenschrift (2003). Herbeiführung einer weiteren Sucht durch einen Arzt anlässlich Substitutionsbehandlung – StGB §§ 15, 223, 229. NJW, 56: 371–373

Orgaß A (1995). Der Sonnenmond. Frankfurt am Main: S. Fischer

Pies RW (2019). Antidepressant discontinuation: A tale of two narratives. J Clin Psychopharmacol, 39: 185–188. DOI: 10.1097/JCP.0000000000001021

Pies RW, Osser DN (2019). Sorting out the antidepressant »withdrawal« controversy. Psychiatric Times, 36 (3): 11A–12A

Priest RG, Vize C, Roberts A et al. (1996). Lay people's attitudes to treatment of depression. BMJ, 313: 858–859. DOI: 10.1136/bmj.313.7061.858

ratiopharm GmbH (Februar 2021). Sertralin-ratiopharm® 50 mg/100 mg Filmtabletten. Ulm: ratiopharm GmbH

Read J, Davies J (2019 a). What do we know about withdrawal (S. 74–93). In: A Guy, J Davies, R Rizq (Hg.), Guidance for psychological therapists. Enabling conversations with clients taking or withdrawing from prescribed psychiatric drugs. Revision vom Januar 2021. London: APPG for Prescribed Drug Dependence

Read J, Davies J (3.1.2019 b). The international antidepressant withdrawal crisis: Time to act. Psychiatric Times

Reimer F (1965). Das »Absetzungs«-Delir. Nervenarzt, 34: 446–447

Rosenbaum JF, Fava M, Hoog SL et al. (1998). Selective serotonin reuptake inhibitor discontinuation syndrome: A randomized clinical trial. Biol Psychiatry, 44: 77–87. DOI: 10.1016/s0006-3223(98)00126-7

Schatzberg AF, Haddad PM, Kaplan EM et al. (1997). Serotonin reuptake inhibitor discontinuation syndrome: A hypothetical definition. Discontinuation Consensus panel. J Clin Psychiatry, 58 (Suppl. 7): 5–10

Selbach H (1960). Klinische und theoretische Aspekte der Pharmakotherapie des depressiven Syndroms. II. Regel-theoretische Ansätze. Wien Med Wochenschr, 110: 264–268

Shatan C (1966). Withdrawal symptoms after abrupt termination of imipramine. Can Psychiatr Assoc J, 11 (Suppl.): 150–158. DOI: 10.1177/070674376601101s27

Tornatore F, Sramek JJ, Okeya BL et al. (1987). Reactions to psychotropic medication. New York/London: Plenum Medical Book Co.

Tornatore F, Sramek JJ, Okeya BL et al. (1991). Unerwünschte Wirkungen von Psychopharmaka. Stuttgart/New York: Thieme

Voderholzer U (2018). Machen Antidepressiva abhängig? – Pro. Psychiatr Prax, 45: 344–345. DOI: 10.1055/a-0723-4241

Wirth W (1954). Zur Pharmakologie der Hibernation. Zentralbl Neurochir, 14: 225–229

PROFESSIONELLE STRATEGIEN UND KONZEPTE

Individualität beachten: Die Reduktion von Psychopharmaka erfordert individuelle Verordnungen

Jann E. Schlimme & Michael A. Schwartz

Die Reduktion von Psychopharmaka, insbesondere von Antidepressiva und Antipsychotika, ist eine Herausforderung. Sie ist ein integraler Bestandteil der Genesung, wenn während der psychischen Krise Psychopharmaka eingenommen wurden. Die Individualisierung der Reduktionsschritte in Bezug auf Dosis und Geschwindigkeit macht die Reduktion einfacher und erfolgreicher. Dennoch bleiben die Anforderungen an die Person hoch und Krisen während des Reduktionsprozesses oder nach dem Absetzen sind möglich.
Prozesse der Reduktion und des Absetzens von Psychopharmaka (= Deprescribing), namentlich Antidepressiva und Antipsychotika, sind höchst individuell. Sie können nicht nach Schema F durchgeführt werden, sondern erfordern individuelle Lösungen. Dies hat drei Gründe:

- Die neurophysiologische Anpassung an das verwendete Psychopharmakon ist individuell unterschiedlich, was zu individuell unterschiedlichen Reduktions- oder Entzugssymptomen führt;
- die Reduktion von Psychopharmaka reduziert auch deren mögliche positive Wirkungen, was ein verstärktes individuelles Management der eigenen psychischen Verfassung erfordert;
- Menschen unterscheiden sich sowohl hinsichtlich ihrer Symptomatik in Krisenzeiten, möglicher psychosozialer Beeinträchtigungen außerhalb von Krisen als auch hinsichtlich ihrer jeweiligen Anfälligkeit für psychische Krisen.

Dementsprechend benötigt jeder Einzelne seine eigenen individuellen Bewältigungsformen. Diese allgemeinen Aussagen verdeutlichen aber bereits die Individualität der Herausforderungen, die in Reduktionsprozessen zu bewältigen sind. Und sie sind eben noch nicht bereits deshalb bewältigt, nur weil es gute Gründe aus Langzeitstudien gibt, die darauf hindeuten, dass die jahrelange Einnahme von Antidepressiva das Risiko für weitere depressive Episoden erhöht oder die Einnahme hoch dosierter Antipsychotika die Chancen auf eine bessere Genesung langfristig verringert (Wunderink et al. 2013;

Harrow et al. 2014; Ten Have et al. 2017; Hengartner et al. 2019). Genesung und auch Gruppeneffekte, wie sie in Studien gezeigt werden, müssen individuell erreicht werden. Und manchmal sind diese Gruppeneffekte für ein Individuum nicht gültig.

In unserem Beitrag werden wir uns auf die Reduktion von Antidepressiva und Antipsychotika konzentrieren. Aus unserer langjährigen Erfahrung in der psychiatrischen Begleitung solcher Prozesse können wir sagen, dass die Herausforderungen bei der Reduktion von Antidepressiva und Antipsychotika in vielerlei Hinsicht ähnlich sind. Es gilt die Bauernregel: Man muss es langsam angehen, und man muss es in kleinen Schritten tun. Während des Reduktionsprozesses kann die Intensität der Reduktionssymptome nur durch die Größe der Reduktionsschritte und die Geschwindigkeit ihrer Abfolge zuverlässig kontrolliert werden. Daraus ergibt sich die Notwendigkeit einer individuellen Verordnung, wenn die pharmazeutische Industrie keine Flüssigkeiten oder sehr kleinen Dosen eines bestimmten Psychopharmakons anbietet, oder wenn die betreffende Person nicht bereit oder in der Lage ist, kleine Dosen eines bestimmten Präparats selbst zuzubereiten (z. B. mit der Wasserlösungsmethode).

Dennoch gibt es bei der Reduzierung von Antidepressiva und Antipsychotika wichtige Unterschiede. Diese beziehen sich insbesondere auf die »letzten Krümel« der Medikation. Während einige Personen unserer Meinung nach von einer langfristigen individuellen Minimaldosis von Antipsychotika profitieren – abgesehen von den unerwünschten Wirkungen, die auch bei niedrigen Dosierungen auftreten können (Lehmann 2019) –, scheint dies bei Antidepressiva nur sehr selten der Fall zu sein. In einer idealen Welt – in der es immer noch Depressionen gäbe, auch wenn sie dann wohl noch nicht ideal wäre – würden Antidepressiva – wenn überhaupt – nur in schweren Krisenphasen für kurze Zeit (Monate bis Jahre bei schweren Depressionen) eingesetzt. Antipsychotika dagegen würden manchmal auch nach einer schweren Krise (d. h. nach einer schweren Psychose, die erst durch den Einsatz von Antipsychotika abgeklungen ist) in einer minimalen Dosis über Jahre hinweg eingesetzt, wobei ihre rückfallverhütende Wirkung umstritten ist (siehe den Beitrag von Robert Whitaker in diesem Band). Wir berichten über fünf Fälle, die aus unserer klinischen Erfahrung heraus sehr typische Verläufe genommen haben und die Variabilität der Reduktionsverläufe verdeutlichen.

Antidepressiva

Antidepressiva werden hauptsächlich bei depressiven Störungen oder Angstzuständen eingesetzt. Sie können bei schweren depressiven Episoden und schweren Phasen von Angststörungen hilfreich sein. Antidepressiva können jedoch die psychosozialen Herausforderungen bei der Genesung nicht lösen. Ihre Hauptwirkung ist in der Regel eine besondere Art der emotionalen Abstumpfung, sowohl hinsichtlich negativer als auch positiver Gefühle. Diese besondere Art der emotionalen Distanzierung ist in schweren Phasen affektiver psychischer Krisen hilfreich – aber nicht wirklich hilfreich, um langfristig wieder eine zufriedenstellende Lebensweise zu erreichen.

Das Absetzen von Antidepressiva ist an sich schon eine Herausforderung, da es bei regelmäßiger Einnahme zu einer Anpassung/Gewöhnung des menschlichen Gehirns auf zellulärer Ebene kommt. Die Entzugssymptome sind vielfältig (Davies & Read 2018; Lehmann, dieser Band). Einige sind neu und für die Person unbekannt (z. B. grippeähnliche Symptome, Muskelschmerzen, Eindruck elektrischer »Stromschläge« im Kopf [sogenannte Brain Zaps], Unruhe). Andere erinnern an die affektiven Symptome, die der Grund für den Beginn der Medikation waren (z. B. Angstzustände, Suizidgedanken, depressive Stimmung). Sie beginnen einige Tage nach dem Reduzieren des Antidepressivums und halten oft wochenlang an, wobei die Intensität in dieser Phase häufig in Wellen zunimmt und abnimmt. Manchmal tauchen diese Symptome nach einigen Wochen oder Monaten besseren Befindens wieder auf. Sie sollten dann als Reboundsymptome behandelt werden, auch wenn sie scheinbar »die ursprüngliche Krankheit« sind.

Da Langzeitstudien zeigen, dass Antidepressiva relevante Risikofaktoren für anhaltende und/oder wiederholte Depressionen sind, sind wir davon überzeugt, dass es sich in der Regel um Reboundphänomene handelt (Ten Have et al. 2017; Hengartner et al. 2018). Diese Entzugssymptome haben sowohl eine individuelle Ausprägung als auch einen individuellen zeitlichen Verlauf. Typischerweise verlaufen sie bei jeder Reduktionsstufe ähnlich, sodass sich die Betroffenen bei der nächsten Stufe darauf einstellen können. Ob ein sanftes Vorgehen bei der Reduktion anhaltende Entzugssymptome, die zumindest in Einzelfällen auftreten können, grundsätzlich verhindert, können wir nicht zuverlässig sagen. Unsere klinische Erfahrung zeigt jedoch, dass die Entzugssymptome milder ausfallen und aufhören, wenn auch vielleicht erst nach vielen, vielen Monaten, wenn die Reduktionsschritte klein genug gewählt werden.

Fall 1: Einfache Reduktion

Frau H. leidet an einer komplexen posttraumatischen Belastungsstörung mit Flashbacks, Vermeidungsverhalten und erhöhter Erregbarkeit. Jahrelang nahm sie ein Antidepressivum (Escitalopram), das sie als lindernd empfand. Nachdem sie, unterstützt durch eine langjährige Psychotherapie, einen alltagstauglichen Umgang mit ihren Symptomen entwickelt hatte, beschloss sie, das Antidepressivum abzusetzen. Sie tat dies ohne nähere Absprache mit ihrem behandelnden Therapeuten und abrupt. Einige Tage nach dem Absetzen traten grippeähnliche Symptome auf, die mit verstärkten Suizidgedanken und Muskelschmerzen sowie zunehmender Unruhe einhergingen. Sie beschloss, mit diesen Symptomen zu leben. Da sie diese mit dem Absetzen des Antidepressivums in Verbindung brachte, konnte sie diese von ihren psychischen Symptomen abgrenzen. Außerdem blieben sie auf einem erträglichen Niveau. Nach zwei Wochen begannen die Symptome, abzuflauen, und hörten schließlich ganz auf. Sie hatte nun den Eindruck, wieder lebendiger und sensibler zu sein, und musste auch den Umgang mit ihren Symptomen neu regeln. Heute, Jahre später, bezeichnet sie die Zeit mit dem Antidepressivum rückblickend als eine »Zeit unter einem Deckel«, in der ihre Gefühle und Impulse wie abgeschnitten und gedämpft waren. Auch wenn sie nicht symptomfrei ist, was angesichts der Komplexität ihrer verschiedenen Traumata in Kindheit und Jugend verständlich ist, erlebt sie sich seit dem erfolgreichen Absetzen des Antidepressivums als zufriedener und stabiler.

Fall 2: Schwierige Reduktion ohne anhaltende Symptome

Herr H. entwickelte schon früh in seiner Jugend depressive Symptome, die durch Traumatisierungs- und Ausgrenzungserfahrungen sowie eine wenig unterstützende Familie verursacht wurden. Im Lauf der Jahre hatte Herr H. mehrere schwere psychische Krisen, darunter psychotische und vor allem suizidale Krisen. Eine depressive Stimmung hielt sein ganzes Leben lang an. In diesen Jahren erhielt Herr H. viele verschiedene Psychopharmaka und blieb schließlich bei einem Antidepressivum (Sertralin), das er als einigermaßen hilfreich empfand. Er nannte diese Pille seine »Leck-mich-am-Arsch-Pille«, da sie ihn ungemein gleichgültig machte. Das sei angenehm gewesen, was seine Beschwerden anbelangte, aber gruselig angesichts der fehlenden Lebensfreude und des Gefühls, wie ein Zombie unterwegs zu sein. Auf diese Weise gelang es ihm, jahrelang erfolgreich einen Job in einem geschützten Bereich auszuüben.

Viele Jahre später, nachdem er einen neuen behandelnden Psychiater gefunden hatte, bot ihm dieser an, ihn bei einer Reduzierung des Antidepressivums und bei einer Psychotherapie zu begleiten. Herr H. beschloss, diese Gelegenheit wahrzunehmen, und begann mit der Reduzierung. In 10-mg-Schritten wurde die ursprüngliche Dosis von 100 mg über einen Zeitraum von zwei Jahren mithilfe speziell angefertigter Kapseln reduziert, wobei es nach jedem Reduktionsschritt zu einer mehrwöchigen Zunahme von Angstzuständen, Dünnhäutigkeit, Suizidgedanken und auch traumabedingtem Stimmenhören kam. Darüber hinaus blieben verschiedene körperliche Symptome bestehen. Im Lauf von etwas mehr als zwei Jahren Reduktion traten lebensgeschichtliche Themen wieder auf, sodass die persönliche Entwicklung wieder aufgenommen werden konnte, was schließlich zu einer Psychotherapie führte. Diese dauert aktuell, zweieinhalb Jahre nach Ende der Reduktion, noch an. Im Nachhinein fragt sich Herr H., warum ihm dies nicht schon früher angeboten wurde, anstatt ihn mit Psychopharmaka zu sedieren. Er hat den Eindruck, dass er jahrelang immobilisiert war, sowohl im Leben als auch in seiner persönlichen Entwicklung.

Antipsychotika

Antipsychotika werden hauptsächlich bei psychotischen Störungen eingesetzt. Sie können bei psychotischen Episoden hilfreich sein und auch die Anfälligkeit für eine Psychose einerseits verringern (sogenannte Rückfallprävention), andererseits aber auch erhöhen (siehe den Beitrag von Robert Whitaker in diesem Band). Allerdings können Antipsychotika die psychosozialen Herausforderungen bei der Genesung nicht lösen. Ihre Hauptwirkung besteht darin, eine Art Abstumpfung oder Distanzierung von einem überwältigenden »Zuviel« von Bezogenheit und Bedeutung in einer bestimmten Situation zu bewirken. Gerade Letzteres ist die große Herausforderung während einer Psychose. Neurophysiologisch wird dieser antipsychotische Effekt durch die Blockierung von Dopamin-2-Rezeptoren im mesolimbischen System erreicht (Seeman et al. 2005). Dieser Effekt geht mit einer Reihe unerwünschter Wirkungen einher, wie zum Beispiel kognitive Beeinträchtigung, Antriebsminderung und Depressivität sowie negative körperliche Auswirkungen wie sexuelle oder motorische Dysfunktion. Diese besondere Form des künstlich erzeugten »dicken Fells« (= verringerte Wahrnehmung eigener Gefühle und des Betroffenseins durch die Situation) ist unserer psychiatrischen Ansicht nach für viele Menschen während psychotischer Episoden hilfreich. Manche Betroffene leider allerdings extrem unter der seelischen Einmauerung und emotionalen Panzerung (Lehmann 1996, S. 35); Begriffe wie »Zombiereaktion«, »Haloperidol-Leiche« oder »chemische Zwangsjacke«, die manche unserer Kollegen in Fachzeitschriften und internen Diskussionen verwenden, machen auf diese unangenehme Realität aufmerksam.

In Kombination mit den negativen psychischen Auswirkungen schränkt die reduzierte Wahrnehmung der eigenen Gefühle und damit der eigenen Bedürfnisse die Lebensoptionen im weiteren Verlauf jedoch erheblich ein. Damit tragen Antipsychotika, insbesondere in hohen, aber auch in sogenannten therapeutischen Dosen, wesentlich dazu bei, dass Genesungsprozesse nicht so erfolgreich verlaufen, wie sie es angesichts der psychosozialen Hilfelandschaft (einschließlich aller Formen der Selbsthilfe) könnten (Wunderink et al. 2013; Harrow et al. 2014). Ein Hauptproblem bei regelmäßiger Einnahme von Antipsychotika ist die Anpassung bzw. Gewöhnung des menschlichen Gehirns auf zellulärer Ebene. Ausgehend von Erkenntnissen aus Tiermodellen und Post-mortem-Studien ist davon auszugehen, dass sich innerhalb von Monaten eine Toleranz gegenüber Antipsychotika entwickelt, die mit einem Anstieg der Dopamin-2-Rezeptoren und einem Anstieg der relativen Rate der Dopamin-2-Rezeptoren in einem überempfindlichen Zustand einhergeht (Seeman 2011). In der Folge reagieren die veränderten neuronalen Netzwerke mit Reboundphänomenen, wenn die konstant eingenommene Dosis von Antipsychotika reduziert oder gar abgesetzt wird (Chouinard et al. 2017).

Obwohl während der Reduktion typischerweise Entzugserscheinungen auftreten (z. B. Konzentrationsprobleme, Reizbarkeit), ist die Reduktion selbst zunächst oft nicht besonders problematisch, weil die Betroffenen weniger negative Anwendungswirkungen (sogenannte Nebenwirkungen) erleben. Oft können sie einfach wieder besser denken und fühlen sich aktiver. Doch nach einigen Tagen oder Wochen können die Reizoffenheit und die Schwierigkeit, abzuschalten, zunehmend problematisch werden. Nicht selten nehmen diese Beschwerden zu, führen dann oftmals zu Schlaflosigkeit und schließlich sogar zu psychotischen Erlebnissen. Nach unserer klinischen Erfahrung ist eine solche Supersensitivitätspsychose sehr oft die Folge einer zu schnellen oder zu großschrittigen Reduktion. Sie kann aber auch ein Hinweis darauf sein, dass die Dosis unter eine kritische Untergrenze gefallen ist. Letzteres erscheint uns jedoch nur bei bereits sehr geringen Dosen und sehr langsamer vorheriger Reduktion schlüssig. Leider können auch wir trotz umfangreicher klinischer

Erfahrung nicht zuverlässig vorhersagen, welche Schrittgröße und Schrittfolge sicher eingehalten werden kann und bis zu welcher Dosis eine Person sicher reduzieren kann.
Im besten Fall sind die kleinen psychotischen Krisen, die nach Reduktionsschritten auftreten, so beschaffen, dass die Betroffenen im Kontakt mit vertrauten Personen noch so erreicht werden können, dass die Probleme, um die es in dieser psychotischen Krise geht, ganz direkt angesprochen werden können. Auf diese Weise kann der lebensweltliche Subtext der psychotischen Erfahrung – typischerweise nicht mehr wahrgenommene (= abgespaltene) Gefühle in Beziehungen – dann als Anker für die sozial geteilte Realität des Hier und Jetzt dienen, sodass die psychotische Erfahrung ohne Hochsetzen der antipsychotischen Dosis abklingen kann. Sind die Reduktionsschritte jedoch zu groß, ist die psychotische Dynamik oft so dramatisch, dass dies nicht gelingt, dass Schlaftabletten nicht ausreichen und dass – ob als Wiedereinführung oder Fortführung der Medikation – eine deutlich höhere Dosis des Antipsychotikums aus unserer Sicht für einige Zeit nicht zu vermeiden ist. Insofern plädieren wir in unserer psychiatrischen Begleitung für relativ kleine Schritte und gelegentliche längere Dosisplateaus im Verlauf der Reduktion. Die Idee ist, dass es die Betroffenen auf diese Weise bemerken, wenn die sehnsüchtigen Spannungen in ihnen zu groß und unerträglich werden, wenn das medikamenteninduzierte dickere Fell zu dünn wird (Schlimme et al. 2018).

Fall 3: Intermittierende Einnahme von Antipsychotika

In ihrem vierzigsten Lebensjahr hatte Frau H. eine erste psychotische Episode mit einem längeren Aufenthalt in einer psychiatrischen Klinik. Sie wurde mit »Schizophrenie« diagnostiziert und mit Antipsychotika behandelt. Sie litt unter deren unerwünschten Wirkungen, wurde aber mit der Empfehlung einer weiteren antipsychotischen Behandlung aus dem Krankenhaus entlassen. Eine Psychotherapie wurde nicht empfohlen. Aufgrund der negativen Auswirkungen (vor allem verminderte Lebendigkeit, Unruhe und Gewichtszunahme) setzte sie die Antipsychotika innerhalb weniger Wochen nach der Entlassung ab und fühlte sich nach dem Absetzen mehr oder weniger normal. Etwa sechs Monate später erlitt sie eine zweite psychotische Episode – bei der es sich höchstwahrscheinlich, aber zumindest teilweise um eine Rebound- oder Supersensitivitätspsychose handelte – und wurde ein zweites Mal in eine psychiatrische Klinik eingewiesen. Diese Episode werteten die behandelnden

Ärzte als Beweis für die Diagnose sowie für die Notwendigkeit einer lebenslangen antipsychotischen Behandlung.
Dies geschah in den folgenden Jahren noch zwei weitere Male. Nach der letzten Episode erkannte sie – informiert durch Diskussionen in Selbsthilfegruppen –, dass eine schnelle Reduzierung der Antipsychotika gefährlich war, und sie verringerte die Dosis ihrer Antipsychotika beim letzten Mal über etwa ein Jahr viel langsamer. Sie blieb mindestens ein Jahr lang mehr oder weniger stabil, bevor sie spürte, dass die Psychose zu ihr zurückkehrte. Sie nahm das Antipsychotikum (Quetiapin), das sie während ihrer letzten ambulanten Behandlung erhalten hatte, wieder ein und erhöhte die Dosis rasch auf 250 mg. Sie ging freiwillig in eine Klinik, die akute Psychose klang innerhalb eines Monats ab.
Nach der Entlassung suchte sie einen neuen Psychiater auf und reduzierte das Quetiapin über eineinhalb Jahre hinweg noch langsamer, wobei sie in der letzten Phase individuelle Rezepturverordnungen für von der Apotheke anzufertigende Kapseln mit Dosierungen unter 25 mg erhielt. In dieser Zeit machte sie eine Paartherapie mit ihrem Partner und eine Psychotherapie, um die mentale Grammatik ihrer psychotischen Erfahrungen und ihrer Anfälligkeit für Psychosen besser zu verstehen. Sie bewertete auch ihre Erfahrungen mit verschiedenen Antipsychotika während ihrer stationären Aufenthalte neu und entschied sich für das Antipsychotikum Perphenazin 8 mg als Krisenmedikation für den Fall, dass die psychotischen Erfahrungen wieder auftraten. Neun Monate später hatte sie leichte Wahnvorstellungen. In unseren Sitzungen war sie in der Lage, diese Symptome entsprechend ihren früheren Erkenntnissen über die Funktionsweise ihrer Psyche neu zu bewerten, was zu einem Rückgang ihrer sensiblen Wahnvorstellungen führte. Sie lebt nun seit über drei Jahren ohne antipsychotische Behandlung. Sie ist immer noch bereit, im Falle einer aufkommenden Psychose in Zukunft Antipsychotika einzunehmen.

Fall 4: Erhaltungsbehandlung mit niedrig dosierten Antipsychotika

Herr U. erlitt in seinen frühen Zwanzigern seine erste psychotische Episode, die mit einem stationären Aufenthalt in einem psychiatrischen Krankenhaus und der Diagnose »Schizophrenie« einherging. Es folgten fünf weitere psychotische Episoden unter laufender neuroleptischer Behandlung, die bei jeder neuen Psychose verschärft wurde. Andere Therapiemöglichkeiten wurden nicht angeboten, aber er erholte sich mehr oder weniger gut. Er war berufstätig und heiratete mit Anfang dreißig. Mit Mitte dreißig litt er stark unter den unerwünschten Wirkungen seines derzeitigen Medikaments Olanzapin 20 mg, nämlich Gewichtszunahme, Diabetes und extrem verminderte Lebensfreude.

Da er frisch verheiratet war und eine Familie gründen wollte, beschloss er, in seiner Behandlung neu anzusetzen, entschied sich für eine Psychotherapie und eine langsame Reduzierung des Olanzapin. Mithilfe von Einzelrezepten gelang es ihm, seine Olanzapin-Dosis in 10-%-Schritten alle sechs bis acht Wochen auf 1,2 mg zu reduzieren. In dieser Zeit entschlüsselte er die mentalen Hintergründe seiner Psychosen und seiner Anfälligkeit für diese. Dieser psychotherapeutische Prozess wurde durch die Verringerung der Dosis stark begünstigt, da sein psychischer Zustand bei niedrigeren Dosen immer offenkundiger wurde. Nachdem er die Dosis auf unter 5 mg gesenkt hatte, begann er, seine Ehe als zu einengend und sehr herausfordernd für sich selbst zu erleben, wollte aber um jeden Preis eng mit seiner geliebten Frau und seinem neugeborenen Kind zusammenleben. Die psychologischen Voraussetzungen für dieses Dilemma und damit seine hohe Anfälligkeit für Psychosen waren eindeutig in seiner Kindheit und Jugend begründet. Das Zusammenleben mit seiner Familie überforderte in der Folge jedoch seine psychischen Bewältigungsmöglichkeiten und führte zu einer weiteren Psychose.

Während seines stationären Aufenthalts wurde seine Dosis auf 20 mg Olanzapin erhöht. Nach seiner Entlassung überprüfte er zusammen mit seinem Psychiater und Psychotherapeuten den Verlauf seiner Medikation. Er kam zu dem Schluss, dass das oben genannte Dilemma unerträglich geworden war, nachdem er seine Dosis auf unter 2,5 mg Olanzapin reduziert hatte, und dass er sich von seiner Frau würde scheiden lassen müssen, wenn er mit weniger Neuroleptika leben wollte. Daher beschloss er, seine Dosis bis zu diesem Punkt zu reduzieren, bei dieser niedrigen Dosis zu bleiben und die unerwünschten Wirkungen in Kauf zu nehmen. Wiederum reduzierte er seine Dosis durch Einzelverordnungen von 10 mg Olanzapin abwärts. Er nimmt nun seit vielen Jahren 2,5 mg Olanzapin und zahlt durchaus einen hohen Preis mit Gewichtszunahme, einem medikamentenbedingten Diabetes und dem Risiko einer erheblich reduzierten Lebenserwartung. Aber er lebt immer noch mit seiner Frau und seinen beiden Kindern zusammen.

Fall 5: Vollständiges Absetzen von Antipsychotika

In ihren frühen Zwanzigern erlebte Frau T. eine erste psychotische Episode und wurde fünf Monate lang stationär behandelt. Sie wurde in ein Heim für Menschen mit diagnostizierten psychischen Erkrankungen entlassen, erhielt 18 mg Perphenazin und machte ein einjähriges Rehabilitations- und Beschäftigungsprogramm mit. Sie empfand sich selbst als kognitiv beeinträchtigt und war in ihrer Lebendigkeit und ihrem Antrieb eingeschränkt. Sie hoffte weiterhin auf eine Genesung, begann eine Psychotherapie und reduzierte parallel dazu das Perphenazin mit Einzelverordnungen um 2 mg etwa alle sechs Wochen. Mit einer Dosis von 14 mg kam sie wieder mit ihren inneren Bedürfnissen in Kontakt und nahm das soziale Leben wieder auf. Sie traf Verabredungen – was zeitweise ziemlich überwältigend war – und machte Pläne, die Reha zu verlassen und in ihren früheren Beruf als Tierarzthelferin zurückzukehren.

Mit der 10-mg-Dosis fühlte sie sich kognitiv fit genug, um ihren Plan in die Tat umzusetzen, zog aus dem Heim für psychisch Kranke aus und in eine Wohngemeinschaft ein, nahm ihre Arbeit und die Beziehung zu einem früheren Freund wieder auf. Sie reduzierte das Perphenazin weiter und war immer mehr in der Lage, die hinter ihrer Psychose und ihrer Anfälligkeit für Psychosen stehenden mentalen Zusammenhänge zu verstehen. In ihrer Beziehung traten wieder alte Konflikte auf, aber sie konnte ihren Drang, anderen helfen zu wollen, besser regulieren und konzentrierte sich stattdessen auf ihre eigenen Bedürfnisse, insbesondere ihr Bedürfnis nach Autonomie. Dennoch blieb sie innerlich angespannt und unzufrieden.

Es dauerte fast ein Jahr, bis sie sich dazu durchringen konnte, sich sowohl von ihrem Freund als auch von ihrer Arbeit als Tierarzthelferin zu trennen. Aus finanziellen Gründen musste sie wieder bei ihrer Mutter einziehen, eine schwierige Beziehung. Während dieser Zeit reduzierte sie ihr Perphenazin auf eine Dosis von 2 mg und plante eine dreimonatige stationäre psychotherapeutische Behandlung in einer Fachklinik. In der Klinik setzte sie ihr Perphenazin mit Einzelverordnungen in 0,5-mg-Schritten auf null ab und arbeitete intensiv an ihren Fähigkeiten, Nähe und Distanz in Beziehungen besser auszugleichen. Nach der Entlassung aus der Klinik wohnte sie wieder bei ihrer Mutter, unternahm lange Wanderungen, setzte ihre ambulante Psychotherapie fort und überdachte ihre mentale Verfassung und ihre Lebensziele. Sie beschloss, Tätowiererin zu werden. Sie begann auch eine neue Beziehung, in der sie sich viel mehr Freiheiten erlaubte und sich ihrer Bedürfnisse viel bewusster wurde.

Nach Abschluss ihrer Ausbildung zur Tätowiererin arbeitet sie freiberuflich und lebt in ihrer eigenen Wohnung. Seit etwa drei Jahren nimmt sie keine Antipsychotika mehr ein.

Schlussfolgerung

Die fünf Falldarstellungen zeigen die Vielfalt der Reduktionsprozesse sowohl bei Antidepressiva als auch bei Antipsychotika, die sich auch so in unserer Erfahrung widerspiegeln. Sie lassen erkennen, dass der Einsatz von Antipsychotika und Antidepressiva nicht einfach nur die Symptome mindert. Vielmehr ergeben sich für die Betroffenen neue Herausforderungen, insbesondere aufgrund der unerwünschten Wirkungen der Medikamente und der oftmals nur beschränkt möglichen persönlichen Entwicklung während der Einnahmezeit. Sich diesen Themen zu stellen, ist auch deshalb notwendig, um mit der erlebten Krise, den darin gemachten Erfahrungen und dem Hintergrund der Krisenanfälligkeit konstruktiv umzugehen. Letzteres betrifft reale lebensgeschichtliche und mögliche biologische Aspekte sowie die daraus erwachsenen psychischen Gewohnheiten und Muster. Während der Reduktion tauchen die Themen, die intensiv mit Gefühlen verbunden sind, typischerweise wieder auf. Die psychologischen Hintergründe der psychischen Krisen werden wieder (stärker) spürbar und in Beziehungen und im Verhalten und damit letztlich auch für andere sichtbar. Es ist notwendig, sich all diesen Themen zu stellen und den darin enthaltenen Auftrag zur persönlichen Entwicklung anzunehmen. In der Interaktion mit dem sozialen Umfeld ist es wichtig, einen kokreativen Weg zur Genesung zu finden. Dies zeigt, dass Reduktion nicht nur ein technischer Prozess ist, auch wenn es auf den ersten Blick so erscheinen mag. Vielmehr ist sie ein integraler Bestandteil der Genesung (Schlimme et al. 2018).

Nach unserer Erfahrung lässt sich der Verlauf von Reduktionsprozessen nicht aus der klinischen Situation heraus vorhersagen. Auch wenn die Reduktionsschritte langsam und in kleinen Dosen durchgeführt werden, ist eine Garantie für einen erfolgreichen Abschluss der Reduktion bis zum Absetzen nicht möglich. Allerdings sind Reduktionsprozesse weniger schmerzhaft und weniger krisenanfällig, wenn die Dosisschritte individuell angepasst werden. Insofern sind individuelle Verordnungen während der Reduktion – zumindest in den letzten Phasen, wenn der »letzte Krümel« des Psychopharmakons eingenommen oder reduziert wird – für uns oft unerlässlich. Langsame Reduktion hat den Vorteil, dass die Betroffenen psychosozial besser mitwachsen (und im besten Fall auch ihr Umfeld).

Dennoch lassen sich auf unserer Erfahrung basierend einige allgemeine Aussagen über die Wahrscheinlichkeit einer erfolgreichen Reduzierung bis zum Absetzen treffen:

Eine kurze Dauer des Konsums ist am besten (abgesehen von der Bewältigung einer psychischen Krise ganz ohne Psychopharmaka). Wenn die Substanz nur maximal sechs bis acht Wochen lang konsumiert wurde, zum Beispiel während einer Krise, ist die Reduktion in der Regel erfolgreich. Sie sollte dann eher schnell in einigen Tagen bis Wochen erfolgen, auch um möglichst wenig neurophysiologische Anpassungsprozesse während der Reduktionsphase zu provozieren. Bei längerer Einnahme sollte die Reduktion langsamer erfolgen. Empfehlenswert sind dann Schritte alle zwei bis drei Monate mit ca. 5 % bis 10 % der Ausgangsdosis, wobei im Lauf der Reduktion die Reduktionsdosis nachjustiert werden sollte (z. B. nach Reduktion auf 50 %, 20 % und 10 % der Ausgangsdosis; siehe die Beiträge von Peter C. Groot & Jim van Os sowie von Bryan Shapiro in diesem Band).

Die erste Reduktion ist die einfachste. Jede weitere Reduktion wird tendenziell schwieriger, wobei wir nicht genau wissen, ob es sich dabei um einen »Kindling-Effekt« (to kindle = anzünden)[5] handelt und warum dies so ist. Aus unserer Sicht bedeutet dies nicht, dass die Wiederverwendung von Antidepressiva oder Antipsychotika in späteren Krisen grundsätzlich empfohlen oder vermieden werden sollte. Es bedeutet aber, dass die Reduktion so sanft wie möglich erfolgen sollte, damit spätere Reduktionen nicht durch Kindling-Effekte erschwert werden.

Das Absetzen kann nicht erzwungen werden. Auch wenn das Ziel der Medikamentenfreiheit individuell nachvollziehbar und durch Studien gut begründbar ist, scheint ein Leben ohne Psychopharmaka für manche Menschen ohne anhaltende psychische Krisensituation nicht erreichbar zu sein, vor allem nicht nach langer oder wiederholter längerer Einnahme. Ob dieser psychische Krisenzustand im Alltag – für die betreffende Person, aber auch für ihr betroffenes Umfeld – als erträglich eingeschätzt werden kann, liegt typischerweise nicht in unserer Hand als professionelle Begleitende; diese Einschätzung steht allein den Betroffenen zu. Wir können aber an Bord bleiben, wenn die betroffene Person

5 Mit »Kindling-Effekt« ist ein unterschwelliger, in gleicher Intensität regelmäßig wiederholter, nicht jedoch konstant anhaltender Reiz gemeint, der zu Reaktionen führt, deren Intensität mit der Gesamtdauer der Stimulation ansteigt (d. Hg.). Kindling-Effekte sind aus Entzügen verschiedener psychoaktiver Substanzen bekannt (u. a. Alkohol, Benzodiazepine und Morphine).

dies wünscht und die Grundvoraussetzungen für den Kontakt gegeben sind. Und wir können versuchen, die Situation nicht noch schwieriger zu machen, als sie ohnehin schon ist.

Schlimme, Jann E., *Dr. med. Dr. phil., Berlin, Deutschland. Facharzt für Psychiatrie und Psychotherapie. Nach Jahren in der Forschung und in Krankenhäusern betreibt er eine eigene Praxis in seiner Heimatstadt.*
Kontakt: dr.schlimme@gmx.de
Schwartz, Michael A., *M. D., Weston, Connecticut. Facharzt für Psychiatrie und Psychotherapie. Nach jahrelanger Tätigkeit in der Forschung und in Krankenhäusern betreibt er eine eigene Praxis in seiner Heimatstadt.*
Kontakt: drmikeblog@gmail.com

Literatur

Chouinard G, Samaha A-N, Chouinard V-A (24.6.2017). Antipsychotic-induced dopamine supersensitivity psychosis: Pharmacology, criteria, and therapy. Psychother Psychosom, 86: 189–219. DOI: 10.1159/000477313

Davies J, Read J (4.9.2018). A systematic review into the incidence, severity and duration of antidepressant withdrawal effects: Are guidelines evidence-based? Addict Behav, 97: 111–121. DOI: 10.1016/j.addbeh.2018.08.027

Harrow M, Jobe TH, Faull RN (24.3.2014). Does treatment of schizophrenia with antipsychotic medications eliminate or reduce psychosis? A 20-year multi-follow-up study. Psychol Med, 44: 3007–3016. DOI: 10.1017/S0033291714000610

Hengartner MP, Angst J, Rössler W (20.4.2018). Antidepressant use prospectively relates to a poorer long-term outcome of depression: Results from a prospective community cohort study over 30 years. Psychother Psychosom, 87: 181–183. DOI: 10.1159/000488802

Lehmann P (1996). Schöne neue Psychiatrie. Bd. 1: Wie Chemie und Strom auf Geist und Psyche wirken. Berlin: Antipsychiatrieverlag (eBook 2022)

Lehmann P (2019). Paradigm shift: treatment alternatives to psychiatric drugs, with particular reference to low- and middle-income countries (S. 251–269). In: L Davidson (Hg.), The Routledge Handbook of International Development, Mental Health and Wellbeing. London/New York: Routledge. Im Internet unter http://www.peter-lehmann-publishing.com/articles/lehmann/pdf/sdg3-psychiatry-treatment-alternatives.pdf (Zugriff am 2.12.2022)

Schlimme JE, Scholz T, Seroka R (2018). Medikamentenreduktion und Genesung von Psychosen. Köln: Psychiatrie Verlag

Seeman P, Weinshenker D, Quirion R (1.3.2005). Dopamine supersensitivity correlates with D2^{High} states, implying many paths to psychosis. Proc Natl Acad Sci U S A, 102: 3513–3518. DOI: 10.1073/pnas.0409766102

Seeman P (2011). All roads to schizophrenia lead to dopamine supersensitivity and elevated dopamine D2^{High} receptors. CNS Neurosci Ther, 17: 118–132. DOI: 10.1111/j.1755-5949.2010.00162.x

Ten Have M, Penninx BWJH, Tuithof M et al. (2017). Duration of major and minor depressive episodes and associated risk indicators in a psychiatric epidemiological cohort study of the general population. Acta Psychiatr Scand, 136: 300–312. DOI: 10.1111/acps.12753

Wunderink L, Nieboer RM, Wiersma D et al. (2013). Recovery in remitted first-episode psychosis at 7 years of follow-up of an early dose reduction/discontinuation or maintenance treatment strategy: Long-term follow-up of a 2-year randomized clinical trial. JAMA Psychiatry, 70: 913–920. DOI: 10.1001/jamapsychiatry.2013.19

Institutionelle Unterstützung in Krisen während des Absetzens von Psychopharmaka

Martin Zinkler

Die institutionelle Unterstützung von Menschen, die sich für die Reduzierung und das Absetzen von Psychopharmaka entscheiden, sollte sich nach dem Willen und den Präferenzen der betroffenen Person richten. Die Unterstützung kann zu Hause, in einer Ambulanz, in einer Tagesklinik oder in einer stationären Einrichtung erfolgen. Unterstützte Entscheidungsfindung, flexible Vereinbarungen, Telefoncoaching, Unterstützung außerhalb der Öffnungszeiten und Krisenpläne können wirksame Instrumente und Interventionen sein. Im deutschen Kontext können sogenannte Modellregionen einen guten organisatorischen Rahmen für eine effektive Unterstützung bieten. Besonderes Augenmerk sollte auf die Rolle von Familien und Freunden und Freundinnen gelegt werden.

» Alles scheint neu zu sein, aber nichts hat sich geändert. Wenn der Insasse nicht wieder zum Subjekt wird, ihm nicht seine menschliche Würde zurückgegeben wird, wenn er nicht nach und nach das Recht, zu sprechen, und auch das Recht, zu protestieren, zurückgewinnt, wenn er nicht real die Möglichkeit hat, eine Reihe von Entscheidungen zu treffen, dann besteht die Gefahr, dass die Neustrukturierung der Irrenanstalt auch weiterhin eine Fiktion, eine leere Schale bleibt. « (Jervis 1978, S. 136)

Nach dem Übereinkommen der Vereinten Nationen über die Rechte von Menschen mit Behinderungen (UN-BRK) entscheiden Menschen mit Behinderungen (dazu gehören auch Menschen mit psychiatrischen Diagnosen) selbst über eine Behandlung oder ein medizinisches Verfahren, das ihnen angeboten wird (United Nations 2006). Sie entscheiden auch über die Art und Intensität der Unterstützung, soweit ihnen diese angeboten werden kann. Alle Formen der stellvertretenden Entscheidungsfindung sind nicht mehr zulässig. Stattdessen müssen die Staaten unterstützte Entscheidungsfindung anbieten (United Nations 2014).

Artikel 12 des Übereinkommens und die entsprechende Arbeit des Ausschusses für die Rechte von Menschen mit Behinderungen stehen in krassem Gegensatz zu den Realitäten in der psychiatrischen Versorgung, in der Menschen antipsychotische und andere Psychopharmaka ohne vollständige und informierte Zustimmung oder im Rahmen von Zwangsmaßnahmen gemäß den nationalen Gesetzen zur psychischen Gesundheit oder in betreuungsrechtlichen Verfahren erhalten (United Nations 2017).

Viele Einrichtungen reagieren auf Krisen im Bereich der psychischen Gesundheit mit einem biomedizinischen Ansatz und vernachlässigen dabei die biografischen und sozialen Determinanten psychischer Gesundheit. Dies führt zu einer langdauernden und schädlichen Verschreibung von Psychopharmaka (Horowitz et al. 2021), und es überrascht nicht, dass die Nutzer und Nutzerinnen solcher psychiatrischen Dienste nur schwer oder gar nicht auf Unterstützung zurückgreifen können, wenn sie Psychopharmaka reduzieren oder absetzen möchten. Psychosoziale Fachkräfte und ihre Einrichtungen scheinen großteils zögerlich, ihre Klienten und Klientinnen dabei zu unterstützen, und wenn doch, verfügen sie nur über wenige Forschungsdaten oder klinische Erfahrungen, um diese Unterstützung zu leisten.

Erst in jüngster Zeit empfehlen professionelle Leitlinien vorsichtig Unterstützung beim Absetzen (Bundesärztekammer et al. 2022) oder zumindest beim Finden der »Minimaldosis« (DGPPN 2019). Der Autor dieses Kapitels bietet diese Unterstützung an und hat dies auch öffentlich gesagt (DGSP 2014). Dies hat dazu geführt, dass viele Anfragen an ihn und die Klinik, in der er arbeitet, mit der ausdrücklichen Bitte gerichtet wurden, für den Entzug von Antipsychotika stationär aufgenommen zu werden.

In diesem Kapitel schöpft der Autor aus den Erfahrungen, die er bei der Beantwortung dieser Anfragen gemacht hat, und schlägt einen institutionellen Ansatz vor, der mit den Grundsätzen des genannten Übereinkommens und den neuesten evidenzbasierten Empfehlungen (Horowitz et al. 2021) in Einklang steht.

Wille und Präferenzen

Der traditionelle medizinische Ansatz für Menschen, die antipsychotische oder andere Psychopharmaka absetzen wollen, besteht darin, die Notwendigkeit der Fortsetzung der Behandlung (mit Antipsychotika, Lithium und Antidepressiva) zu betonen, um einen Rückfall zu verhindern. Bei Beruhigungsmitteln (Benzodiazepinen und Schlaftabletten) wird in der Regel ein anderer Rat gegeben, zum Beispiel, abzusetzen, um nicht von Psychopharmaka abhängig zu werden. Ohne weiter darüber nachzudenken, gehen die Fachleute nach dem Motto »Der Arzt weiß es am besten« vor und sagen ihren Patienten und Patientinnen, was ihrer Meinung nach gut für sie ist. Viele Betroffene erwarten jedoch Unterstützung bei ihren Behandlungszielen und auf ihrem individuellen Weg zur Genesung (McCabe et al. 2007).

Die Unterstützung sollte daher mit einer Diskussion über den Willen und die Präferenzen der betreffenden Person beginnen. Der nächste Schritt besteht dann darin, herauszufinden, ob sie die Unterstützung der Einrichtung wünscht, um ihr Ziel zu erreichen. Sobald dies entschieden ist, kann die Fachkraft ihre Überlegungen zu den Folgen einer bestimmten Entscheidung einbringen und abklären, welche Möglichkeiten der Risikominderung es gibt, sollten Risiken bestehen. Auch hier hängen die Art und Intensität der Unterstützung davon ab, ob die betreffende Person damit einverstanden ist. Eine Ärztin kann durchaus einen schrittweisen Entzug von beispielsweise 10 % der aktuellen Dosis alle sechs oder acht Wochen vorschlagen, sie kann auch eine schnellere Reduzierung für schädlich oder riskant halten. Die Entscheidung über das weitere Vorgehen liegt jedoch immer bei der betreffenden Person.

Die Person kann dann beispielsweise eine Patientenverfügung verfassen (Henderson et al. 2008; Lehmann 2015) oder eine andere Person benennen, die sie in einer möglichen Krise unterstützt, oder auch nicht. Die Fachkraft kann verschiedene Unterstützungsmöglichkeiten anbieten, zum Beispiel wöchentliche oder zweiwöchentliche ambulante Termine und in Krisenzeiten eine stationäre Aufnahme oder eine alternative Krisenunterkunft (Dumont & Jones 2007; Russo et al. 2018). Weitere Optionen sind eine tagesklinische Behandlung oder eine Behandlung zu Hause (Hometreatment) unter bestimmten Umständen, die vor Beginn des Reduzierens/Absetzens vereinbart werden können. Es kann auch vereinbart werden, ob und wie die Dosis eines bestimmten Psychopharmakons in einer Krise erhöht werden sollte oder nicht oder ob ein bestimmtes Psychopharmakon unter bestimmten Umständen wieder genommen werden sollte.

Der Autor schlägt kein strukturiertes Protokoll für die Intensität oder die Art der Unterstützung vor, sondern vielmehr eine individuelle und möglichst detaillierte Planung. Gemeinsame Krisenpläne (Henderson et al. 2008) können ein nützliches Instrument für die Planung des Absetzens sein. Auch die bloße Planung einer stationären Aufnahme scheint unzureichend zu sein, da eine stationäre Behandlung für jeden Menschen etwas anderes bedeuten kann: Soll es eine offene oder geschlossene Station sein, soll sie bestimmte therapeutische Aktivitäten, Tagesurlaub oder Wochenendurlaub umfassen, soll sie unbefristet oder für eine Woche geplant sein? Flexible tagesklinische Arrangements – die Dienstleistungsnutzer und -nutzerinnen entscheiden, an wie vielen Tagen in der Woche sie teilnehmen möchten – mit der Option, in eine stationäre Aufnahme zu wechseln, scheinen besonders gut geeignet zu sein, um Krisen vorzubeugen oder zu bewältigen.

Während für einige Personen die Symptomfreiheit ganz oben auf der Agenda steht, haben für andere die Minimierung der negativen Auswirkungen der Medikamente und langfristiger Risiken Priorität. Dies muss von den unterstützenden Fachkräften berücksichtigt werden (Murray & Di Forti 2018) und bestimmt die Antwort auf Situationen, in denen die Symptome wieder auftauchen. Das Vorgehen bei Suizidgedanken oder anderen problematischen Verhaltensweisen kann vor Beginn des Absetzens besprochen werden.

Für manche Menschen ist ein Rückfall in eine Psychose eine äußerst beängstigende Erfahrung, und sie bevorzugen eine Behandlung, die psychotische Symptome um fast jeden Preis verhindert. Auch eine wiederkehrende Depression nach dem Absetzen eines Antidepressivums kann ein beunruhigendes und beängstigendes Szenario sein. Für andere ist ein Rückfall etwas, mit dem sie umgehen können und wollen, mit oder ohne Unterstützung durch Fachleute oder ihr informelles Netzwerk.

Stationär oder ambulant

Der Autor akzeptiert fast nie stationäre Aufnahmen »zum Entzug von Antipsychotika« für Menschen, die nicht in der Region leben, obwohl dies die häufigsten Anfragen sind, die er erhält (siehe Kaufmann & Lehmann 2019). Die Zustimmung zu einer stationären Aufnahme mit dem kurzfristigen Ziel des »Entzugs von Psychopharmaka« würde Hoffnungen und Erwartungen wecken, die wir nicht erfüllen können. Unserer Erfahrung nach und im Einklang mit den sich abzeichnenden Erkenntnissen (Horowitz et al. 2021) erfordert der Entzug von Antipsychotika mittelfristige und flexible Unterstützung. Die stationäre Umgebung ist möglicherweise nicht die entspannende und unterstützende Umgebung, die die Person braucht, insbesondere in einem Krankenhaus, in dem täglich kurzfristige Einweisungen und Notfallbehandlungen stattfinden.

Für diejenigen, die in der Region leben, ist eine flexible Unterstützung verfügbar und nicht schwer einzurichten. Auf die Anfrage nach Unterstützung bei der Reduzierung oder beim Entzug folgt ein ambulanter Termin, um den Willen und die Präferenzen zu besprechen, die Unterstützungsmöglichkeiten zu skizzieren und, wenn möglich, einen Plan zu vereinbaren, wie schnell die Reduzierung beginnen soll. Bei den nächsten Terminen geht es um die Feinabstimmung des Unterstützungsplans und um mögliche Krisenszenarien, die sich während der Behandlung ergeben können. Idealerweise werden dabei Freunde, Freundinnen oder Verwandte einbezogen, sofern die Betroffenen damit einverstanden sind. Zu den Möglichkeiten der Krisenunterstützung kann auch eine Behandlung zu Hause gehören, die natürlich nur angeboten werden kann, wenn die betreffende Person in unmittelbarer Nähe wohnt.

Der Betreuungsplan kann Einzelsitzungen mit einem Arzt oder einer Psychologin, Gruppensitzungen in Kunst-/Bewegungs-/Tanz-/Beschäftigungs-/Musiktherapie (Lehmann 2021; WHO 2021) oder auch nur gelegentliche Termine (eventuell nur telefonischer Kontakt) mit den verschreibenden Ärzten und Ärztinnen umfassen. Die Einrichtung muss jedoch in der Lage sein, kurzfristig eine tagesklinische Behandlung, eine stationäre Aufnahme oder eine Behandlung zu Hause zu organisieren.

Manche Menschen haben vielleicht nur wenige Vorstellungen von ihren Bedürfnissen während des Absetzens. Um bestimmte Themen während des Reduzierens zu definieren, hat Thelke Scholz, eine Nutzerforscherin, ihr Dreieck der Genesung entworfen (Schlimme et al. 2019):

Geduld
Essen | Schlafen
Aktivität | Ruhe

Individuelle Vorlieben und Bedürfnisse sind unterschiedlich und können sich im Lauf der Zeit ändern. Die Dosierungsintervalle können sich ändern, die Termine können häufiger oder seltener werden. Flexibilität scheint wesentlich zu sein.

Unterstützung für Fachleute

Das Dreieck der Genesung ist zwar nur ein Beispiel für einen neu entstehenden Wissensfundus, der von Anwendern, Anwenderinnen und Forschern und Forscherinnen bereitgestellt wird (Aderhold et al. 2017; Lehmann 2019; Schlimme et al. 2019; Horowitz et al. 2021), doch gibt es bisher darüber hinaus nur sehr wenig, was Fachleute bei diesem Unterfangen anleitet und unterstützt. Das

Dreieck der Genesung kann jedoch einige Gedanken und Erkenntnisse für verschreibende Ärzte und Ärztinnen liefern, wenn sie Menschen unterstützen, die ihre antipsychotischen Medikamente absetzen wollen. Während eines hektischen Krankenhausalltags (und unter dem Einfluss oder dem Fehlen von Krankenhausessen, Koffein, Stress, häufigen Unterbrechungen von Aufgaben) fällt es vielen Ärzten und Ärztinnen schwer, die nötige Ruhe und Konzentration zu finden, um diese Themen zu besprechen. Sich die nötige Zeit für diese Verabredungen zu nehmen, steht in einem merkwürdigen Gegensatz zu den Aktivitäten im Krankenhaus, die durch kurze Interventionen, kurze Pausen, unterbrochene Tätigkeiten und schnellen Wechseln zwischen verschiedenen Kommunikationsmodi gekennzeichnet sind.

Der Autor erlaubt sich, einige Punkte hinzuzufügen, die seiner Meinung nach das Reduzieren und Absetzen von Antipsychotika, Antidepressiva oder Lithium eher behindern:

Schneller Entzug. Kleine Reduktionsschritte und mehrere Wochen (oder Monate) zwischen diesen Schritten lassen genügend Zeit, um Veränderungen der beabsichtigten und unerwünschten Wirkungen sowie des allgemeinen Wohlbefindens zu beurteilen. Tritt während eines langsamen Absetzens eine Krise auf, kann man abwarten, anstatt die Medikation zu erhöhen oder wieder einzuführen.

Absetzen der Medikamente während der stationären Aufnahme. Dies ist zwar eine häufige Forderung, doch bietet eine stationäre Behandlung in der Regel nicht die Zeit und die konsequente Unterstützung, die für ein schrittweises Absetzen der antipsychotischen Medikamente erforderlich wären. Innerhalb eines vierwöchigen Krankenhausaufenthalts kann – insbesondere nach einer mehrjährigen Medikamenteneinnahme – vielleicht der erste Schritt zur Reduzierung unternommen werden, vielleicht auch ein zweiter Schritt, aber dann muss eine ambulante Unterstützung organisiert werden, und zwar in der Regel durch ein anderes Team oder eine andere Fachkraft.

Wartelisten für die stationäre oder teilstationäre Aufnahme. Während des Entzugs kann eine tagesklinische oder stationäre Aufnahme erforderlich sein, um Stress abzubauen oder zusätzliche Unterstützung zu leisten. Eine Erhöhung oder ein erneutes Ansetzen von Medikamenten kann vermieden werden, wenn das therapeutische Umfeld der zuvor vereinbarten Krisenunterstützung entspricht.

Strenge Zeitpläne (nur ein Termin pro Monat). Während des Absetzens können viele Wochen und Monate ohne größere Probleme vergehen, aber das kann sich schnell ändern. Flexible und zuverlässige Unterstützung kann erforderlich

werden. Flexible Terminvereinbarungen fördern das Vertrauen der Betroffenen und des Betreuungsteams in die eigenen Fähigkeiten: »Wir schaffen das.«
Therapeutische Sturheit (z. B. »niemals unter 100 mg Amisulprid pro Tag gehen«). Dies ist wenig hilfreich. Biologische Faktoren, psychologische Erwägungen und die schiere Individualität der betreffenden Personen legen nahe, dass es so etwas wie eine Mindestdosis, die standardisiert für alle gilt, nicht gibt. Die Suche nach der Mindestdosis ist eine gemeinsame therapeutische Aufgabe. Ein offener, dialogischer Ansatz ist wahrscheinlich am besten geeignet (von Peter et al. 2019).

Wer unterstützt

Manche Menschen ziehen es vor, ihre Psychopharmaka mit Ärzten und Ärztinnen zu besprechen, andere wenden sich an das Pflegepersonal. Manche Menschen sehen das Absetzen von Psychopharmaka als biologische Aufgabe, andere wenden sich an die Psychologie oder die Spiritualität, um von Psychopharmaka loszukommen. Einige ziehen es vor, dies mit einem Allgemeinmediziner zu besprechen, andere mit einer Psychiaterin. Einige ziehen es vor, sich mit ihren Freunden und Freundinnen, ihrer Familie oder Mitgliedern von Selbsthilfegruppen zu beraten. Und manche beschließen, mit niemandem über Psychopharmaka zu sprechen. Auch hier sollten flexible Unterstützungsmöglichkeiten angeboten werden. Während die Verschreibung von Psychopharmaka wahrscheinlich der einfachste Aspekt ist, lässt sich die Unterstützung, die während des Absetzens benötigt wird, nur schwer vorhersagen. Im Idealfall kann ein gemeindenahes Team für psychische Gesundheit, das verschiedene Unterstützungsmöglichkeiten anbietet, schnell auf eine veränderte Situation reagieren. Peerunterstützung (Larsen-Barr et al. 2018) kann Teil des Unterstützungssystems sein und ist in der einzigartigen Lage, auf der Grundlage eigener Lebenserfahrung Mut zu machen.

Hometreatment in Krisenzeiten

Die häusliche Behandlung ist eine wirksame Alternative zur stationären Aufnahme und eignet sich besonders für die Unterstützung bei Krisen, die während des Medikamentenentzugs auftreten. Die häusliche Behandlung nutzt die Ressourcen der Betroffenen und ihrer Familien und bietet flexible Möglichkeiten des täglichen Kontakts, der telefonischen Betreuung, der Feinabstimmung der Medikation, und der Unterstützung bei der Lösung zwischenmenschlicher Konflikte, die während des Entzugs auftreten, sowie Familieninterventionen. Zu einem Hometreatmentteam gehören in der Regel Pflegepersonal, Sozialarbeiterinnen, Psychologen und Ärztinnen, um auf die verschiedenen auftretenden Probleme reagieren zu können.

Organisatorische Unterstützung in einer Modellregion

Im Jahr 2017 wurde der Landkreis Heidenheim im Südwesten Deutschlands zu einer Modellregion für die Bereitstellung flexibler psychosozialer Dienste gemäß § 64b des deutschen Sozialgesetzbuchs (SGB V) (WHO 2021; Zinkler 2021). Die Nutzer und Nutzerinnen können zwischen verschiedenen Unterstützungssettings wie stationärer, teilstationärer, ambulanter oder häuslicher Behandlung wählen und wechseln. Sie bleiben jedoch beim selben Team: Wenn sie beispielsweise von der stationären Behandlung zur häuslichen Behandlung wechseln, bleiben ihre Sozialarbeiter, ihr Pflegeteam und ihre Psychiaterin dieselben. Das finanzielle Konstrukt der Modellregion ist ein Capitationsystem, d. h. eine Finanzierung mit Pro-Kopf-Budgets. Die Modellregion hat sich mit den Krankenkassen auf ein festes Budget für mehrere Jahre geeinigt, solange der Dienst seine regionale Verantwortung erfüllt und eine vereinbarte Anzahl von Nutzern betreut. Dies hatte den beabsichtigten Effekt, Ressourcen von stationären zu gemeindenahen psychiatrischen Diensten zu verlagern: mit dem Ergebnis, dass die stationäre Belegung auf 50 % zurückgegangen ist, während sich immer mehr Patienten und Patientinnen für eine tagesklinische Behandlung oder eine Behandlung zu Hause entscheiden. Gleichzeitig blieben die Kosten für den Betrieb des Dienstes im Rahmen des vereinbarten Budgets. Das Budget kann an Veränderungen angepasst werden, die sich aus Lohnsteigerungen oder der Inflation ergeben. Die Evaluation der Modellregionen nach § 64b SGB V erfolgt an der Universität Dresden. Auf deren Website (ZEGV o. J.) kann auch der aktualisierte Zwischenbericht über die Modellregion Heidenheim vom 12. Juli 2022 eingesehen werden.

Der Modellvertrag bietet außergewöhnliche Möglichkeiten, Menschen beim Ausstieg aus der Behandlung mit Antipsychotika zu unterstützen. Zum Beispiel kann die Entscheidung zum Absetzen während der ambulanten Behandlung getroffen werden. Zur Unterstützung der Entscheidung schlägt die medizinische Fachkraft in der Ambulanz vor, einen Krisenhilfeplan zu erstellen. Darin werden besondere Vorkehrungen für das Eingreifen in einer Krise vereinbart. Diese Unterstützung kann in Form von häuslicher Behandlung, der Einbindung eines Peers, praktischer Hilfe zu Hause, Telefoncoaching mit der Nachtschicht im Krankenhaus oder auch in der Vereinbarung spezifischer Bedingungen erfolgen, unter denen unverzüglich eine stationäre Aufnahme veranlasst wird. Der Krisenplan wird in die Behandlungsunterlagen des Krankenhauses aufgenommen und kann im Krisenfall jederzeit eingesehen werden. Der Dienst verpflichtet sich, die Unterstützung ohne Verzögerung zu leisten.

Zusammenfassung

Institutionelle Unterstützung für Menschen, die ihre psychotrope Medikation reduzieren oder absetzen wollen, sollte auf dem Willen und den Präferenzen der betreffenden Person beruhen. Die unterstützte Entscheidungsfindung kann genutzt werden, um sich auf psychosoziale Unterstützung während des Absetzens und in Krisenzeiten zu einigen. Flexible Unterstützungsoptionen werden auf die individuelle Situation des Einzelnen abgestimmt. Eine Dienstleistungsphilosophie, die dem Absetzen von Medikamenten positiv gegenübersteht, ist eine Grundvoraussetzung, da die Dienstleistungsnutzer und -nutzerinnen sonst vom Wohlwollen eines bestimmten Klinikers abhängig sind oder widersprüchliche Antworten aus verschiedenen Teilen des Dienstes erhalten. Die flexiblen Möglichkeiten eines Dienstes innerhalb einer Modellregion können besonders nützlich sein, um auf sich ändernde Bedürfnisse und Präferenzen zu reagieren.

Zinkler, Martin, *Dr. med., Psychiater und Psychotherapeut. Seit 2021 Chefarzt der Klinik für Psychiatrie und Psychotherapie im Klinikverbund der Gesundheit-Nord gGmbH, Bremen. Mitherausgeber der Zeitschrift Recht & Psychiatrie. Publiziert hauptsächlich über Menschenrechte in der psychiatrischen Versorgung.*

Literatur

Aderhold V, Lehmann P, Rufer M et al. (2017). Psychopharmaka absetzen? Und wenn ja, wie? (S. 223–233). In: P Lehmann, V Aderhold, M Rufer et al., Neue Antidepressiva, atypische Neuroleptika – Risiken, Placebo-Effekte, Niedrigdosierung und Alternativen. Mit einem Exkurs zur Wiederkehr des Elektroschocks. Berlin/Shrewsbury: Peter Lehmann Publishing (eBook 2023)

Bundesärztekammer – Arbeitsgemeinschaft der Deutschen Ärztekammern, Kassenärztliche Bundesvereinigung, Arbeitsgemeinschaft der Wissenschaftlichen Medizinischen Fachgesellschaften et al. (Hg.) (2022). Nationale VersorgungsLeitlinie Unipolare Depression. Langfassung – Version 3.0. Onlinepublikation https://www.awmf.org/uploads/tx_szleitlinien/nvl-005l_S3_Unipolare_Depression_2022-10.pdf (Zugriff am 3.11.2022)

DGPPN – Deutsche Gesellschaft für Psychiatrie und Psychotherapie, Psychosomatik und Nervenheilkunde e. V. (Hg.) (2019). S3-Leitlinie Schizophrenie. AWMF-Register Nr. 038-009. Kurzfassung. Stand: 15.3.2019. https://www.awmf.org/uploads/tx_szleitlinien/038-009k_S3_Schizophrenie_2019-03.pdf (Zugriff am 3.11.2022)

DGSP – Deutsche Gesellschaft für Soziale Psychiatrie e. V. (Hg.) (2014). Neuroleptika reduzieren und absetzen. Eine Broschüre für Psychose-Erfahrene, Angehörige und Professionelle aller Berufsgruppen. Köln: DGSP. Im Internet unter https://www.dgsp-ev.de/fileadmin/user_files/dgsp/pdfs/Publikationen/DGSP_Broschuere_Neuroleptika_reduzieren_und_absetzen.pdf (Zugriff am 3.11.2022)

Dumont J, Jones K (2007). Die Krisenherberge. Ergebnisse einer betroffenendefinierten Alternative zur stationären Psychiatrie (S. 186–104). In: P Lehmann, P Stastny (Hg.), Statt Psychiatrie 2. Berlin/Eugene/Shrewsbury: Antipsychiatrieverlag (eBook 2022)

Henderson C, Swanson JW, Szmukler G et al. (2008). A typology of advance statements in mental health care. Psychiatr Serv, 59: 63–71. DOI: 10.1176/ps.2008.59.1.63

Horowitz MA, Jauhar S, Natesan S et al. (2021). A method for tapering antipsychotic treatment that may minimize the risk of relapse. Schizophr Bull, 47: 1116–1129. DOI: 10.1093/schbul/sbab017

Jervis G. (1978). Kritisches Handbuch der Psychiatrie. Frankfurt am Main: Syndikat

Kaufmann M, Lehmann P (2019). Absetzen von Antidepressiva und Neuroleptika – Überfällige ärztliche Hilfen. NeuroTransmitter, 30 (12): 18–22. DOI 10.1007/s15016-019-6915-1. Im Internet unter https://www.antipsychiatrieverlag.de/artikel/ gesundheit/pdf/kaufmann-lehmann-ueberfaelligehilfen.pdf (Zugriff am 3.11.2022)

Larsen-Barr M, Seymour F, Read J et al. (23.4.2018). Attempting to stop antipsychotic medication: Success, supports, and efforts to cope. Soc Psychiatry Psychiatr Epidemiol, 53: 745–756. DOI: 10.1007/s00127-018-1518-x

Lehmann P (2015). PsychPaV – Psychosoziale Patientenverfügung. Eine Vorausverfügung gemäß StGB § 223 und BGB § 1901. Stand: 27.11.2022. Onlineressource https://www.antipsychiatrieverlag.de/psychpav.htm (Zugriff am 10.3.2023)

Lehmann P (Hg.) (2019). Psychopharmaka absetzen – Erfolgreiches Absetzen von Neuroleptika, Antidepressiva, Phasenprophylaktika, Ritalin und Tranquilizern. 5., aktualisierte und erweiterte Auflage. Berlin/Shrewsbury: Antipsychiatrieverlag (eBook 2023)

Lehmann P (2021). Paradigm shift: Treatment alternatives to psychiatric drugs, with particular reference to low- and middle-income countries (S. 251–269). In: L Davidson (Hg.), The Routledge Handbook of International Development, Mental Health and Wellbeing. London/New York: Routledge. Im Internet unter http://www.peter-lehmann-publishing.com/articles/lehmann/pdf/sdg3-psychiatry-treatment-alternatives (Zugriff am 3.11.2022)

McCabe R, Saidi M, Priebe S (2007). Patient-reported outcomes in schizophrenia. Br J Psychiatry, 191 (S50): s21–s28

Murray RM, Di Forti M (2018). Increasing expectations and knowledge require a more subtle use of prophylactic antipsychotics. World Psychiatry, 17: 161–162. DOI: 10.1002/wps.20517

Russo J, Schwarz J, von Peter S (2018). Evaluation der »Bochumer Krisenzimmer« – Ein partizipativ-kollaboratives Forschungsprojekt. 17. Deutscher Kongress für Versorgungsforschung. DOI: 10.3205/18dkvf092

Schlimme JE, Scholz T, Seroka R (2019). Medikamentenreduktion und Genesung von Psychosen. Köln: Psychiatrie Verlag

United Nations (2006). Convention on the Rights of Persons with Disabilities. New York: United Nations. Onlineressource https://www.un.org/development/desa/ disabilities/convention-on-the-rights-of-persons-with-disabilities/convention-on-the-rights-of-persons-with-disabilities-2.html (Zugriff am 3.11.2022)

United Nations (18.5.2014). Committee on the Rights of Persons with Disabilities. Eleventh Session. General Comment No. 1. Article 12: Equal Recognition before the Law. Dokument CRPD/C/GC/1. New York: United Nations. Onlineressource https://undocs.org/CRPD/C/GC/1 (Zugriff am 3.11.2022)

United Nations (2017). Human Rights Council, Thirty-Fifth Session. Report of the Special Rapporteur on the Right of Everyone to the Enjoyment of the Highest Attainable Standard of Physical and Mental Health. Dokument A/HRC/35/21. New York: United Nations. Onlineressource https://undocs.org/A/HRC/35/21

von Peter S, Aderhold V, Cubellis L et al. (31.5.2019). Open Dialogue as a human rights-aligned approach. Front Psychiatry, 10: 387. DOI: 10.3389/fpsyt.2019.00387. Onlinepublikation https://www.frontiersin.org/articles/10.3389/fpsyt.2019.00387/full (Zugriff am 3.11.2022)

WHO – World Health Organization (26.5.2021). Guidance on community mental health services: Promoting person-centred and rights-based approaches. Genf: WHO. Onlineressource https://www.who.int/publications/i/item/guidance-and-technical-packages-on-community-mental-health-services (Zugriff am 3.11.2022)

ZEGV – Zentrum für Evidenzbasierte Gesundheitsversorgung am Universitätsklinikum Carl Gustav Carus Dresden (o. J.). Evaluation von Modellvorhaben in der Psychiatrie nach § 64b SGB V. Onlineressource https://www.uniklinikum-dresden.de/de/das-klinikum/universitaetscentren/zegv/projekte/projektbeschreibung/eva64 (Zugriff am 10.11.2022)

Zinkler M (2021). Modellvorhaben nach § 64b SGB V in der Corona-Pandemie: Versorgung, Struktur und Zwangsmaßnahmen. Recht & Psychiatrie, 39: 75–79. DOI: 10.1486/RP-2021-02_75

Psychopharmakareduktion in der psychiatrischen Klinik: der Bremer Weg

Uwe Gonther

Reduktion und Absetzen von Psychopharmaka kann aus ganz unterschiedlichen Gründen in der Psychiatrie notwendig, sinnvoll oder einfach nur wünschenswert sein (siehe den Beitrag von Stefan Weinmann in diesem Band). Denken wir an den Fall eines Menschen, der eine Depression zeitgleich mit der Einnahme von Antidepressiva nach einigen Wochen oder Monaten überstanden hat und sich nun wieder besser fühlt. Selbst wenn der Betroffene es nicht ausdrücklich wünscht, wäre es die Aufgabe der Behandelnden, die eingesetzte Substanz abzusetzen, da die Einnahme immer mit einem physiologischen Risiko verbunden ist. Und schon stellt sich die Frage: Wie soll dieses Absetzen geschehen?

Um es kurz zu machen, systematisches Wissen darüber gibt es bislang nicht ausreichend, weshalb häufig einfach weiter verordnet wird, angeblich präventiv. Und nicht selten wird abrupt abgesetzt. In einigen Fällen mag es mit dem An- und Absetzen gut gehen, in der Klinik sehen wir die anderen Konstellationen, nämlich die, wo Betroffene trotz – bzw. wegen – Dauermedikation und Mehrfachkombination über Jahre eine Zunahme ihrer Beschwerden beklagen. Es scheint, dass mit zunehmender Verabreichungsdauer, Höhe der Dosierung und Zahl der kombinierten Substanzen das Absetzen zu immer größeren Problemen führt.

Es ist keine Seltenheit, dass gerade junge Patientinnen und Patienten in ihren Mittzwanzigern im Zuge einer solchen Medikalisierung infolge einer Lebenskrise fünf, sechs oder mehr Psychopharmaka bekommen. Die Betroffenen registrieren, dass die Substanzen nicht mehr so wirken wie im ersten angenommenen positiven Fall. Oft genug ist dies auch bei einer initialen Medikation zu verzeichnen, was uns gar nicht überrascht, denn wir wissen, dass die *number needed to treat* (NNT; erwartete Zahl an Behandlungen, die nötig ist, um gegenüber einer Alternativmethode einen einzelnen positiven Ausgang zu erreichen – P. L.) bei sämtlichen dieser Substanzen relativ hoch ist. Das heißt, wir müssen unsere Patientinnen und Patienten darüber aufklären, dass viele von denen, die wir mit besten Absichten und passender Indikation mit einem Psychopharmakon behandeln, gar nicht von diesem profitieren werden, und selbst wenn sie profitieren, seine Wirkstärke in aller Regel nur leicht besser ist als die eines Placebos. Zwischen den Zulassungsuntersuchungen und der realen Lebenssituation von Betroffenen bestehen oftmals große Unterschiede. Den aktuellen Stand der Diskussion um Antidepressiva hat der Psychotherapeut Thorsten Padberg zusammengefasst (Padberg 2022). Zur Situation bei Neuroleptika sei verwiesen auf die Arbeiten von Volkmar Aderhold (2017b). Im Alltag werden die Substanzen überaus häufig kombiniert, längst nicht immer passend zur Diagnose. Erwünschte und unerwünschte Wirkungen, Entzugs- und Absetzsymptome vermischen sich.

Beispiele aus dem klinischen Alltag

Wir stehen klinisch häufig vor der Frage, was wir beispielsweise einer jungen Betroffenen empfehlen, die mit Mitte zwanzig eine Kombination aus vier, fünf oder sechs verschiedenen Psychopharmaka nimmt, weil sie schon in der Jugend wegen Selbstverletzungen, Drogenkonsum, depressiver Verstimmung und Suizidversuchen als »emotional instabil« diagnostiziert wurde. Sie hat unter der Behandlung 30 kg an Gewicht zugenommen und eine kardiale Problematik, eine diabetische Stoffwechsellage und zusätzlich Bluthochdruck entwickelt. Vielleicht nimmt diese junge Frau dazu auch noch hormonelle Kontrazeptiva. Wir müssen diese Frau darin unterstützen, die Psychopharmaka zu reduzieren, denn wir sehen, dass sie ihr praktisch nicht helfen und sie außerdem in große Gefahr bringen. Allein schon, um zu einer Monotherapie zurückzufinden, bedarf es erheblicher gemeinsamer Anstrengungen.
Für uns hat sich – auch im Zusammenhang mit dem Reduzieren und Absetzen von Psychopharmaka – die zertifizierte DBT (Dialektisch Behaviorale Therapie nach Marsha Linehan) besonders bei Menschen mit emotionaler Instabilität bewährt. Intervallbehandlungen sind in vielen Fällen eine geeignete Rahmung. Das bedeutet, dass die Personen bestimmte Schritte der Reduktion in der Klinik bewältigen und zu einem verabredeten Zeitpunkt erneut für den nächsten anstehenden Schritt aufgenommen werden. Manche Betroffene lernen die Möglichkeiten, die sie in der Klinik in den Bereichen Psycho-, Kunst- und Bewegungstherapie haben, erst in der Entgiftung kennen

oder auf der allgemeinpsychiatrischen Station. Später wechseln sie ambulant, tagesklinisch oder stationär ins DBT-Programm. Die Wirkfaktoren für erfolgreiches Reduzieren und Absetzen sind nicht erforscht, allerdings gibt es einige verlässliche Kenntnisse der Prädiktoren (Aderhold 2017b; Lehmann 2019b; siehe auch den Beitrag von Björn Schlier et al. In diesem Band). Subjektiv wird regelmäßig davon berichtet, dass die Betroffenen das Erlernen von Fähigkeiten zur Beeinflussung auftretender unangenehmer Gefühle als ausgesprochen hilfreich empfinden.

Oder was machen wir mit einem jungen Mann, der wegen Ängsten vor einer Prüfung begonnen hat, nach ärztlicher Verordnung stark serotonerge Substanzen einzunehmen? Er hat darunter eine Unruhe entwickelt, sexuelle Funktionsstörungen und Suizidgedanken. Daraufhin bekam er in der Folge zusätzlich niederpotente Neuroleptika zur Reduktion seiner Unruhe verordnet, worunter er anschließend eine Antriebsschwäche entwickelt, und deshalb weitere vermeintlich antriebssteigernde Substanzen einnimmt. In seiner Verzweiflung hat ein solcher Betroffener höchstwahrscheinlich schon mehrfach mit überall erhältlichen Partydrogen experimentiert, hat womöglich darunter psychotische Symptome entwickelt und nun zusätzlich hochpotente Neuroleptika erhalten. Da sich dieses Verhalten und Empfinden phasenweise bessert oder verschlechtert und naturgemäß auch noch von sonstigen Lebensereignissen beeinflusst wird, bekommt er seit einigen Monaten auch ein Phasenprophylaktikum, worunter er massive Konzentrationsstörungen entwickelt und deshalb sein Studium abgebrochen hat. Solche Entwicklungen sind keine Seltenheit, sondern typische Behandlungsverläufe in der modernen Psychiatrie. Hier, wie auch in dem vorgenannten Fall, ist es außerdem wahrscheinlich, dass Benzodiazepine dazu verschrieben werden, weil der jeweilige Cocktail nicht so richtig hilft, zumindest nach einer Zeit nicht mehr. Auch hier ist das passende Behandlungsgebot, die Medikation zu reduzieren und gegebenenfalls abzusetzen, in der Regel rar.

Weitere Beispiele für eine gebotene Umkehr lassen sich aufzählen: Psychosen und besonders als »schizoaffektiv« diagnostizierte Syndrome führen oft zu Polypharmazie seitens der Behandelnden. Ältere Menschen werden wegen wiederkehrender oder resistenter Depressionen mit Augmentationen (Verabreichung zusätzlicher Psychopharmaka oder Elektroschocks zur Wirkungsverstärkung – P. L.) bedacht, was allerdings körperliche Einschränkungen verstärken kann.

Eine Umkehr der Behandlung dauert nicht selten Wochen, Monate oder gar Jahre. Sie kann in einer Klinik nur im Einvernehmen mit der betroffenen

Person, ihrer Familie, den ambulant Behandelnden und dem gesamten Behandlungsteam durchgeführt werden. Dabei stellt der klinische Teil der Behandlung immer nur eine begrenzte Phase dar. Solange Verantwortliche im Hilfesystem davon ausgehen, dass psychische Erkrankungen psychopharmakapflichtige Erkrankungen sind, so wie Diabetes insulinpflichtig sein kann, solange bringen sie die Patientinnen und Patienten mit dieser Fehlannahme in Gefahr.

Der Bremer Weg

Seit 2014 praktizieren wir in unserer Bremer AMEOS Klinik die schriftliche Aufklärung und Begleitung von Reduktionsschritten (Gonther 2018). Dabei haben wir im Austausch mit anderen Einrichtungen, die sich ebenfalls mit der Reduktion und dem Absetzen von Psychopharmaka beschäftigen, auf allen unseren Stationen und in der Tagesklinik und der Ambulanz vielfältige Erfahrungen sammeln können. Es gibt hier keine psychopharmakafreien Stationen. Mit psychotherapeutischen Schwerpunkten bieten wir in unterschiedlichen Settings ambulant, tagesklinisch und stationär entsprechende Hilfen an.
Wir haben zunächst bei gleichem oder sogar akuterem Patientenklientel die Menge der insgesamt als Psychopharmaka verordneten Substanzen fünf Jahre lang jeweils um ca. 10 % ausgehend von der ursprünglichen Dosis reduzieren können. Auf SSRI lässt sich klinisch leichter verzichten als auf Neuroleptika. Auch bei uns trat gelegentlich der Punkt ein, dass ein weiteres Reduzieren zunächst nicht mehr möglich schien. Unter den Bedingungen der floriden Coronapandemie waren wir mit einer verschärften Situation konfrontiert. Vermehrte Belastung aller Beteiligten, hohe Krankenstände, verringerte ambulante Angebote und weniger Gruppentherapie behinderten unsere stationären, tagesklinischen und ambulanten Gehversuche beim Reduzieren.
Dennoch realisieren wir auf allen unseren Stationen weiterhin psychopharmakafreie Therapien, denn die wenigsten Probleme beim Reduzieren haben die Betroffenen, wenn man erst gar keine (Dauer-)Medikation ansetzt. Außerdem verabreden wir mit einer wachsenden Zahl von Betroffenen spätere eventuell kurzfristige Wiederaufnahmen zu weiteren Reduktionsschritten. Viele schildern die Erfahrung, dass es im stationären Rahmen leichter fällt, mit den Entzugs- und Absetzsymptomen zurecht zu kommen – etwas, das wir von der Alkohol-, Medikamenten- und Drogenentgiftung gut kennen.

Ausgangspunkt für unsere Anerkennung der Probleme und die Angebote zum Reduzieren von Psychopharmaka ist die Garantenpflicht[6] – neben unserer ethischen Grundhaltung, vor allem für die Patienten und Patientinnen da zu sein und ihnen nicht zu schaden. Hinzu kommen Frühwarnsymptome sich abzeichnender chronischer oder unmittelbar lebensbedrohlicher Schäden, die auch laut Herstellerinformationen das Absetzen zwingend erfordern. Ausgangspunkt bei den Betroffenen ist entweder ein subjektives Unbehagen mit der Medikation, die eigene Bewertung deren Risiken und Schäden oder die Motivation, das eigene Leben und Erleben wieder in die eigene Zuständigkeit zu bekommen. Dabei kann zum Beispiel ein Kinderwunsch eine Rolle spielen. Nicht selten erwächst auch aus Sinnfragen eine Motivation. Auch das kennen wir aus der Suchtmedizin. Wenn erfolgreich reduziert oder gar abgesetzt werden konnte, geht es um den Transfer aus dem Schutzraum der Institution in den Alltag.

Was haben wir in den Jahren gelernt? Es gibt beim Reduzieren von Psychopharmaka keine Patentrezepte. Das Vorgehen muss individuell abgesprochen und wenn nötig in kleinen Schritten unterstützt werden. Manchmal hilft es, zuerst die Substanz mit dem höchsten toxischen Potenzial zu reduzieren, manchmal die bekannten Suchtmittel, manchmal zuerst die Neuroleptika, da diese den Antrieb stark reduzieren und das Denken einschränken. Auch unerwünschte organische Wirkungen spielen eine Rolle, wenn wir das Reduzieren und Absetzen planen. Also gestaltet es sich in jedem Fall unterschiedlich. Immer ist es wichtig, das Tempo des Vorgehens von den Betroffenen bestimmen zu lassen. Was braucht es an weiteren Faktoren für ein Gelingen?

Um die betroffenen Personen zu erreichen, haben wir Menschen mit Erfahrungshintergrund bewältigter psychischer Krisen und Krankheiten als Genesungsbegleitende in die Teams und die Fortbildungen integriert. Das verbessert das gegenseitige Verständnis. Nicht alle Experten und Expertinnen aus Erfahrung sind pauschal gegen Psychopharmaka. Allerdings kenne ich niemanden aus diesem Kreis, der für eine dauerhafte polypharmazeutische Hochdosistherapie wäre.

Wenig überraschend ist uns deutlich geworden, dass bei der Reduktion von Psychopharmaka zunächst ein vorübergehender Mehrbedarf an Unterstützung durch psychosoziale Hilfsmaßnahmen und Therapien auftaucht, dass es dann

6 Mit der Garantenpflicht ist die ärztliche Beistandspflicht gemeint. In ihrer Pflichtenposition haben Ärztinnen und Ärzte dafür einzustehen, dass bestehende Rechtsgüter, zum Beispiel Leben und Gesundheit ihrer Patientinnen und Patienten, vor Schäden geschützt werden. In Deutschland ist die Garantenpflicht durch § 13 Absatz 1 StGB (Begehen durch Unterlassen) geregelt.

aber auch oft zu einer Art Erwachen der Betroffenen kommt und sie sozial wieder viel aktiver werden. Die Reduktion braucht Zeit. Ein Umstellen auf flüssige Darreichungsformen ist sinnvoll. Bisher kommen wir ohne Tapering-Strips (Ausschleichstreifen) aus, wollen diese aber in Zukunft nutzen (siehe den Beitrag von Peter Groot und Jim van Os in diesem Band). In der Anfangsphase wächst der Bedarf an individueller Versorgung durch Pflegende, zum Beispiel mittels Anwendung naturheilkundlicher Mittel wie Bäder, Wickel, Aromen, Tees (Schädle-Deininger 2023; Schädle-Deininger & Müller 2023), und an den ärztlichen Dienst, da meistens körperliche Irritationen im Vordergrund stehen (siehe auch den Beitrag von Stefan Vetter in diesem Band). In einer zweiten Phase tauchen die Patienten und Patientinnen aus der psychopharmakologisch bedingten Abstumpfung auf, in die viele geraten waren. Sie suchen den Sozialdienst auf, weil sie nicht selten Veränderungen des Lebensumfelds anstreben. Viele Personen regeln auch ihre Angelegenheiten selbstständiger als zuvor, brauchen weniger Hilfestellung, und manche wünschen, sich ganz aus dem Hilfesystem zu verabschieden. Auch das sollte möglich sein, und was könnte besser sein, als dass dieser Abschied von Erfolg gekrönt ist?
In der Klinik sehen wir bei der Begleitung der ersten Schritte beim Reduzieren und Absetzen auch einen vermehrten Bedarf sowohl an Entspannungsübungen als auch an Bewegungstherapie und eine stärkere Inanspruchnahme der künstlerischen Therapien. Gerade die ausdrucksfördernden Therapien werden von Patientinnen und Patienten in diesem Prozess gern genutzt, um ihre persönlichen Themen zur Sprache zu bringen. Dabei haben wir die Erfahrung gemacht, dass die Betroffenen sich mit ihren Gefühlen in therapeutischer Begleitung auseinandersetzen wollen und können. Der Bedarf an Psychotherapie sowohl im Bezugspersonensystem allgemein als auch in spezifischen Programmen ist in den frühen Phasen gestiegen. Dies bezieht sich auf kognitive Verhaltenstherapie, Tiefenpsychologie, DBT, psychoimaginative Traumatherapie und multimodale Psychosenpsychotherapie. Die kontinuierliche Einbeziehung der Familienangehörigen ist wichtig, ebenso wie der Kontakt zu ambulant Tätigen.

Ausblick

Dies alles zu integrieren und zu kommunizieren, scheint eine ausgesprochen anspruchsvolle Aufgabe für die Helfenden zu sein. Noch größer ist die Leistung der Patientinnen und Patienten, die Herausforderungen durch die

Reduktionsprozesse am eigenen Leib zu erleben. Oft werden sie ambulant sofort wieder auf ihre vorige Medikation »eingestellt«. Denn so, wie vor zwanzig Jahren viele niedergelassene Fachärztinnen und Hausärzte bezüglich der pharmakologischen Neuerungen, die den Patientinnen und Patienten aus Kliniken mitgegeben wurden, skeptisch waren, so sind umgekehrt heute die ambulant Behandelnden häufig skeptisch, wenn Patientinnen und Patienten nach Krisen mit reduzierter Medikation in den Alltag zurückkehren. Auch hier ist die Kommunikation äußerst hilfreich, um überkommene Einstellungen im Interesse der Betroffenen zu ändern, am besten in Offenen Dialogen (Seikkula & Arnkil 2022).

Allen Schwierigkeiten zum Trotz sind die Verläufe in solchen Zusammenhängen oftmals auch für das Umfeld so ermutigend und inspirierend, dass sich ein solches Umdenken ausbreitet. Wir sind es unseren Patientinnen und Patienten schlichtweg schuldig, diesen Prozess der individuellen Genesung vorsichtig und bestmöglich zu fördern. Diejenigen, die selbstbewusst bereits eine entsprechende Begleitung einfordern, sollten wir ermutigten und unterstützen. Übrigens steigt mit solchem Vorgehen bei denen, die noch keinen Weg zum Absetzen finden können, häufig die Zuverlässigkeit bezüglich der Einnahme der *zunächst verbleibenden* Medikation. Allerdings kann dieser Nebeneffekt nicht den Ausschlag für unsere Entscheidung, die Betroffenen beim erwünschten Reduzieren und Absetzen zu unterstützen, geben. Die Förderung ihrer Lebensqualität, ihrer Gesundheit und ihres Selbstbestimmungsrechts sollten die obersten Gebote bei unserem ärztlichen Handeln sein.

***Gonther, Uwe,** Prof. Dr. med., Ärztlicher Direktor AMEOS Psychiatrie in Bremen, Geestland, Osterholz-Scharmbeck und Cuxhaven. Lehrauftrag für Psychiatrie an der Hochschule für Künste im Sozialen Ottersberg. Publikationen zur Psychiatriegeschichte, Kunsttherapie und Medikamentenreduktion.*

Literatur

Aderhold V (2017a). Minimaldosierung und Monitoring bei Neuroleptika (S. 198–222). In: P Lehmann, V Aderhold, M Rufer et al., Neue Antidepressiva, atypische Neuroleptika – Risiken, Placebo-Effekte, Niedrigdosierung und Alternativen. Berlin/Shrewsbury: Peter Lehmann Publishing (eBook 2023)

Aderhold V (2017b). Psychopharmaka (insbesondere Neuroleptika) absetzen: Wann – wie – wann nicht – was dann? (S. 15–24). In: Berliner Organisation Psychiatrie-Erfahrener und Psychiatrie-Betroffener e. V. (Hg.), PSYCHEXIT – Auf dem Weg zum Curriculum »Kompetente Hilfe beim Absetzen von Antidepressiva und Neuroleptika«. Dokumentation. 2., korrigierte Auflage. Berlin: BOP&P e. V. Im Internet unter https://www.antipsychiatrieverlag.de/info/psychexit/1/aderhold-nl-absetzen.pdf (Zugriff am 30.12.2022)

Blankenburg W (1982). Kritik der modernen Pharmakotherapie (S. 89–119). In: H Tellenbach (Hg.), Psychiatrische Therapie heute. Stuttgart: Enke Verlag

Breggin PR (2013). Psychiatric drug withdrawal: A guide for prescribers, therapists, patients, and their families. New York: Springer Publishing Company

Dörner K, Plog U (1980), Irren ist menschlich oder Lehrbuch der Psychiatrie/Psychotherapie (S. 362–384). 5. Auflage. Rehburg-Loccum: Psychiatrie Verlag

Gonther U (2018). Exkurs in die Klinik (S. 178–187). In: JE Schlimme, T Scholz, R Seroka, Medikamentenreduktion und Genesung von Psychosen. Köln: Psychiatrie Verlag

Gonther U, Lehmann P, Rautenberg K et al. (2022). Wo bleiben die neuen Wege beim Absetzen von Psychopharmaka? Soziale Psychiatrie, 46 (2): 24–28. Im Internet unter https://www.antipsychiatrieverlag.de/artikel/gesundheit/pdf/gonther-lehmann-wege.pdf (Zugriff am 30.12.2022)

Gøtzsche PC (2015). Deadly psychiatry and organised denial. Kopenhagen: People's Press

Lehmann P (Hg.) (2019a). Psychopharmaka absetzen – Erfolgreiches Absetzen von Neuroleptika, Antidepressiva, Phasenprophylaktika, Ritalin und Tranquilizern. 5., aktualisierte und erweiterte Auflage. Berlin/Shrewsbury: Peter Lehmann Antipsychiatrieverlag (eBook 2023)

Lehmann P (2019b). Und nun, wie weiter vorgehen? Ein Resümee (S. 323–365). In: P Lehmann (Hg.), Psychopharmaka absetzen – Erfolgreiches Absetzen von Neuroleptika, Antidepressiva, Phasenprophylaktika, Ritalin und Tranquilizern. 5., aktualisierte und erweiterte Auflage. Berlin/Shrewsbury: Peter Lehmann Antipsychiatrieverlag (eBook 2023)

Lehmann P, Aderhold V, Rufer M et al. (2017). Neue Antidepressiva – Atypische Neuroleptika. Berlin/Shrewsbury: Peter Lehmann Publishing (eBook 2023)

Padberg T (2022). Wie spricht man mit Klient*innen »empirisch richtig« über Antidepressiva? Psychotherapeutenjournal, 21: 336–341

Pūras D, Hannah J (2019). Prioritising rights-based mental health care in the 2030 Agenda (S. 222–234). In: L Davidson (Hg.), The Routledge Handbook of International Development, Mental Health and Wellbeing. London/New York: Routledge

Schädle-Deininger H (2023). Begleitung beim Reduzieren und Absetzen (S. 177–183). In: H Schädle-Deininger, C Müller (Hg.), Praxisbuch Pflege und Psychopharmaka. Bern: Hogrefe Verlag

Schädle-Deininger H, Müller C (2023). Pflegerische Unterstützung beim Absetzen von Psychopharmaka (S. 324–338). In: P Lehmann (Hg.), Psychopharmaka absetzen – Erfolgreiches Absetzen von Neuroleptika, Antidepressiva, Phasenprophylaktika, Ritalin und Tranquilizern. E-Book. Berlin/Lancaster: Peter Lehmann Publishing

Schlimme JE, Scholz T, Seroka R (2018). Medikamentenreduktion und Genesung von Psychosen. Köln: Psychiatrie Verlag

Seikkula J, Arnkil TE (2022). Offener Dialog – Die Vielfalt der Stimmen im Netz. Köln: Paranus Verlag im Psychiatrie Verlag

Weinmann S (2008). Erfolgsmythos Psychopharmaka: Warum wir Medikamente in der Psychiatrie neu bewerten müssen. Bonn: Psychiatrie Verlag

Reduzieren und Absetzen von Psychopharmaka in einer psychiatrischen Institutsambulanz

Nora von Gaertner & Kata Terstyánszky

Es gibt viele Argumente, die für einen vorsichtigen und kritischen Einsatz von Psychopharmaka sprechen. Unerwünschte Arzneimittelwirkungen können lebenslange körperliche Beeinträchtigungen verursachen und zu psychosozialen Einschränkungen führen. Psychopharmaka können aber auch Leid lindern und verkürzen.

Mittlerweile gibt es für junge Ärztinnen und Ärzte, aber auch für Psychiatrieerfahrene und Angehörige weit mehr Informationen zum Thema Reduzieren und Absetzen von Psychopharmaka als noch vor einigen Jahren. Neben Angehörigen- und Betroffenenverbänden beschäftigen sich auch die Professionellen (Mitarbeiter und Mitarbeiterinnen des psychiatrischen Versorgungssystems) mit dem Thema. In Berlin gibt es Kliniken, die mit einer Spezialsprechstunde für das begleitete Absetzen von psychiatrischen Medikamenten werben, und regelmäßig treffen sich Angehörige, Krisenerfahrene und Professionelle zum kritischen Psychopharmakatrialog (siehe z. B. www.trialog-psychoseseminar.de oder www.peter-lehmann.de/kritischer-dialog). In den Packungsbeilagen von Psychopharmaka und vielen Lehrbüchern der Psychiatrie sucht man allerdings weiter vergeblich nach Abdosierungshilfen.

Wir, die beiden Autorinnen des Artikels, haben unsere Weiterbildungszeit in einer sozialpsychiatrischen Klinik mit Versorgungsauftrag (die Verpflichtung zur medizinischen Versorgung von Patientinnen und Patienten) absolviert. Wir haben Erfahrung in der Akut- und Notfallversorgung von psychiatrischen Patientinnen und Patienten und haben bereits in unterschiedlichen Bereichen der Psychiatrie gearbeitet: auf der Station, in der Tagesklinik, im Rahmen von Hausbesuchen (im Fachjargon auch »stationsäquivalent«) und ambulant in der in der psychiatrischen Institutsambulanz (im Folgenden PIA). In diesem Artikel möchten wir unsere Erfahrungen mit dem Reduzieren und Absetzen von Psychopharmaka in der PIA teilen.

Als Teil der Institution Psychiatrie ist die PIA an die psychiatrische Klinik angebunden. Die PIA richtet sich besonders an Menschen, die aufgrund der

Art, Schwere oder Dauer einer psychischen Krise nicht von niedergelassenen Ärztinnen und Ärzten und Psychotherapeutinnen und -therapeuten erreicht werden und von einem kliniknahen und intensivierten Behandlungsangebot profitieren können (§ 118 SGB V). In einer akuten Krise haben Menschen häufig ihren ersten Kontakt mit der Psychiatrie über unsere PIA. Im Rahmen des Erstgesprächs versuchen wir, den Leidensdruck zu verstehen, und beraten über Therapiemöglichkeiten. Meistens ist es nicht möglich, schon im Erstgespräch zu einer gemeinsamen Einschätzung bezüglich der weiteren Behandlung zu kommen. Ein Vorteil der PIA ist, dass wir zeitnah und flexibel Folgetermine anbieten und so Wartezeiten auf einen Psychotherapieplatz oder einen Termin bei einer ambulanten Ärztin oder einem Arzt überbrücken können.

Wir versuchen, psychische Krisen nicht nur als Symptomkomplex innerhalb eines Diagnosekatalogs zu sehen, sondern auch als eine Störung in der Beziehung mit sich, der Umwelt oder mit anderen. Unser Hauptaugenmerk liegt deshalb darauf, eine vertrauensvolle Beziehung mit den Patientinnen und Patienten aufzubauen, um neue Beziehungserfahrungen zu ermöglichen. Wichtige Bausteine dafür sind aus unserer Sicht das Angebot einer Behandlungskontinuität auch über den stationären Aufenthalt hinaus sowie das Wahrnehmen von Lebensrealitäten außer- und innerhalb der Institution Psychiatrie und ihrer Dilemmata.

Ein Dilemma ergibt sich aus der Tatsache, dass Psychopharmakotherapie zwar helfen kann, aber keine kausale Therapie der psychischen Krise bedeutet und meistens mit unerwünschten Wirkungen einhergeht. Entsprechend wichtig erscheint es uns, über Psychopharmaka sorgfältig aufzuklären, gemeinsam Behandlungsoptionen abzuwägen und im Folgenden den Patientinnen und Patienten bei ihrer Entscheidung beizustehen. Diese kann für oder gegen ein Psychopharmakon sein. Mit den folgenden fünf Beispielen möchten wir die vielfältigen Situationen unserer Patientinnen und Patienten mit unserer Perspektive als Mitarbeiterinnen der PIA verbinden und so die Abwägungen und Gründe illustrieren, die zu der letztendlichen Entscheidung geführt haben.

Beispiel 1: Absetzen von Antidepressiva durch Herrn Y.

HERRN Y. lernte ich (K. T.) im Erstgespräch über unsere PIA kennen. Er leide seit Längerem unter Ängsten und fühle sich aktuell zum ersten Mal depressiv. Er sei überfordert von seinen Alltagsaufgaben und könne nicht mehr arbeiten gehen. Er habe versucht, einen Psychotherapieplatz zu bekommen, habe aber bisher nur Absagen erhalten und sei verzweifelt. Sein Hausarzt habe ihm ein Antidepressivum empfohlen, er sei aber verunsichert. Er habe Sorge, dass er ein Leben lang Medikamente nehmen müsse, wenn er jetzt damit anfange.

Wenn wir zu einer pharmakologischen Behandlung beraten, sollte diese in Sprache und Inhalt an die Bedürfnisse der Patientinnen und Patienten angepasst sein. Es sollten die wesentlichen Informationen über die angestrebte Dauer, erwünschte und unerwünschte Wirkungen sowie Absetzphänomene wie auch Alternativen enthalten sein. Nur so können die Betroffenen eine selbstbestimmte und informierte Entscheidung bezüglich der Behandlung treffen, und wir können vermeiden, dass sie später auf eigene Faust und vor allem abrupt ihre Psychopharmaka absetzen.

Aufgrund unseres Vorschlags entschied sich Herr Y. für eine antidepressive Medikation. Wir vereinbarten, dass er neben unseren Terminen weiter nach einem Psychotherapieplatz sucht. Nach einer Weile kam es zu einer Besserung der depressiven Symptome, und Herr Y. bekam die Zusage für einen Therapieplatz, allerdings mit längerer Wartezeit. Wir beschlossen, die Zeit bis zum Beginn der Therapie mit niedrigschwelligen Gesprächsterminen in der PIA zu überbrücken. Nach mehreren Monaten Stabilität entschied sich Herr Y. auf unseren Vorschlag hin für das Absetzen des Antidepressivums. x

Viele haben Sorge, während der Reduktion erneut in eine Krise zu rutschen. Deswegen ist es wichtig, zu besprechen, wie sich die Symptome in der Krise von den Absetzphänomenen unterscheiden können. Absetzsymptome können nach ein bis zwei Wochen abklingen. Wir empfehlen unseren Patientinnen und Patienten, diese Zeit abzuwarten, wenn die Beschwerden auszuhalten sind. In diesem Zeitraum ist es besonders wichtig, für Rückfragen kurzfristig zur Verfügung zu stehen oder bereits im Vorfeld einen möglichen Wechsel der Behandlungsformen anzusprechen (d. h. zum Beispiel einen flexiblen Wechsel von einer rein ambulanten Behandlung in ein tagesklinisches oder stationäres Setting). Schwieriger wird es, wenn die Absetzprobleme länger bestehen bleiben oder zeitverzögert auftreten.

ÜBER MEHRERE WOCHEN reduzierten wir schrittweise das Antidepressivum. Herr Y. litt unter Kribbelgefühlen, Schwindel und Unruhe. Niederschwellige telefonische und persönliche Kontakte trugen dazu bei, dass die Symptome für ihn besser auszuhalten waren. Etwa zwei Wochen nach vollständigem Absetzen des Antidepressivums klangen d ie Symptome wieder ab. In der Zwischenzeit hatte Herr Y. seine Psychotherapie begonnen, und wir beendeten die Behandlung in der PIA. x

Beispiel 2: Absetzen von Antidepressiva durch Frau B.

FRAU B. litt seit Jahren unter gedrückter Stimmung und Antriebslosigkeit. Seit zwei Jahren nahm sie zwei unterschiedliche Antidepressiva ein. Ihre Krisen standen meist im Zusammenhang mit besonderen Lebensereignissen (Tod des Ex-Mannes, Auszug der Tochter). Parallel zur Einnahme von Antidepressiva erfolgten regelmäßige Gesprächstermine in unserer PIA, die sie überaus schätzte. In besonders schwerwiegenden Krisen hatten sich tagesklinische Behandlungen bewährt, bei denen sie vor allem von den Kontakten und Gesprächen mit Mitpatientinnen und -patienten profitierte. Aus Unsicherheit führten wir zunächst die Verabreichung von Antidepressiva fort. Während einer Magen-Darm-Infektion setzte Frau A. ihre Antidepressiva eigenständig ab. Als sie ungefähr vier Wochen später zu mir kam, berichtete sie davon. Es ginge ihr seit dem Absetzen nicht schlechter und sie habe keine Absetzsymptome bemerkt. Im weiteren Behandlungsverlauf stellte sich heraus, dass Frau B. auch bei erneuten Krisen keine Psychopharmaka benötigte, wenn der Halt durch die Tagesklinik gegeben war. x

Manchmal kommen Patientinnen und Patienten auch schon mit einer bestehenden Psychopharmakaverordnung zu uns in die PIA. In solchen Fällen kann es notwendig sein, zu überprüfen, wie sinnvoll und hilfreich diese Verordnung ist. Tritt im Verlauf eine Linderung von Symptomen ein, kann häufig nicht auseinandergehalten werden, ob ein Psychopharmakon oder sein Absetzen oder aber das Beziehungsangebot in der PIA Linderung verschafft.

Beispiel 3: Aus einem missglückten Absetzversuch lernen – Herr M.

HERR M. kommt seit vielen Jahren in unsere PIA. In einer akuten Krise mit suizidalen Gedanken begannen wir eine intensivierte Behandlung in unserer Tagesklinik. Auf unseren Vorschlag hin entschied sich Herr M. für die Einnahme von Antidepressiva. Nach etwa vier Wochen sahen wir eine deutliche Verbesserung des Antriebs und der Stimmung. Auf die tagesklinische Behandlung folgte die Anbindung an unsere Ambulanz. Herr M. konnte nach Jahren der Arbeitslosigkeit wieder einen Minijob aufnehmen und hatte eine neue Beziehung. Im weiteren Verlauf kam er unregelmäßiger zu seinen Terminen, was wir zunächst als Zeichen der Besserung deuteten. Als er nach mehreren Wochen wieder zu einem Termin erschien, litt er erneut unter Antriebslosigkeit und innerer Leere. Im Gespräch stellte sich heraus, dass er die Antidepressiva selbstständig und abrupt abgesetzt hatte. Es sei ihm so gut gegangen, dass er die Einnahme nicht mehr für notwendig gehalten habe. Aufgrund der schweren Krise begannen wir erneut mit einem niedrig dosierten Antidepressivum. Es ging ihm im Verlauf wieder besser. Wir thematisierten, dass der Absetzversuch in der Zukunft langsamer und geplanter erfolgen sollte. x

Wenn das Absetzen zu einer Krise führt, kann auch der erneute Beginn der Vormedikation eine Option sein. Ein zweiter Absetzversuch sollte dann langsamer und vorsichtiger erfolgen.

Mit einem Absetzwunsch in die PIA kommen

Es kommt vereinzelt vor, dass Patientinnen und Patienten sich initial mit einem Absetzwunsch bei uns in der Ambulanz vorstellen. In so einem Fall kann es sein, dass die akute Krise bereits überwunden ist und die Voraussetzungen für eine PIA-Behandlung (besondere Art, Schwere und Dauer einer psychischen Krise) nicht erfüllt sind. Diese strenge Kriterienprüfung führt häufig dazu, dass wir uns an den Defiziten orientieren und den Wunsch der Patientinnen und Patienten aus dem Blick verlieren, anstatt auf ihren Ressourcen aufzubauen. Diese defizitorientierte Betrachtungsweise ist sicherlich einer der Nachteile der PIA-Behandlungen.
Besteht bereits eine langjährige Beziehung zu den Psychopharmaka verschreibenden ambulanten Ärztinnen und Ärzte, sollte die Reduktion im Idealfall

auch durch diese begonnen werden. Die bisherigen gemeinsamen Erfahrungen der bereits überstandenen Krisen können hierbei wertvoll sein. Sollte allerdings eine engmaschigere Behandlung benötigt werden, als sie die niedergelassenen Behandelnden leisten können, kann durchaus ein Übergang in die PIA angebahnt werden.

In solchen Fällen ist es wichtig, eng mit den bisherigen Ärztinnen und Ärzte zusammenzuarbeiten und so viele Informationen wie möglich über vorherige Krisen, Klinikaufenthalte, ihrem Netzwerk (Angehörige und das nahestehende und als hilfreich erlebte Umfeld) sowie weitere Ressourcen zu sammeln. Es kann für die Betroffenen schwierig sein, solche vertrauensvollen Informationen zu Beginn einer Behandlung (und damit auch zu Beginn einer neuen Beziehung) mit uns zu teilen – besonders, wenn in der Vergangenheit genau das Teilen dieser Informationen dazu geführt hat, dass Ärzte und Ärztinnen an den Psychopharmaka festgehalten haben. Es kann hilfreich sein, dieses Wissen mit den Patientinnen und Patienten zu Beginn der Behandlung zu besprechen und die eigenen Sorgen (neue, fragile Beziehung usw.) offenzulegen.

Wird der Wunsch nach Hilfe beim Absetzen der Psychopharmaka abgelehnt, kann es vorkommen, dass die verordneten Psychopharmaka ohne ärztliche Hilfen abgesetzt werden und im Internet nach Unterstützung gesucht wird (siehe den Beitrag von Stella Schnee in diesem Buch) – wie das nächste Beispiel zeigt.

Beispiel 4: Wenn Alkohol und Cannabis im Spiel sind – Herr A.

HERR A. wird seit Beginn der 2000er-Jahre in schweren psychotischen Krisen in unserer Klinik behandelt. Er sah sich früh Unterbringung, Zwangsmedikation und Fixierungen ausgesetzt. Wiederholt kam es zu Gewaltausbrüchen. In der Behandlung wurden hohe Antipsychotikadosen und Mehrfachkombinationen verabreicht (vielleicht auch ein Zeichen von Hilflosigkeit unsererseits). Gleichzeitig konsumierte er heimlich Cannabis und setzte die Psychopharmaka selbstständig ab. x

Im Falle unserer stationsintegrierten PIA kennen wir die Patientinnen und Patienten seit dem ersten Tag ihrer Krise und somit häufig auch vom ersten Tag der Einnahme von Psychopharmaka. Wir wissen, wie lange Psychopharmaka schon eingenommen wurden und welche unerwünschten Wirkungen im Verlauf aufgetreten sind. Je nach Einnahmedauer können wir darüber beraten, ob wir besonders vorsichtig und langsam reduzieren müssen oder mutiger und schneller sein können. Wir kennen häufig die Angehörigen, wissen um ihre Sorgen und können diese besser in den Prozess miteinbeziehen.

Psychische Krisen können völlig unterschiedliche Verläufe nehmen. Häufig können wir erst nach vielen Jahren der Begleitung die »richtige« Diagnose stellen. Ob es bei einer ersten manischen Episode bleibt oder eine depressive folgt, können wir nicht vorhersehen. Auch der Einfluss von Alkohol und anderen psychoaktiven Substanzen auf psychische Krisen ist schwer zu bewerten und selten alleiniger Auslöser einer psychischen Krise. Manchmal ist es die Frage, wer zuerst da war, die Henne oder das Ei. War zuerst die Psychose da und Cannabis wurde konsumiert, um die innere Anspannung zu reduzieren? Oder kam umgekehrt nach dem Cannabiskonsum die Psychose? Manchmal sind diese Fragen nicht zu klären oder es trifft beides zu. Es ist wichtig, die Selbstmedikation mit Alkohol oder anderen psychoaktiven Substanzen nicht zu verteufeln. Auch hier gilt, ähnlich wie beim Absetzen der Psychopharmaka: Schafft man ein Klima des Verbots, wird heimlich konsumiert (oder abgesetzt).

Kam es in der Vergangenheit zu Gewalt, Behandlungs- und Beziehungsabbrüchen im Zusammenhang mit Konsum von Alkohol oder anderen psychoaktiven Substanzen, sollte dies thematisiert werden. Eine gemeinsam vereinbarte Abstinenz kann Voraussetzung für eine gute Zusammenarbeit sein, muss aber mit dem Angebot einhergehen, erneuten Konsum besprechen zu wollen und nicht zu sanktionieren. Dabei kann es helfen, sich bewusst zu machen, wie allgegenwärtig der Konsum und damit auch wie schwierig der Verzicht auf Alkohol und andere psychoaktive Substanzen in unserer Gesellschaft sind. Ein aktives Mitdenken und Ansprechen der Thematik sind dabei essenziell.

NACH EINJÄHRIGEM TAGESKLINIKAUFENTHALT setzten wir die Behandlung über unsere stationsintegrierte PIA fort. Wir lernten uns neu kennen, ohne zu vergessen, was wir bereits zusammen erlebt hatten. Dabei konnten wir über seinen Wunsch sprechen, ein Leben ohne unerwünschte Wirkungen von Psychopharmaka zu führen, und ebenso Ängste vor einem erneuten Klinikaufenthalt thematisieren. Es folgte ein Prozess der Verhandlung, in dem wir uns über das Für und Wider sowie die vorherigen Erfahrungen beim Absetzen von Psychopharmaka austauschten. Das gemeinsame Ziel: eine möglichst niedrige Dosis mit einem Antipsychotikum in Monotherapie und ohne die quälenden Wirkungen. Wir entschieden uns für ein hyperbolisches Absetzen, d.h. zunächst größere Schritte bei der Reduktion zu machen und im Verlauf immer langsamer und vorsichtiger zu werden (siehe hierzu die Beiträge von Bryan Shapiro sowie Peter Groot und Jim van Os in diesem Buch). x

Der kurze Weg zu vorherigen Behandelnden und Behandlungsformen kann in der PIA das Reduzieren und Absetzen erleichtern. Für die letzten Schritte nach langjähriger Psychopharmakaeinnahme oder bei einer sich anbahnenden Krise kann kurzfristig ein Wechsel der Behandlungsformen ermöglicht werden. Wartezeiten für Plätze bei der aufsuchenden Behandlung, auf der Krisenstation oder der Tagesklinik können umgangen und die häufig unangenehme Vorstellung in der Notaufnahme einer Klinik kann vermieden werden. Manchmal kann sogar die Behandlungskontinuität gewährleistet werden.

HERR A. nahm neben unseren Einzelgesprächen auch an einer Gesprächsgruppentherapie sowie an der Bewegungstherapie unserer PIA teil (zwei bis drei Kontakte mit unterschiedlichen Therapeutinnen und Therapeuten in der Woche). Er äußerte im Verlauf den Wunsch nach mehr psychotherapeutischen Gesprächen, und wir konnten ihm Einzelgesprächstermine alle zwei Wochen bei der Psychologin seiner Gesprächsgruppe anbieten. Herr A. berichtete, dass er erleichtert sei, dass diese nun bald beginnen würden. Er merke, dass es ihm immer schwerer falle, offen über sein inneres Erleben zu berichten, aus Sorge, dies könne dazu führen, dass wir die Psychopharmaka nicht weiter reduzieren würden. x

Die PIA ermöglicht Patientinnen und Patienten über den Einzelkontakt mit der zuständigen Psychiaterin oder dem Psychiater hinaus, am Angebot der Klinik teilzunehmen. Die Therapeutinnen und Therapeuten der Ergo-, Musik- oder Gruppentherapien können mit ins Boot geholt werden. Der interdisziplinäre Austausch kann helfen, mögliche Frühzeichen einer erneuten Krise wahrzunehmen, gibt aber auch den Patientinnen und Patienten die Chance, sich eine Therapeutin oder einen Therapeuten des Vertrauens auszusuchen.

Beispiel 5: Aus einem missglückten Absetzversuch nach langer Psychiatriegeschichte lernen – Herr K.

HERRN K. lernte ich (N. v. G.) in seiner ersten psychotischen Krise in der Notaufnahme kennen. Nach einem kurzen stationären Aufenthalt und einer längeren aufsuchenden Behandlung entschied er sich auf unseren Vorschlag hin für eine Reduzierung des in der Klinik begonnenen Antipsychotikums über unsere stationsintegrierte PIA. Bei unseren zunächst wöchentlichen Terminen trafen wir uns nicht in meinem Büro, sondern aufgrund seiner schlechten Erfahrungen mit Krankenhäusern bei ihm zu Hause (Herr K. hatte aufgrund einer Herzerkrankung bereits als Kind viel Zeit in Krankenhäusern verbringen müssen). Nach einem halben Jahr konnten wir das Antipsychotikum absetzen. Herr K. war nun seit mehreren Monaten wieder in seinem alten Leben angekommen und berichtete sowohl von positiven privaten als auch beruflichen Entwicklungen. Kurz vor Weihnachten meldete sich Herr K. dann unter Tränen. Es ginge ihm nicht gut, er müsse vorbeikommen. Er erschien daraufhin gemeinsam mit seiner Partnerin und berichtete von Gefühlen der Leere und Sinnlosigkeit, auch Suizidgedanken würden seit einigen Tagen eine Rolle spielen. x

Absetzphänomene von Psychopharmaka können Symptome psychischer Krisen so imitieren, dass wir sie nicht voneinander unterscheiden können. Das Wissen darum kann jedoch ein reflexartiges Aufdosieren der Psychopharmaka verhindern und ermöglicht, auf die Krise zunächst mit einem intensivierten Beziehungs- und Behandlungsangebot zu reagieren – manchmal auch vorübergehend mit einem anderen, besser verträglichen Psychopharmakon.

WIR BESPRACHEN gemeinsam die möglichen Ursachen für die depressiven Symptome sowie die vorübergehende Einnahme eines Beruhigungsmittels und erstellten einen Notfallplan mit engmaschigen Kontakten. Im neuen Jahr ging es Herrn K. wieder deutlich besser, sodass wir die neue Verordnung rasch beendeten. x

Fazit

Als Mitarbeiterinnen der Psychiatrie sind wir Teil einer Institution, die jahrzehntelang hohe Psychopharmakadosen verschrieben hat, ohne sich der Konsequenzen für die Betroffenen ausreichend bewusst zu sein oder die sie wissend in Kauf genommen hat. Die Skepsis gegenüber der ärztlichen Empfehlung von Psychopharmaka ist nachvollziehbar und sollte von uns ernst genommen werden.
Besonders wichtig im Umgang mit Psychopharmaka scheint uns der offene und vertrauensvolle Austausch über erwünschte und unerwünschte Wirkungen mit unseren Patientinnen und Patienten. Je flexibler und vielfältiger das therapeutische Angebot, desto besser können wir auf ihre unterschiedlichen Lebensrealitäten eingehen. Neben den im Text erläuterten Maßnahmen hin zu einem sensibleren Umgang mit Psychopharmaka sollte in Zukunft der Fokus noch vermehrt auf das Einbeziehen von Angehörigen und auch Peers (Menschen mit Krisen- und Absetzerfahrung) liegen: zum Beispiel im Sinne trialogisch geleiteter (Absetz-)Gruppen, um weitere Erfahrungen zu teilen und sich gegenseitig bei dem Weg aus der Krise zu unterstützen.

Gaertner, Nora von, *Medizinstudium in Seattle, Homburg und Rostock. Psychiaterin und Psychotherapeutin in Weiterbildung in Berlin mit den Interessenschwerpunkten Open Dialogue, Trialog und Psychosenpsychotherapie.*
Terstyánszky, Kata, *Ärztin in Weiterbildung zur Fachärztin für Psychiatrie und Psychotherapie. Medizinstudium an der Semmelweis Universität in Budapest. Bisher tätig in zwei sozialpsychiatrischen Kliniken. Zuletzt im Vivantes Klinikum Neukölln, unter anderem in der Tagesklinik und in der psychiatrischen Institutsambulanz. Weiterbildungen in den Bereichen tiefenpsychologisch fundierte Psychotherapie, Open Dialogue, Gruppentherapie.*
Kontakt: terstyanszky.kata@gmail.com

Hyperbolisches Ausschleichen von Antidepressiva

Bryan Shapiro

Entzugssymptome treten bei Menschen, die Antidepressiva absetzen, häufig auf, doch haben klinische Studien keine optimalen Absetzstrategien zur Abmilderung dieses Risikos ermittelt (Horowitz & Taylor 2019). Praxisleitlinien von Organisationen wie der American Psychiatric Association (APA) oder dem National Institute for Health Care Excellence (NICE) zum Absetzen von Antidepressiva sind vage und wurden dafür kritisiert, dass sie die Schwere und Dauer von Antidepressivaentzugsproblemen unterschätzen (Davies & Read 2019; Hengartner et al. 2020). Dies führte dazu, dass klinisch Tätige nur wenige Anhaltspunkte dafür haben, wie sie Antidepressiva am besten absetzen können, insbesondere bei Personen, die zuvor unter konventionellen Absetzstrategien Entzugssymptome erlebt haben. Da diese die Defizite in der klinischen Versorgung wahrgenommen haben, suchen sie zunehmend in Onlinegemeinschaften von Gleichgesinnten nach Unterstützung beim Absetzen der verschriebenen Psychopharmaka (Framer 2021; White et al. 2021; siehe auch der Beitrag von Stella Schnee in diesem Buch). In diesem Kapitel werden wichtige Überlegungen zum Absetzen von Antidepressiva dargelegt und eine Methode zum schrittweisen Absetzen von Antidepressiva beschrieben, die das Risiko von Entzugserscheinungen verringern kann.

Das Absetzen vorbereiten

Ärzte und Ärztinnen haben die Aufgabe, in Zusammenarbeit mit ihren Patientinnen und Patienten einen Behandlungsplan zu erstellen, der die Risiken einer fortgesetzten Einnahme von Antidepressiva gegen die Risiken ihres Absetzens abwägt. Vor Beginn sowie vor dem Absetzen einer Antidepressivabehandlung sollten die verordnenden Personen die Betroffenen über mögliche Entzugssymptome informieren. Deren aktuelle psychosoziale Belastung und das Ausmaß ihrer sozialen und finanziellen Unterstützung sollten besprochen werden, um festzustellen, ob der Zeitpunkt des Absetzens passt.

Das Absetzen planen

Nachdem man gemeinsam beschlossen hat, die Behandlung mit einem Antidepressivum beenden, muss ärztlicherseits eine Ausschleichphase geplant werden, die sowohl psychopharmakabezogene als auch patientenbezogene Faktoren berücksichtigt, die das klinische Ergebnis beeinflussen können. Ein Faktor ist das Risiko von Entzugserscheinungen. Serotonin-Wiederaufnahmehemmer (SRI) wie beispielsweise selektive Serotonin-Wiederaufnahmehemmer (SSRI), Serotonin-Noradrenalin-Wiederaufnahmehemmer (SNRI) und die eher serotonergen *(Serotonin beeinflussenden)* trizyklischen Antidepressiva (TCA) wurden am häufigsten mit Entzugserscheinungen in Verbindung gebracht (Rosenbaum et al. 1998). Unter den SRI wurden Paroxetin und Venlafaxin mit dem höchsten Risiko von Entzugssymptomen in Verbindung gebracht, während Fluoxetin aufgrund seiner langen Eliminationshalbwertszeit ein relativ geringes Entzugsrisiko zu haben scheint (Rosenbaum et al. 1998; Haddad & Anderson 2007). Andere SRI weisen ein mittleres Risiko auf. Es gibt seltene Fallberichte, in denen Entzugssymptome bei Patientinnen und Patienten beschrieben werden, die Nicht-SRI-Antidepressiva wie Mirtazapin oder Bupropion absetzen (Berigan & Harazin 1999; Berigan 2001). Im Allgemeinen sind diese mit einem relativ geringen Entzugsrisiko verbunden. Antidepressiva, bei denen ein mittleres oder hohes Risiko für Entzugssymptome besteht, müssen über einen längeren Zeitraum (mindestens über mehrere Monate) und kleinschrittiger ausgeschlichen werden.

Ärztinnen und Ärzte sollten auch prüfen, ob bei den Behandelten in der Vergangenheit beim Absetzen von Antidepressiva bereits Entzugserscheinungen aufgetreten sind, entweder im Rahmen eines geplanten Absetzens oder spontan beim Auslassen einer täglichen Dosis eines Antidepressivums. Wenn diese über eine solche Vorgeschichte berichten, sollten die Behandelnden unbedingt ein langsameres Absetzen in Erwägung ziehen, da bei solchen Personen ein besonders hohes Risiko für Entzugserscheinungen besteht.

Derzeit gibt es keine biologischen oder genetischen Marker, die eindeutig ein erhöhtes Risiko für Antidepressivaentzugsreaktionen vorhersagen. Ausgehend von wenigen Fallberichten über Entzugssymptome, die vor einer weniger als acht Wochen währenden SRI-Behandlung auftraten (Haddad 1997), ist die Wahrscheinlichkeit von Entzugserscheinungen bei Personen, die ein Antidepressivum über einen Zeitraum von mindestens mehreren Monaten einnehmen, höher, obwohl dies nicht durch kontrollierte klinische Studien bestätigt wurde. In der Praxis bedeutet dies, dass bei Personen, die ein Antidepressivum nach einer ein- bis zweiwöchigen Testphase aufgrund unerwünschter Wirkungen der Behandlung absetzen, ein Entzugsproblem eher nicht zu erwarten ist.

Die biologischen Hintergründe für das hyperbolische Absetzen von Antidepressiva

Es liegen zwei Methoden nahe, wie Antidepressiva abgesetzt werden können: (1) die lineare, d. h. schrittweise in gleichen Schritten reduzierte Dosis, und (2) die hyperbolische, d. h. um einen konstanten Prozentsatz des jeweils vorherigen Stands reduzierte Dosis, die somit im Verlauf des Absetzprozesses immer kleiner wird.

ABBILDUNG 1 Beispiel eines linearen und eines hyperbolischen Absetzens eines Antidepressivums (50 mg)

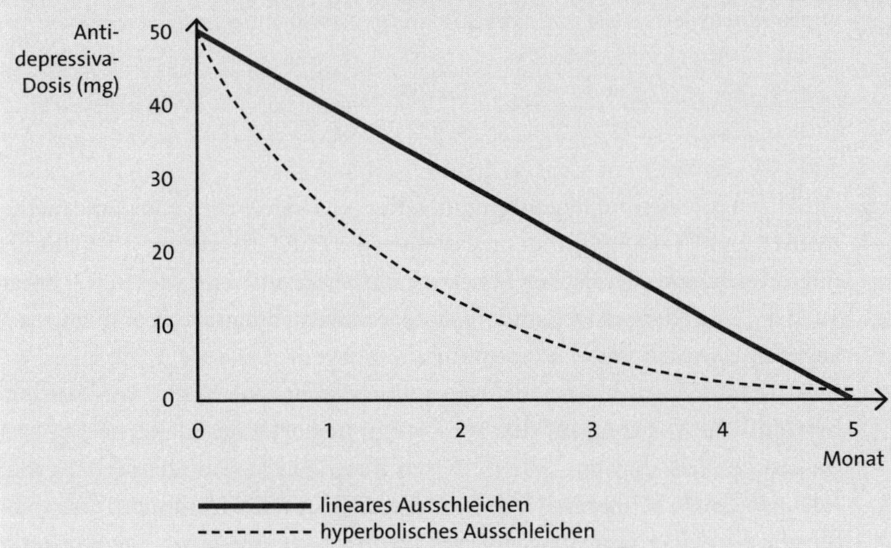

Es liegen nur wenige klinische Daten vor, die eine optimale Strategie zum Absetzen von Antidepressiva unterstützen, um das Risiko von Entzugssymptomen zu verringern. Neuartige bildgebende Verfahren des Gehirns [PET;

Positronen-Emissions-Tomografie, P. L.] haben jedoch in jüngster Zeit unser Verständnis verbessert, wie SRI mit dem Zielorgan, dem Serotonintransporter, bei verschiedenen Dosen und Blutkonzentrationen interagieren, um antidepressive Wirkungen zu ermöglichen (Meyer et al. 2004; Voineskos et al. 2007). Diese Experimente haben wichtige Erkenntnisse hervorgebracht, die zu einer verbesserten Methode für das Absetzen von Antidepressiva führen könnten. Eine Erkenntnis ist, dass die Dosis-Besetzungs-Beziehung von SRI mit dem Serotonintransporter logarithmisch ist, sodass eine schrittweise Verringerung der SRI-Dosis zu einer proportional größeren Abnahme der Serotonintransporterbesetzung führt (Tabelle 1).

TABELLE 1 Erhaltungsdosen von SRI (mg/Tag) und die damit verbundene Besetzung der Serotonintransporter (SERT)

SERT-Besetzung	Fluoxetin	Paroxetin	Citalopram	Sertralin
20%	0,6	1,3	0,8	2,2
40%	1,7	3,4	2,2	5,9
50%	2,7	5,0	3,4	9,1
60%	4,5	7,4	5,4	14,1
80%	25,9	18,9	19,0	45,8

Die Daten beruhen auf logarithmischen Kurven (Meyer et al. 2004), die mathematisch an PET-Radioligandenmessungen der SERT-Besetzung [PET-Studien mit radioaktiven chemischen Substanzen zur Visualisierung der SERT-Besetzung, P. L.] bei depressiven und nicht depressiven Patientinnen und Patienten angepasst wurden, mit $p < 0{,}001$[7] für alle Kurven.

Zweitens üben selbst sehr niedrige subtherapeutische Dosen von SRI eine beträchtliche Wirkung auf den Serotonintransporter aus, daher sackt deren Besetzung steil ab, wenn SRI in diesen niedrigen Dosen abgesetzt werden (Shapiro 2018). Schließlich besetzen die niedrigsten wirksamen Dosen von SRI für die Behandlung der schweren Depression (z. B. 20 mg/Tag Fluoxetin, Paroxetin oder Citalopram oder 50 mg/Tag Sertralin; s. Tabelle 2, S. 155) etwa 80 % des Serotonintransporters (Abbildung 2) (Meyer et al. 2004), während

7 Der p-Wert sagt aus, wie groß die Wahrscheinlichkeit ist, dass der gemessene Unterschied dem Zufall entspringt. In dieser Untersuchung ist p kleiner als 0,001. Das heißt, die Wahrscheinlichkeit, dass der gemessene Wert auf Zufall beruht, ist kleiner als 0,1 % – in anderen Worten, er ist kein zufälliges Ergebnis. – P. L.

hoch dosierte SRI 85 % des Transporters besetzen, was auf einen Plateaueffekt von SRI innerhalb des klinischen Dosisbereichs hindeutet (Voineskos et al. 2007).

ABBILDUNG 2 Logarithmische Beziehung zwischen SRI-Dosis und Serotonintransporterbesetzung (nach Meyer et al. 2004)

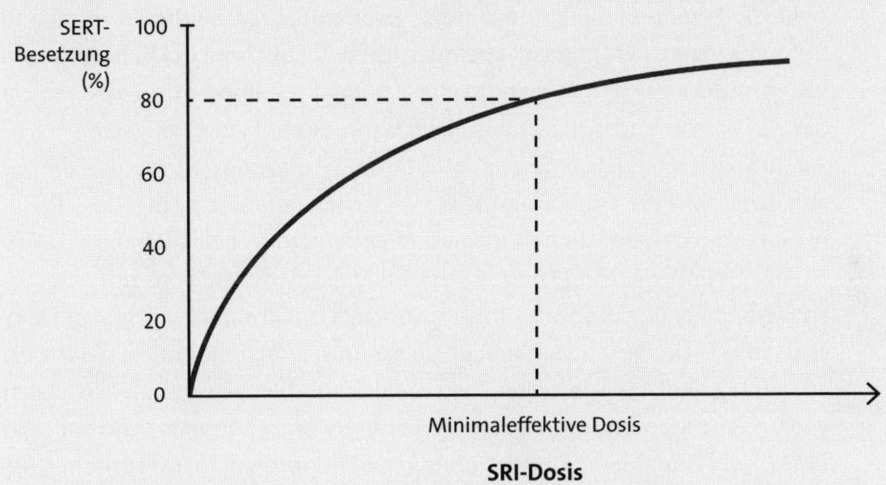

Unter der Annahme, dass das Entzugsrisiko bei einem raschen Rückgang der Serotonintransporterbesetzung höher ist, deuten diese Daten darauf hin, dass das Entzugsrisiko in den frühen Phasen des Ausschleichens von SRI relativ gering ist. Dies ist darauf zurückzuführen, dass Dosisreduzierungen bei Standard- oder höheren Dosen nur mit einer bescheidenen Verringerung der Serotonintransporterbesetzung einhergehen. Andererseits steigt das Entzugsrisiko mit fortschreitendem Absetzen, da die Serotoninbesetzung zunehmend empfindlicher auf die Dosisreduktion reagiert.
Darüber hinaus gibt es ein erhebliches Risiko für Entzugssymptome, wenn man das Ausschleichen mit einer Minimaldosis (z. B. 10 mg/Tag Escitalopram) oder einer halben Minimaldosis (z. B. 5 mg/Tag Escitalopram) beendet, denn diese »niedrigen« Dosen wirken sich stark auf den Serotonintransporter aus. Dieses Ergebnis wird durch eine prospektive Studie gestützt, in der zwanzig ambulante Personen, bei denen eine Panikstörung diagnostiziert wurde, von einer SRI-Erhaltungstherapie abgezogen wurden (Fava et al. 2007). Die Dosis

von Fluoxetin, Paroxetin oder Citalopram wurde vor dem Absetzen alle zwei Wochen um 10 mg reduziert, wobei die Schlussdosis bei 10 mg pro Tag lag, während die Sertralindosis alle zwei Wochen um 50 mg reduziert wurde, hier lag die Schlussdosis bei 50 mg pro Tag. 45 % der Teilnehmer und Teilnehmerinnen entwickelten nach dem Absetzen der Behandlung das Antidepressivaabsetzsyndrom, was die Möglichkeit aufkommen lässt, dass die letzte Dosierung zu hoch war, um den Entzug abzumildern (ebd.). Diese Feststellung stellt die Standardempfehlungen der veröffentlichten Leitlinien infrage und legt nahe, dass es wichtig ist, sehr niedrige, d. h. subtherapeutische Dosen von SRI-Antidepressiva (z. B. 2,5 mg oder 1,25 mg Escitalopram) einzusetzen, um das Risiko von Entzugserscheinungen wirkungsvoll zu verringern.

Auch SNRI scheinen eine ähnliche Dosis-Besetzungs-Kurve wie die SSRI aufzuweisen. Eine Erhaltungsdosis von Venlafaxin von 75 mg/Tag, die man für eine durchschnittliche minimal effektive Dosis hält (Tabelle 2), wurde auf der Grundlage von Daten aus der Bildgebung des Gehirns mit einer etwa 80%igen Belegung des Serotonintransporters in Verbindung gebracht (Meyer et al. 2004). Alle sieben Studienteilnehmer und -teilnehmerinnen, die etwa 20–40 mg/Tag Venlafaxin erhielten (was man als subtherapeutische Dosis ansieht), wiesen eine Serotonintransporterbesetzung von mindestens 60 % auf (ebd.). Eine Einzel- und Mehrfachbehandlung mit Duloxetin in therapeutischen Mindestdosen (40–60 mg/Tag) wurde ebenfalls mit einer etwa 80%igen Belegung des Serotonintransporters in Verbindung gebracht, wobei eine modellierte Schätzung von 8 mg täglich erforderlich ist, um etwa 50 % des Transporters zu besetzen (Takano et al. 2006). Eine Studie zur Behandlung mit 50 mg/Tag Desvenlafaxin in mehreren Dosen zeigte, dass der Serotonintransporter zu etwa 80 % besetzt ist, wobei schätzungsweise 14 mg täglich erforderlich sind, um 50 % der Transporter zu besetzen (Frankle et al. 2018).

Obwohl andere SRI wie trizyklische Antidepressiva (z. B. Clomipramin) sowie neuere Wirkstoffe (z. B. Vilazodon oder Vortioxetin) nicht auf diese Weise untersucht wurden, erscheint ein hyperbolisches Ausschleichen mit subtherapeutischen Dosen logisch, um einen starken Abfall der Serotonintransporterbesetzung zu verhindern und Entzugssymptome zu mildern. Antidepressiva, die nicht zur Gruppe der SRI zählen (z. B. Mirtazapin oder Bupropion), werden zwar weniger mit Entzugserscheinungen in Verbindung gebracht als SRI, können aber auf ähnliche Weise reduziert werden, insbesondere bei Personen, die unter unerwünschten Wirkungen leiden, wenn sie weniger kleinschrittig reduzieren.

Eine Dosisreduzierung um 50 % in regelmäßigen Abständen (z. B. alle zwei bis vier Wochen) kann ein geeigneter Ausgangspunkt für Personen sein, bei denen zuvor keine Entzugserscheinungen auftraten (siehe Abbildung 3). Eine Reduzierung um 50 % ist sinnvoll, da sie den Herstellungsdosen der meisten, wenn nicht aller Antidepressiva entspricht.

ABBILDUNG 3 Beispiel für einen hyperbolischen Absetzprozess bei einem Patienten ohne Entzugserscheinungen in der Vorgeschichte

50 mg → (4 Wochen) → **25 mg** → (4 Wochen) → **12,5 mg** → (4 Wochen) → **Stopp**

Um das Risiko von Entzugserscheinungen zu verringern, sollte die Dosis vor dem Absetzen auf die niedrigste verfügbare Dosis reduziert werden, die in der Regel etwa 25 % bis 50 % der minimal effektiven Dosis eines Antidepressivums entspricht, wenn man Teilmengen von Tabletten in Betracht zieht (Tabelle 2).

TABELLE 2 Minimal effektive Dosen (MED) und niedrigste verfügbare Dosen (nach Meyer et al. 2004)

SRI	MED	Niedrigste verfügbare Dosis*
Fluoxetin	20 mg	5 mg
Sertralin	50 mg	12,5 mg
Paroxetin	20 mg	5 mg
Citalopram	20 mg	10 mg
Escitalopram	10 mg	20 mg
Venlafaxin ER	75 mg	37,5 mg
Desvenlafaxin	50 mg	25 mg
Levomilnacipran	40 mg	20 mg
Duloxetin	40 – 60 mg	20 mg
Vilazodon	40 mg	10 mg

* beinhaltet nur Teilmengen aus gekerbten Tabletten (Flüssigformulierungen sind nicht enthalten) von SRI für die Behandlung schwerer depressiver Störungen gemäß Angaben der US-amerikanischen Arzneimittelbehörde FDA

Psychologische Unterstützung während des Ausschleichens

Ein hyperbolisches Ausschleichen von Antidepressiva beinhaltet eine starke Dosisreduzierung in den Anfangsphasen, obwohl es, wie bereits beschrieben, als unwahrscheinlich gilt, dass dabei Entzugssymptome auftreten. Diese starken Dosisreduzierungen können bei Betroffenen jedoch Ängste auslösen, insbesondere wenn früher Entzugserscheinungen bei Antidepressiva auftraten und sie befürchten, diese Symptome erneut zu erleben. Behandlerinnen und Behandler sollten Betroffene aufklären, dass das Risiko von Entzugssymptomen zu Beginn des Ausschleichens trotz der sichtbaren starken Dosisreduzierung wahrscheinlich relativ gering ist, da der Serotonintransporter nur geringfügig weniger besetzt ist. Den Betroffenen sollte auch versichert werden, dass die Entzugssymptome mit der Wiedereinnahme des Antidepressivums schnell reversibel sind (Horowitz & Taylor 2019) und dass es verschiedene Strategien gibt, um eine mögliche »gescheiterte« Phase des Ausschleichens zu überwinden.
Psychologische Unterstützung, sei es durch formelle Beratung oder durch Peerunterstützung, kann während des Ausschleichens hilfreich sein, und die Betroffenen sollten die Kommunikation mit ihren Behandlern auf einem vernünftigen Niveau beibehalten, um abrupte Stimmungsänderungen oder neue belastende Symptome zwischen den geplanten Terminen mitteilen zu können. Wahrscheinlich ist es für die Betroffenen ideal, sich während des Absetzprozesses möglichst viel mit stressfreier Arbeit, Freizeit und konfliktarmen zwischenmenschlichen Aktivitäten zu beschäftigen, um symptombedingtes Grübeln zu reduzieren. Die Verfolgung der Fortschritte bei der Reduzierung der Psychopharmakadosis mithilfe von Dosisprotokollen kann für die Betroffenen motivierend sein und die Einhaltung der Abmachungen verbessern.

Wenn hyperbolisches Absetzen »schiefgeht«

Bei Personen, die zwischen den oralen Dosen während oder nach dem Ausschleichen der niedrigsten verfügbaren Dosis unter unerträglichen Symptomen leiden (Abbildung 2, S. 153), sind mehrere Faktoren zu berücksichtigen. Zunächst müssen die behandelnden Ärzte und Ärztinnen feststellen, ob diese Symptome tatsächlich auf einen Entzug zurückzuführen sind oder ob andere

Faktoren (z. B. Drogenkonsum, Rückfall in eine psychiatrische oder körpermedizinische Erkrankung, psychosozialer Stress) die Diagnose verzerren. Besteht der Verdacht auf Probleme, die durch das Absetzen der Antidepressiva verursacht sind, sollte die vorherige Dosis auf jeden Fall wieder aufgenommen werden, um die belastenden Entzugssymptome zu lindern. Die Behandelnden können im Arzneimittelverzeichnis nachsehen, ob eine andere Dosis verschrieben werden kann, mit der man langsamer reduzieren kann, um so das Risiko von Entzugserscheinungen zu verringern.

Die Behandelnden sollten sich darüber im Klaren sein, dass generische Antidepressiva verschiedener Hersteller unterschiedlich bioäquivalent, d. h., nicht identisch mit dem des vergleichbaren Originalpräparates sein können und dass Apotheken häufig den Hersteller eines bestimmten Medikaments wechseln, ohne die Betroffenen darüber zu informieren. Mehrere Antidepressiva werden als generische Flüssigformulierungen hergestellt, die auf sehr niedrige, subtherapeutische Dosierungen oder auf Dosierungen zwischen den üblichen oralen Dosierungsstärken titriert *(angepasst)* werden können. Bei Personen, die nach dem Absetzen einer oralen Dosis von 25 % bis 50 % der therapeutischen Mindestdosis Entzugserscheinungen zeigen, können Flüssigformulierungen sogar noch geringere subtherapeutische Dosen ermöglichen. Diese geringeren Dosen können häufig notwendig sein, da selbst sehr geringe Antidepressivadosen den Serotonintransporter stark beanspruchen (Tabelle 1, S. 152).

Für Antidepressiva, die nicht als generische Flüssigformulierungen hergestellt werden, können Apotheken im Prinzip flüssige Zubereitungen von Antidepressiva herstellen, die als Tabletten oder Kapseln erhältlich sind oder keine Kügelchen enthalten. Für feste Tabletten kann man Pillenschneider verwenden. Diese können die jedoch bei kleineren Dosierungsstärken zunehmend ungenau werden. Bei Kapseln, die Kügelchen enthalten (z. B. Venlafaxin XR oder Duloxetin), haben einige Betroffenen versucht, die Kapseln zu öffnen und die Kügelchen zu wiegen oder abzuzählen, um ein allmähliches Absetzen zu ermöglichen. Eine weitere Option für Personen, die Schwierigkeiten haben, ihr Antidepressivum abzusetzen, ist die Umstellung auf Fluoxetin, ein SRI mit einer langen Eliminationshalbwertszeit und einem geringeren Risiko für absetzbedingte Entzugserscheinungen (Hengartner 2020). Fluoxetin kann dann abgesetzt werden, was durch die Verfügbarkeit einer generischen Flüssigformulierung in vielen Ländern unterstützt wird.

Schlussfolgerung

Der Entzug von Antidepressiva ist ein wenig erforschtes, aber weit verbreitetes Phänomen, das mit erheblichem Leid und funktionellen Beeinträchtigungen einhergeht und oft über längere Zeiträume anhält. Ein hyperbolisches Ausschleichen mit kleinen, subtherapeutischen Dosen kann theoretisch das Risiko eines Entzugs verringern, obwohl dies in klinischen Studien nicht nachgewiesen wurde. Die behandelnden Ärztinnen und Ärzte müssen eine Reihe von Faktoren sorgfältig abwägen, wenn sie ein Antidepressivum ausschleichen und dabei angesichts des unvorhersehbaren Auftretens von Entzugssymptomen flexibel bleiben wollen.

***Shapiro, Bryan B.**, Dr. med., Master of Public Health. Lebt in Orange County, Kalifornien. Psychiater mit zusätzlichen Fachkenntnissen in Psychopharmakologie und im Absetzen von Antidepressiva. Kontakt: bbshapi@gmail.com*

Übersetzung: Peter Lehmann

Literatur

Berigan TR (2001). Mirtazapine-associated withdrawal symptoms: A case report. Prim Care Companion J Clin Psychiatry, 3: 143. DOI: 10.4088/pcc.v03n0307a

Berigan TR, Harazin JS (1999). Bupropion-associated withdrawal symptoms: A case report. Prim Care Companion J Clin Psychiatry, 1: 50–51. DOI: 10.4088/pcc.v04n0208a

Davies J, Read J (4.9.2019). A systematic review into the incidence, severity and duration of antidepressant withdrawal effects: Are guidelines evidence-based? Addict Behav, 97: 111–121. DOI: 10.1016/j.addbeh.2018.08.027

Fava GA, Bernardi M, Tomba E et al. (16.1.2007). Effects of gradual discontinuation of selective serotonin reuptake inhibitors in panic disorder with agoraphobia. Int J Neuropsychopharmacol, 10: 835–838. DOI: 10.1017/S1461145706007462

Framer A (16.3.2021). What I have learnt from helping thousands of people taper off antidepressants and other psychotropic medications. Ther Adv Psychopharmacol, 11: 2045125321991274. DOI: 10.1177/2045125321991274

Frankle WG, Robertson B, Maier G et al. (13.12.2018). An open-label positron emission tomography study to evaluate serotonin transporter occupancy following escalating dosing regimens of (R)-(–)-O-desmethylvenlafaxine and racemic O-desmethylvenlafaxine. Synapse, 72:e22021. DOI: 10.1002/syn.22021

Haddad P (1997). Newer antidepressants and the discontinuation syndrome. J Clin Psychiatry, 58 (Suppl. 7): 17–22

Haddad PM, Anderson IM (2007). Recognising and managing antidepressant discontinuation symptoms. Adv Psychiatr Treat, 13: 447–457. DOI: 10.1192/apt.bp.105.001966

Hengartner MP (8.5.2020). How effective are antidepressants for depression over the long term? A critical review of relapse prevention trials and the issue of withdrawal confounding. Ther Adv Psychopharmacol, 10: 2045125320921694. DOI: 10.1177/2045125320921694

Hengartner MP, Davies J, Read J (22.8.2020). Antidepressant withdrawal – the tide is finally turning. Epidemiol Psychiatr Sci, 29: e52. DOI: 10.1017/S2045796019000465

Horowitz MA, Taylor D (5.3.2019). Tapering of SSRI treatment to mitigate withdrawal symptoms. Lancet Psychiatry, 6: 538–546. DOI: 10.1016/S2215-0366(19)30032-X

Meyer JH, Wilson AA, Sagrati S et al. (2004). Serotonin transporter occupancy of five selective serotonin reuptake inhibitors at different doses: An [11C]DASB positron emission tomography study. Am J Psychiatry, 161: 826–835. DOI: 10.1176/appi.ajp.161.5.826

Rosenbaum JF, Fava M, Hoog SL et al. (1998). Selective serotonin reuptake inhibitor discontinuation syndrome: A randomized clinical trial. Biol Psychiatry, 44: 77–87. DOI: 10.1016/s0006-3223(98)00126-7

Shapiro BB (10.8.2018). Subtherapeutic doses of SSRI antidepressants demonstrate considerable serotonin transporter occupancy: Implications for tapering SSRIs. Psychopharmacology (Berl), 235: 2779–2781. DOI: 10.1007/s00213-018-4995-4

Takano A, Suzuki K, Kosaka J et al. (28.2.2006). A dose-finding study of duloxetine based on serotonin transporter occupancy. Psychopharmacology (Berl), 185: 395–399. DOI: 10.1007/s00213-005-0304-0

Voineskos AN, Wilson AA, Boovariwala A et al. (12.5.2007). Serotonin transporter occupancy of high-dose selective serotonin reuptake inhibitors during major depressive disorder measured with [11C]DASB positron emission tomography. Psychopharmacology (Berl), 193: 539–545. DOI: 10.1007/s00213-007-0806-z

White E, Read J, Julo S (17.1.2021). The role of Facebook groups in the management and raising of awareness of antidepressant withdrawal: Is social media filling the void left by health services? Ther Adv Psychopharmacol, 11: 2045125320981174. DOI: 10.1177/2045125320981174

Ausschleichstreifen zum hyperbolischen Absetzen von Psychopharmaka

Peter C. Groot & Jim van Os

Es ist eine wichtige Aufgabe für alle Medizinerinnen und Mediziner, Menschen dabei zu helfen, Psychopharmaka sicher abzusetzen oder zu versuchen, eine optimale (niedrigere) Dosis zu finden, die besser wirkt oder weniger unerwünschte Wirkungen hat. Dabei ist es wichtig, das Auftreten körperlicher und psychischer Entzugserscheinungen als Folge einer zu schnellen Dosisreduzierung oder eines abrupten Entzugs so weit wie möglich zu verhindern. Ein solcher Entzug kann großen Schaden anrichten und zu gescheiterten Entzugsversuchen und unnötiger Langzeitverabreichung führen. Dennoch litten und leiden Betroffene seit Jahren unter Entzugsproblemen, weil es für ihre Ärzte und Ärztinnen schwierig oder sogar unmöglich war, den – aufgrund der fehlenden Evidenzbasis für das Absetzen schwammigen – Empfehlungen in Leitlinien, Herstellerinformationen und Beipackzetteln zu folgen. Ein großes Problem in diesem Zusammenhang war und ist, dass (niedrigere) Psychopharmakadosierungen, die für eine schrittweise Dosisreduktion erforderlich sind, nicht so einfach verfügbar waren und sind, denn die pharmazeutischen Unternehmen stellen sie nicht zur Verfügung, obwohl die Betroffenen seit Jahren danach fragen.

Diesem Missstand wurde mit der jüngsten Entwicklung der Ausschleichstreifen (Tapering-Strips; siehe Abbildung 1) abgeholfen, die Ärztinnen, Ärzten und Betroffenen endlich ein Instrument an die Hand geben, das sie schon immer gebraucht hätten. Damit können sie endlich personalisierte und hyperbolische Reduktionsschemata auf Grundlage einer unterstützten Entscheidungsfindung und eines (Selbst-)Monitoring in voller Übereinstimmung mit den bestehenden Leitlinien flexibel verschreiben und anpassen.

Derzeit sind Ausschleichstreifen für eine Reihe von Antidepressiva, Antipsychotika (Neuroleptika), Beruhigungs- und Schmerzmittel, Antiepileptika und andere Entzugsprobleme verursachende Substanzen wie zum Beispiel Lithium verfügbar. Zum Zeitpunkt der Erstellung dieses Artikels (2021) wurden sie rund 10.000 Patienten und Patientinnen verschrieben. Beobachtungsstudien

ABBILDUNG 1 Ausschleichstreifen

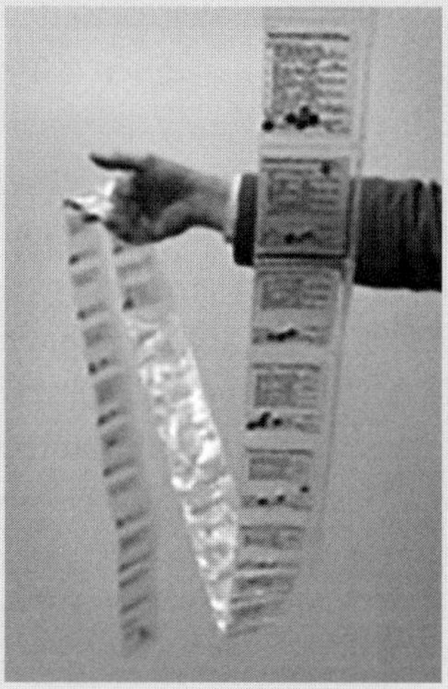

haben gezeigt, dass sich Entzugssymptome durch die Ausschleichstreifen deutlich verringern. Obwohl man nicht vorhersagen kann, ob und wie stark eine bestimmte Person unter Entzugserscheinungen leiden wird, konnte die Mehrheit derjenigen, die in der Vergangenheit erfolglos versucht hatten, das Psychopharmakon zu reduzieren, mit Ausschleichstreifen davon loskommen und ein bis fünf Jahre oder länger ohne es zurechtkommen.

In diesem Kapitel erläutern wir, wie Ausschleichstreifen Betroffenen, Ärztinnen und Ärzten dabei helfen können, ein sinnvolles Gespräch über das Absetzen von Psychopharmaka oder die Ermittlung der optimalen Dosis zu führen, das auf der Anerkennung bestehender Unsicherheiten, einer unterstützten Entscheidungsfindung und einem sachgerechten (Selbst-)Monitoring beruht.

Dass das Absetzen ärztlich verschriebener Psychopharmaka ein Problem sein kann, ist seit Langem bekannt. Die ersten Berichte in der Literatur stammen aus den 1950- und 1960er-Jahren (Selikoff et al. 1953; Brooks 1959; Hollister et al. 1961; Judah et al. 1961; Kramer et al. 1961; Schatzberg et al. 1997; Cerovecki et al. 2013; Fava et al. 2015, 2018). Dennoch wurden Fragen im Zusammenhang mit dem Absetzen lange Zeit nicht richtig behandelt (Groot & van Os 2020 a). Die Diskussionen darüber in der wissenschaftlichen Literatur und anderswo waren oft verwirrend und sogar polarisiert. Pharmazeutische Unternehmen sind nicht verpflichtet, zu untersuchen, wie Betroffene nach der therapeutischen

Anwendung die von ihnen hergestellten Arzneimittel sicher absetzen können, aber sie sind verpflichtet, in ihren Herstellerinformationen für die Ärzteschaft Absetz- und Entzugsprobleme auf dem neuesten Stand der medizinisch-wissenschaftlichen Erkenntnisse zu benennen (Langfeldt 2020).
In der akademischen Psychiatrie wurde das Thema Absetzen erst 2019 (Dowell et al. 2019 a; FDA 2019; Iacobucci 2019; RCP 2019) zu einem wichtigen Thema, als man offiziell anerkannte, was Betroffene schon seit Jahrzehnten berichteten: dass sie Probleme haben, wenn sie versuchen, beispielsweise Antidepressiva abzusetzen, und dass ihre Ärzte und Ärztinnen ihnen dabei offenbar nicht helfen können (RCP 2019; Surviving Antidepressants o. J.). In Leitlinien, Herstellerinformationen und Beipackzetteln ignorierte man das Problem oder spielte es herunter. Man tat einfach so, als wisse man, wie Betroffene risikoarm absetzen können (Groot & van Os 2020 a).
Ein großes ungelöstes Problem besteht darin, dass für ein stufenweises und individuelles Reduzieren Dosierungen nötig sind, die niedriger sind als die niedrigsten von den pharmazeutischen Unternehmen hergestellten Produkteinheiten. Dies erschwerte ein individuelles Ausschleichen oder machte es gar praktisch unmöglich.
Um die Praxis des Ausschleichens zu verbessern, führte das Wissen von Betroffenen über das Absetzen von Psychopharmaka, das auf eine 2004 veröffentlichte Idee eines Patienten (RCP 2019) zurückgeht, in den Niederlanden zur Entwicklung von Ausschleichstreifen (Groot 2013; Groot & van Os 2020 a) (siehe Kasten). Ziel war es, eine flexible und hyperbolische Dosisreduktion (Horowitz & Taylor 2019) zu ermöglichen, die sowohl älteren als auch neueren Empfehlungen (Dowell et al. 2019 a; FDA 2019; Iacobucci 2019; RCP 2019) entspricht.
Verordnende Ärztinnen und Ärzte können den Zeitplan für das Reduzieren durch Stabilisierung, Verlangsamung oder Rückkehr zu einer (leicht) höheren Dosis flexibel anpassen. Zur Stabilisierung können sie Stabilisierungsstreifen in jeder gewünschten Dosis verschreiben.
Die ersten Ausschleichstreifen wurden für die Antidepressiva Paroxetin und Venlafaxin (Groot 2013) entwickelt. Allerdings wurde schnell klar, dass auch für andere Antidepressiva, für Antipsychotika (Neuroleptika) (Groot et al. 2020), Beruhigungs- und Schmerzmittel (Groot & van Os 2020 b), Antiepileptika, Lithium und andere Medikamente, die Entzugsprobleme verursachen können, ein Bedarf besteht. Mittlerweile können für eine wachsende Zahl dieser Substanzen Ausschleichstreifen verschrieben werden (URC o. J.).
In den Niederlanden gibt es Ausschleichstreifen seit 2013. Im Lauf der Jahre haben sich sowohl Betroffene als auch Allgemeinmediziner und -medizinerinnen

Wie Ausschleichstreifen eingesetzt werden können

Ein Ausschleichstreifen ist ein »Medikament auf einer Rolle« für 28 Tage. Ein Reduktionsverlauf kann 28 Tage oder ein Vielfaches davon dauern, wobei man ein oder mehrere Ausschleichstreifen verwendet. Jede verschriebene Tagesdosis ist separat verpackt und besteht aus einer oder einer begrenzten Anzahl von Kapseln oder Tabletten unterschiedlicher Dosierungen.

ABBILDUNG 2 Stabilisieren und Verlangsamen von Absetzprozessen mit Ausschleichstreifen

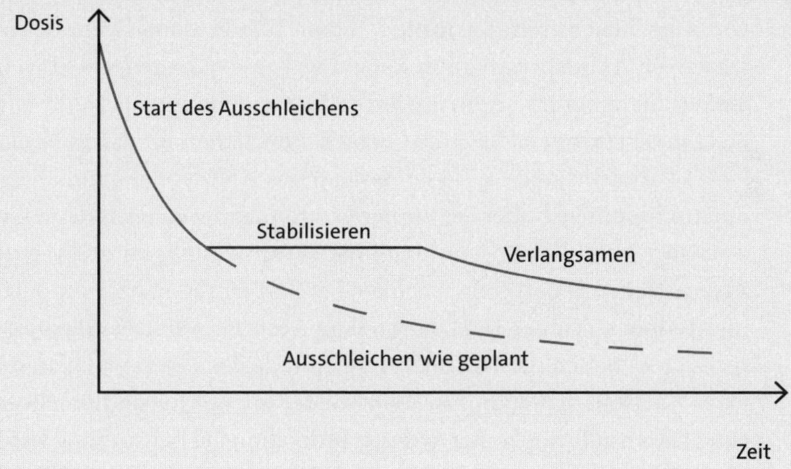

mit Fragen, Informationen und Vorschlägen zur Anwendung an uns gewandt. Dies trug dazu bei, das Reduzieren von Psychopharmaka flexibler zu gestalten und darüber nachzudenken, wie man im klinischen Alltag besser reduzieren und die Dosis optimieren kann.

Wirksamkeit von Ausschleichstreifen

Die Wirksamkeit von Ausschleichstreifen wurde in drei Beobachtungsstudien nachgewiesen.

In der ersten Studie (Groot & van Os 2018) antworteten 1194 (68 %) von 1750 die Streifen anwendenden Personen, darunter 895 (51 %), die ihre Antidepressiva absetzen wollten, am häufigsten Paroxetin (47 %) und Venlafaxin (43 %). Bei diesen 895 Personen betrug die durchschnittliche Dauer der Antidepressivaeinnahme zwei bis fünf Jahre mit einem Interquartalsbereich (Bereich, in dem die Hälfte aller beobachteten Werte liegen – P. L.) von ein bis zwei bis zu mehr als zehn Jahren. Fast zwei Drittel hatten zuvor erfolglos versucht, ihre Antidepressiva abzusetzen (im Durchschnitt zweimal). Bei nahezu allen waren Entzugsprobleme auftreten, wobei die Hälfte unter schweren Entzugssymptomen litt. 635 von 895 Personen, also 71 %, konnten mithilfe von Ausschleichstreifen ihre Antidepressiva vollständig absetzen.

In der zweiten Studie (Groot & van Os 2020c) wurden die Langzeitergebnisse von Ausschleichstreifen ermittelt, indem 1012 Personen, die vor ein bis fünf Jahren ein Antidepressivum vollständig abgesetzt hatten, ein Fragebogen zur Teilnahme an einer anonymisierten Untersuchung zugesandt wurde. Von 408 (40 %) Personen, die geantwortet haben, hatten 192 (47 %) Venlafaxin 142 (35 %) Paroxetin und 74 (18 %) ein anderes Antidepressivum abgesetzt. Die durchschnittliche Dauer der vorherigen Einnahme von Antidepressiva betrug vier Jahre, und die meisten (61 %) hatten mindestens einmal versucht, ohne Absetzstreifen abzusetzen. Nach ein bis fünf Jahren nahmen 270 Teilnehmer und Teilnehmerinnen (66 %) nach dem Absetzen keine Antidepressiva mehr, sechs (2 %) hatten die Dosis erfolgreich reduziert, 87 (21 %) hatten aufgrund eines (selbst berichteten) Rückfalls wieder mit der Behandlung begonnen. 35 (9 %) hatten aufgrund einer anderen Indikation die Behandlung wieder aufgenommen, zehn (3 %) gaben ein anderes Ergebnis an. Personen mit schwereren Entzugserfahrungen vor dem Ausschleichen und solche mit einer kürzeren Einnahmedauer kamen jetzt, nachdem sie mithilfe von Ausschleichstreifen abgesetzt hatten, die ersten ein bis fünf Jahre nach dem Absetzen eher ohne Antidepressiva zurecht.

Bei der dritten Studie handelt es sich um eine unabhängige Replikation der ersten Studie mit im Wesentlichen dem gleichen Ergebnis (Groot & van Os 2021).

Die Ergebnisse dieser drei Studien zeigen, dass die kurzfristige Erfolgsquote von 71 % beim Absetzen des Psychopharmakons in der am stärksten betroffenen Gruppe mit einer Quote von 68 % beim Absetzen nach ein bis fünf Jahren übereinstimmt. Eine neue Beobachtungsstudie bestätigt diese Ergebnisse (ebd.).

Zusammengenommen zeigen diese Studien, dass der evidenzbasierte Ansatz des individuellen Reduzierens zur Bewältigung psychopharmakabedingter Absetz- und Entzugsprobleme eine einfache Lösung für ein wichtiges Problem der öffentlichen Gesundheit im Zusammenhang mit ärztlich verschriebenen Psychopharmaka darstellt. Außerdem entstehen keine zusätzlichen Kosten.

Verbesserung der klinischen Praxis in Arztpraxen

Die Fähigkeit, das Reduzieren flexibel zu gestalten, muss als wichtiger angesehen werden als die Fähigkeit, vorherzusagen, wie die einzelnen Betroffenen reduzieren sollen. Denn es ist zweifelhaft, dass dies trotz jahrzehntelanger intensiver Forschung (Kapur et al. 2012) angesichts des allgemeinen Mangels an klinischer Vorhersagbarkeit in der Medizin jemals möglich sein wird. In diesem Kapitel versuchen wir nicht, einen Überblick über die aktuelle Literatur zu bestehenden und neuen Ideen zum Ausschleichen zu geben; dies wurde bereits in einer Reihe ausgezeichneter Übersichtsarbeiten und Artikel behandelt (Fava & Offidani 2011; Chouinard & Chouinard 2015; Fava & Belaise 2018; Fava & Cosci 2019; Horowitz & Taylor 2019; Cosci & Chouinard 2020). Die einzige Ausnahme, die wir machen, ist eine kurze Beschreibung der Ausschleichmethode von Horowitz und Taylor (Horowitz & Taylor 2019). Diese zu praktizieren, beabsichtigten wir von Anfang an (Groot 2013).

Reduzieren nach Horowitz und Taylor

2019 erläuterten Horowitz und Taylor, warum Serotonin-Wiederaufnahmehemmer (SRI) hyperbolisch reduziert werden sollten. Die Dosis solle zu Beginn eher schneller und dafür im Verlauf des Absetzprozesses immer langsamer reduziert werden, sodass am Ende eine Dosis stehe, die möglicherweise (viel) geringer sei als die empfohlene therapeutische Dosis (Meyer et al. 2004). Da die Beziehung zwischen der SRI-Dosis und der Besetzung des Serotonintransporters hyperbolisch ist (ebd.), kann bei solch niedrigen Dosen selbst eine geringe Reduktion der Tagesdosis zu einem starken Rückgang der Besetzung des Serotoninrezeptors führen, was Entzugserscheinungen auslösen kann. Diese hyperbolische Beziehung war auch das Argument, das für die Entwicklung von Ausschleichstreifen herangezogen wurde (Groot 2013).

Horowitz und Taylor schlagen für das Absetzen von Antidepressiva eine Minireduktion vor, bei der die Dosis um etwa 10 % der vorherigen Dosis reduziert wird, gefolgt von Intervallen von einigen Tagen oder Wochen oder vielleicht sogar länger (Horowitz & Taylor 2019). 2021 wurden für Neuroleptika ähnliche Empfehlungen für ein hyperbolisches Reduzieren über Monate oder sogar Jahre veröffentlicht (Horowitz et al. 2021a). Ausschleichstreifen ermöglichen eine tägliche Dosisreduzierung und, falls erforderlich, eine Mikroreduktion, bei der die Dosierungen so gering wie nötig und die Reduktionsphasen so lang wie nötig sein können.

Welche der Strategien am geeignetsten ist, um Entzugserscheinungen abzumildern oder zu verhindern, wurde noch nicht experimentell getestet. Kleinere Dosisreduzierungen führen jedoch wahrscheinlich zu weniger Entzugsproblemen als größere bei einem gleich langen Reduktionsverlauf. Einige Beispiele für die derzeit (2023) kleinstmöglichen Reduzierungen: 0,05 mg für Haloperidol und Lorazepam; 0,1 mg für Paroxetin und Oxazepam; 1 mg für Venlafaxin und Clozapin, 5 mg für Aripiprazol, 10 mg für Lithium, 0,025 mg für das Schmerzmittel Oxycodon (siehe www.taperingstrip.de).

Mehrere kleinere Schritte erlauben ein sensibleres (Selbst-)Monitoring während des Reduzierens und mindern oder vermeiden Entzugserscheinungen. Wenn man weiß, bei welcher Dosis und an welchem Tag die Entzugserscheinungen erstmals aufgetreten oder stärker oder schwächer geworden sind, lassen sich fundiertere Entscheidungen treffen. Man kann genauer kalkulieren, wenn die Dosisreduzierung in kleineren Schritten erfolgt und wenn sie möglichst täglich stattfindet (bei einer langsamen Reduktion und insbesondere am Ende einer Reduktionsphase, wenn die Dosis möglicherweise über viele Tage gleich bleiben sollte).

Bessere und rechtzeitige Kalkulationen sind wichtig, damit Betroffene, Ärztinnen und Ärzte den Zeitplan für die Reduktion der Dosis anpassen können, sollten Entzugserscheinungen auftreten. Damit kann man verhindern, dass sich die Symptome verschlimmern. Und auch wenn die Reduktion wie geplant verläuft, können Entzugsprobleme auftreten. In der gegenwärtigen klinischen Praxis kommt es oft vor, dass im Fall des Falles zusätzliche Psychopharmaka (z. B. Benzodiazepine) verschrieben werden. Ein rechtzeitiges Handeln kann dies unnötig machen.

Der Ansatz, die Reduktion auf der Grundlage dessen anzupassen, was *während* des Absetzprozesss geschieht, ist keineswegs neu: Man hört auf das, was die Betroffenen berichten, und räumt ihnen eine eigenverantwortliche Rolle am »Steuer« ein, anstatt auf »Expertenmeinungen« ohne Evidenzbasis zu vertrauen. In der Tat wird ein solcher betroffenenorientierter Ansatz seit vielen Jahren von Patientengruppen (Hall 2012; Framer 2021; White et al. 2021;

Benzo Buddies o. J.; Inner Compass o. J.; Lehmann o. J.; PsyAb o. J.; Surviving Antidepressants o. J.), Medizinern (Ashton 2011) und Sozialwissenschaftlern und -wissenschaftlerinnen (Lehmann 2019) befürwortet und hat bisher einer unbekannten Zahl von Personen geholfen.

(Selbst-)Monitoring ist nicht nur während, sondern auch noch eine Zeit lang nach dem Absetzen sinnvoll. Denn es wird immer deutlicher, dass Entzugsprobleme nicht nur während und kurz nach dem Reduzieren, sondern auch zeitversetzt auftreten können (Cosci & Chouinard 2020; Hengartner et al. 2020). In solchen Fällen kann man oft kaum zwischen einem Rückfall, einem für möglich gehaltenen behandlungsabbruchsassoziierten Rückfall, einem anhaltenden Entzugssymptom oder einer entzugsbedingten Verhaltensstörung unterscheiden (Fava et al. 2016; Baldessarini & Tondo 2019; Fava & Rafanelli 2019; Cosci & Chouinard 2020) weshalb es umso wichtiger ist, alles zu tun, um einen Rückfall zu verhindern. Es spricht vieles dafür, dass eine schrittweise Reduktion über einen längeren Zeitraum Rückfälle vermeiden kann (Goodwin 1994; Horowitz et al. 2021b; Qureshi & Young 2021).

Mit den Betroffenen sollte vor der Reduktion der Psychopharmakadosis ebenfalls darüber gesprochen werden, dass auch beim erfolgreichen Reduzieren zu einem späteren Zeitpunkt Probleme im Zusammenhang mit dem Absetzen auftreten können und dass es einige Zeit dauern kann, bis eine vollständige oder auch nur teilweise Genesung eintritt. Dieses Wissen kann ihnen bei der Überwindung ihrer Probleme helfen und verhindern, dass sie die Psychopharmaka wieder einnehmen, wenn es eventuell gar nicht nötig wäre.

Ein vernünftiges Selbstmonitoring muss als unverzichtbares Instrument für ein verantwortungsvolles Reduzieren angesehen werden. Dafür wurde ein einfach zu handhabendes Formular für das Selbstmonitoring entworfen, das jedem verschriebenen Ausschleich-, Stabilisierungs- oder Umstellungsstreifen beigefügt ist.

Umstellungsstreifen wurden entwickelt, um Personen, die ein Psychopharmakon, für das es noch keine Ausschleichstreifen gibt, den sicheren und verantwortungsvollen Wechsel zu einem anderen Psychopharmakon zu ermöglichen. Man erreicht dies, indem die Dosierungen der beiden Arzneimittel gleichzeitig reduziert bzw. erhöht werden, sodass sich die Besetzung des Rezeptors oder Transporters während des Umstellens so wenig wie möglich ändert und nicht zu niedrig wird.

Beratung vor, während und nach dem Absetzen

Beratung (Guy et al. 2021) und Unterstützung können dazu beitragen, Entzugssymptome auszuhalten und zu überwinden, aber nur eine ausreichend allmählich fortschreitende Reduzierung kann sie weitgehend verhindern. Medizinische, psychologische, kollegiale und andere Formen der Unterstützung oder Beratung vor dem Reduktionsprozess, währenddessen und danach sind wichtig und sollten immer zur Verfügung stehen. Sie werden jedoch nicht erörtert, wenn es um die Entscheidung geht, ob und wann ein Psychopharmakon an- oder abgesetzt oder ob und wann die Dosis erhöht oder verringert werden sollte. Was besprochen wird, ist die praktische Umsetzung.

Allgemeine Empfehlungen zum Wie des Reduzierens

Der übliche Ansatz in der Medizin besteht darin, getrennte Leitlinien für verschiedene Erkrankungen, Patientengruppen oder Arzneimitteln zu entwickeln. Im Zusammenhang mit dem Absetzen ist dies sinnvoll, wenn es um die Frage geht, ob und wann etwas zu tun ist, aber weniger bei Fragen nach dem Wie. Dies wird durch einen einfachen Vergleich zwischen medizinischen und psychologischen Leitlinien und Empfehlungen von Patientenforen zum Absetzen von Antidepressiva, Antipsychotika, Benzodiazepinen und Opioiden deutlich (Goodwin 1994; Ashton 2011; Hall 2012; Dowell et al. 2019 a, 2019 b;FDA 2019; Horowitz & Taylor 2019; Iacobucci 2019; RCP 2019; Moncrieff et al. 2020; Guy et al. 2021; Kendrick 2021; Benzo Buddies o. J.; Inner Compass o. J.; Lehmann o. J.; PsyAb o. J.; PsychosisNet o. J.; Surviving Antidepressants o. J.).
Wir fassen diese Empfehlungen in fünf Regeln zusammen. Sie gelten für das Reduzieren aller Medikamente, bei denen es zu Entzugsproblemen kommen kann, unabhängig von der betreffenden Person, der Art des Medikaments und der Erkrankung.

1. Reduzieren Sie das Medikament schrittweise und hyperbolisch, um Entzugsprobleme abzumildern oder zu verhindern.
2. Geben Sie den Betroffenen die Zeit, die sie für das Reduzieren brauchen.
3. Halten Sie sich an die Grundsätze der unterstützten Entscheidungsfindung.
4. Sorgen Sie für ein Monitoring während des Reduzierens und danach.
5. Wenn Entzugsprobleme auftreten, machen Sie nicht einfach weiter, sondern halten Sie inne und passen Sie den Reduktionsprozess an die neue Situation an.

Diese allgemeingültigen Regeln gelten unabhängig von dem Medikament, dessen Dosis reduziert wird, sodass die spezifischen pharmakologischen Aspekte der verschiedenen Medikamente nicht berücksichtigt werden, was allerdings nicht in den Rahmen dieses Kapitels fällt.

Verstärkung der Entzugssymptome während oder nach der Reduktion

Stärker werdende Entzugssymptome während oder nach dem Reduzieren sind ein häufiges Phänomen, bei dem Betroffene Hilfe benötigen. Sie können ihre Ärztinnen und Ärzte aufsuchen, ein Patientenforum konsultieren oder versuchen, allein klarzukommen. In vielen Situationen gibt es eine Reihe möglicher Maßnahmen und Lösungen, Menschen sind verschieden. Bei der Frage, wie man den Reduktionsprozess so sicher und angenehm wie möglich gestalten kann, gibt es jedoch Gemeinsamkeiten, die als Ausgangspunkt für produktive Gespräche zwischen Ärzten, Ärztinnen und Betroffenen dienen können: Wenn keine (subjektiven) Entzugssymptome auftreten oder diese als leicht und erträglich empfunden werden, können die meisten Personen das Ausschleichen wie geplant durchführen, ohne dass sie viel zusätzliche Anleitung und Unterstützung benötigen. Ansonsten kann man je nachdem den Reduktionsprozess verlangsamen, eine Zeit lang die Dosis beibehalten und warten, bis die Symptome nachlassen, eine Entscheidung über eine weitere Dosisreduzierung verschieben oder die Dosis erhöhen, um sich zunächst zu stabilisieren. Wie stark die Dosis gegebenenfalls erhöht werden sollte, hängt von den jeweiligen Umständen ab. Die Erfahrungen vieler Patientinnen und Patienten zeigen, dass eine Dosis, die deutlich unter der in Leitlinien, Herstellerinformationen oder Packungsbeilagen empfohlenen wirksamen Mindestdosis liegt, ausreichen kann, sollten Entzugssymptome nach der Reduktion zeitversetzt auftreten oder anhalten (Qureshi & Young 2021;Surviving Antidepressants o. J.).
Entzugssymptome, Rückfälle und Rebound können ebenfalls zu der Entscheidung führen, den Absetzprozess zu stoppen und die Psychopharmaka für einen kürzeren oder längeren Zeitraum wieder einzunehmen.
Voraussetzung für ein produktives Gespräch ist, dass
1) die Betroffenen täglich ein Selbstmonitoring durchführen, ihre Aufzeichnungen mit ihren Behandlern teilen und diese bei der Wahrnehmung von Entzugssymptomen kontaktieren;
2) Ärzte und Ärztinnen Ausschleich- und Stabilisierungsmedikationen flexibel verschreiben können.

Für das tägliche Selbstmonitoring kann man einfache Selbstmonitoringformulare verwenden. Sie erleichtern die Verknüpfung von Veränderungen der subjektiven Entzugssymptome mit gegebenenfalls geänderten Dosierungen.
Man sollte mit den Patienten und Patientinnen besprechen, dass es bei mehreren möglichen Behandlungsoptionen, von denen nicht vorhersehbar ist, welche die beste sein wird, vernünftig und ratsam ist, ihren Präferenzen zu folgen und sie entscheiden zu lassen, es sei denn, es gibt andere medizinische Gründe, die ein anderes Vorgehen nahelegen.

Auswahl und Verschreibung eines Ausschleichplans

Sobald entschieden ist, dass eine Patientin bzw. ein Patient die Dosis reduzieren oder das Psychopharmakon komplett absetzen will, muss ein individuelles hyperbolisches Reduktionsschema entworfen werden. Da ein solches noch nie richtig untersucht wurde und da es große inter- und intraindividuelle Unterschiede im Stoffwechsel gibt, ist es unmöglich, konkrete Empfehlungen für die Zeit zu geben, die einzelne Betroffene benötigen, um ein bestimmtes Psychopharmakon zu reduzieren oder abzusetzen. Bestenfalls ist es möglich, auf Grundlage früherer klinischer Erfahrungen eine fundierte Vermutung anzustellen.
Wie bereits erläutert, war es bisher für Ärztinnen und Ärzte schwierig oder unmöglich, die für ein verantwortungsvolles und hyperbolisches Absetzen erforderlichen Psychopharmakadosierungen zu verschreiben, weil es keine Evidenzbasis gab (man stellte nicht klar, *wie* dies geschehen sollte), weil die für ein verantwortungsvolles Ausschleichen erforderlichen (niedrigeren) Produkteinheiten von den Pharmaunternehmen nicht zur Verfügung gestellt wurden (siehe Kasten) und weil die Psychiatrie nie nach den erforderlichen (niedrigeren) Dosierungen gefragt hatte.
Mit den modulartig einsetzbaren Ausschleichstreifen wurde eine praktische Lösung für diese Probleme gefunden. Ärzten und Ärztinnen, die einen personalisierten hyperbolischen Reduktionsplan in Form von Ausschleichstreifen verschreiben oder anpassen möchten, genügt es, die Reduktionsdauer sowie die Anfangs- und Enddosis des zu reduzierenden Psychopharmakons anzugeben. Für die Verschreibung eines Stabilisierungsstreifens in einer bestimmten Dosis reicht deren Angabe aus. Mit den Selbstmonitoringformularen, die jedem Ausschleich- oder Stabilisierungsstreifen beiliegen, kann man Veränderungen der Entzugssymptome mit einer veränderten (beim Reduzieren) oder konstanten (bei der Stabilisierung) Dosis in Verbindung bringen.

Die bestehende Ungewissheit über die erforderliche Reduktionsdauer muss mit den Betroffenen geteilt werden, und es muss ebenso deutlich gemacht werden, dass man mit dieser Ungewissheit umgehen kann, wenn die für das Ausschleichen erforderlichen Psychopharmakadosierungen jetzt leicht verschrieben und bei Bedarf angepasst werden können.

Ohne Gewähr

Im Gespräch zwischen Ärztinnen, Ärzten und Betroffenen sollte bei der sorgfältigen Gestaltung eines Ausschleichplans auf Grundlage einer unterstützten Entscheidungsfindung deutlich gemacht werden, dass es keine Erfolgsgarantien gibt, aber auch keine unüberwindbaren Probleme. Denn es gibt gute Möglichkeiten, mit eventuell auftretenden Absetz- und Entzugsproblemen umzugehen.

Hoffnungen für die Zukunft

Die Verfügbarkeit von Ausschleichmedikationen, Stabilisierungs- und Umstellungsstreifen wird nicht nur dazu beitragen, dass eine stufenweise Reduktion möglich wird. Sie wird auch die Gespräche mit den verordnenden Personen vor dem Reduzieren, währenddessen und danach verbessern – Gespräche, die auf der Akzeptanz bestehender Unsicherheiten, einer unterstützten Entscheidungsfindung und einem angemessenen (Selbst-)Monitoring während des Ausschleichprozesses und danach basieren. Wir hoffen, dass die Untersuchung von Auswirkungen von Ausschleich-, Stabilisierungs- und Umstellungsstreifen in der täglichen klinischen Praxis dazu beitragen wird, viele wichtige Fragen zum Absetzen von Psychopharmaka zu beantworten und das Ausschleichen und die Dosisoptimierung weiterhin zu verbessern.

Erklärung zu Interessenkonflikten

Eine Ausschleichmedikation ist ein nicht patentiertes Produkt, das den Wirkstoff eines Medikaments enthält und im Prinzip von jeder Apotheke hergestellt werden kann. Peter C. Groot war an der Entwicklung von Ausschleichstreifen beteiligt, beide Autoren forschen zu diesem Thema. Keiner der beiden ist in irgendeiner Weise an ihrer Herstellung oder ihrem Verkauf beteiligt. In den Niederlanden werden Ausschleichmedikationen auf besonderen Wunsch der gemeinnützigen Stiftung Cinderella Therapeutics von der Regenboog Apotheek in Bavel gegen eine landesweit festgelegte und regulierte Kostenerstattung hergestellt. Andere Apotheken in den Niederlanden stellen keine Ausschleichstreifen her, da sie die vorgegebene Kostenerstattung für zu niedrig halten. Das User Research Centre *(betroffenengeleitete Forschungszentrum)* am University Medical Centre Utrecht profitierte von einem Bildungsstipendium der Regenboog Apotheek.

Groot, Peter C., *Dr. rer. nat., Forscher und Erfahrungsexperte am User Research Center NL der Universität Utrecht, zuvor an der Universität Maastricht. Studierte Chemie und betrieb an der Freien Universität Amsterdam molekulargenetische (DNA-)Forschung, wo er 1989 promovierte. Kontakt: p.c.groot@ziggo.nl*
van Os, Jim, *Professor für Psychiatrische Epidemiologie und öffentliche psychische Gesundheit, Abteilungsleiter für Neurowissenschaften am Medizinischen Zentrum der Universität Utrecht. Er ist Teil einer Bewegung, die in den Niederlanden umfangreiche Pilotprojekte zur Umstrukturierung der psychiatrischen Versorgung auf Grundlage des Recovery-Ansatzes und e/mHealth betreut (Bewegung »Nieuwe GGZ« – www.denieuweggz.nl).*

Übersetzung: Peter Lehmann

Anmerkung des Übersetzers und Herausgebers

Ärzte und Ärztinnen in den deutschsprachigen Ländern können längst Ausschleichstreifen verschreiben (Gonther et al. 2022). Die Deutsche Gesellschaft für soziale Psychiatrie empfiehlt allen Ärztinnen und Ärzten, Rezepte für Ausschleichstreifen auszustellen (DGSP 2023).
Einschließlich Versand kostet ein Ausschleichstreifen für vier Wochen insgesamt durchschnittlich 77,– €, der Stabilisierungsstreifen 38,50 €, der Umstellungsstreifen 95,– € (Stand: August 2023). Deutschsprachige Informationen und ärztlicherseits zu unterschreibende Bestellformulare können von www.taperingstrip.de heruntergeladen werden.
An sich müssten Krankenkassen die Kosten erstatten. Der Gerichtshof der Europäischen Union (1998 a, 1998 b) entschied 1998 in seinen Urteilen C-120/95 und C-158/96, dass – basierend auf den Bestimmungen zum freien Warenverkehr gemäß Artikel 30 und 36 EG-Vertrag (Vertrag zur Gründung der Europäischen Gemeinschaft) – in einem anderen Land der Europäischen Union angefallene Krankheitskosten von Krankenkassen auch ohne vorherige

Genehmigung zu erstatten sind. Eine Einschränkung des freien Waren- und Dienstleistungsverkehrs sei nur bei einem nachweisbaren Vorliegen konkreter Ausnahmetatbestände möglich, zum Beispiel wenn eine erhebliche Gefährdung des finanziellen Gleichgewichts des Systems der sozialen Sicherheit oder eine Gefährdung der öffentlichen Gesundheit bzw. des Gesundheitsschutzes gegeben sei (Gerlinger 2012; bpb o. J.).

Ausschleichstreifen sind vergleichsweise preiswert, und die Regenboog Apotheek gehört der niederländischen Apothekenkammer an, was die Qualitätskontrolle garantiert, insofern dürften keine Ausnahmetatbestände vorliegen, d. h. die Kosten müssten von Krankenkassen erstattet werden. Recht haben und Recht bekommen klaffen allerdings insbesondere für Menschen mit psychiatrischen Diagnosen nach wie vor weit auseinander. Sollten Krankenkassen die Kostenerstattung verweigern und der Gesetzgeber die vom Europäischen Gerichtshof bestätigte Rechtslage nicht garantieren, müssten Krankenkassen per Gerichtsverfahren zur Finanzierung der Ausschleichstreifen gezwungen werden.

Die Schweiz hat ein eigenes Handelsabkommen mit der Europäischen Union. Inwiefern diese das Recht auf freien Waren- und Dienstleistungsverkehr einschließt, insbesondere was Ausschleichstreifen betrifft, müssten einschlägig kundige Juristinnen und Juristen erklären (Europäisches Parlament, Januar 2010).

Literatur

Ashton CH (August 2002). Benzodiazepine: Wirkungsweise und therapeutischer Entzug (Das Ashton Handbuch). Überarbeitete Auflage. Onlineressource https://www.benzo.org.uk/german/index.htm (Zugriff am 28.7.2022)

Baldessarini RJ, Tondo L (28.3.2019). Effects of treatment discontinuation in clinical psychopharmacology. Psychother Psychosom, 88: 65–70. DOI: 10.1159/000497334

Benzo Buddies (o. J.). http://www.benzobuddies.org

bpb – Bundeszentrale für politische Bildung (o. J.). Anhang 2: Ausgewählte EuGH-Urteile mit Auswirkungen auf die grenzüberschreitende Inanspruchnahme von Leistungen. Arbeitsblatt. Bonn: bpb. Onlineressource https://www.bpb.de/medien/72870/AAC247.pdf (Zugriff am 29.7.2022)

Brooks GW (1959). Withdrawal from neuroleptic drugs. Am J Psychiatry, 115: 931–932. DOI: 10.1176/ajp.115.10.931

Cerovecki A, Musil R, Klimke A et al. (2013). Withdrawal symptoms and rebound syndromes associated with switching and discontinuing atypical antipsychotics: Theoretical background and practical recommendations. CNS Drugs, 27: 545–572. DOI: 10.1007/s40263-013-0079-5

Chouinard G, Chouinard V-A (21.2.2015). New classification of selective serotonin reuptake inhibitor withdrawal. Psychother Psychosom, 84: 63–71. DOI: 10.1159/000371865

Cosci F, Chouinard G (7.4.2020). Acute and persistent withdrawal syndromes following discontinuation of psychotropic medications. Psychother Psychosom, 89: 1–24. DOI: 10.1159/000506868

DGSP – Deutsche Gesellschaft für soziale Psychiatrie e. V. (23.2.2023). Individuelle Dosierungen beim Absetzen von Psychopharmaka. Offener Brief. Onlineressource https://www.dgsp-ev.de/fileadmin/user_files/dgsp/pdfs/Stellungnahmen/ 2023/23-02-23_Offener_Brief_Individuelle_Dosierungen_PP.pdf (Zugriff am 13.3.2023)

Dowell D, Haegerich T, Chou R (24.4.2019 a). No shortcuts to safer opioid prescribing. New Engl J Med, 380: 2285–2287. DOI: 10.1056/NEJMp1904190

Dowell D, Compton WM, Giroir BP (2019 b). Patient-centered reduction or discontinuation of long-term opioid analgesics: The HHS guide for clinicians. JAMA, 322: 1855–1856. DOI: 10.1001/jama.2019.16409

Europäisches Parlament (Januar 2010). Binnenmarkt jenseits der EU-Grenzen: EWR und Schweiz. Onlineressource https://www.europarl.europa.eu/document/activities/cont/201003/20100315ATT70636/20100315ATT70636DE.pdf (Zugriff am 29.7.2022)

Fava GA, Offidani E (20.8.2011). The mechanisms of tolerance in antidepressant action. Prog Neuropsychopharmacol Biol Psychiatry, 35: 1593–1602. DOI: 10.1016/j.pnpbp.2010.07.026

Fava GA, Gatti A, Belaise C et al. (21.2.2015). Withdrawal symptoms after selective serotonin reuptake inhibitor discontinuation: A systematic review. Psychother Psychosom, 84: 7281. DOI: 10.1159/000370338

Fava GA, Cosci F, Offidani E et al. (2016). Behavioral toxicity revisited: Iatrogenic comorbidity in psychiatric evaluation and treatment. J Clin Psychopharmacol, 36: 550–553. DOI: 10.1097/JCP.0000000000000570

Fava GA, Belaise C (27.8.2018). Discontinuing antidepressant drugs: Lesson from a failed trial and extensive clinical experience. Psychother Psychosom, 87: 257–267. DOI: 10.1159/000492693

Fava GA, Benasi G, Lucente M et al. (17.7.2018). Withdrawal symptoms after serotonin-noradrenaline reuptake inhibitor discontinuation: Systematic review. Psychother Psychosom, 87: 195–203. DOI: 10.1159/000491524

Fava GA, Cosci F (26.11.2019). Understanding and managing withdrawal syndromes after discontinuation of antidepressant drugs. J Clin Psychiatry, 80 (6): 19com12794. DOI: 10.4088/JCP.19com12794

Fava GA, Rafanelli C (14.5.2019). Iatrogenic factors in psychopathology. Psychother Psychosom, 88: 129–140. DOI: 10.1159/000500151

FDA Drug Safety Communication (9.4.2019). FDA identifies harm reported from sudden discontinuation of opioid pain medicines and requires label changes to guide prescribers on gradual, individualized tapering. Onlinepublikation https://www.fda.gov/drugs/drug-safety-and-availability/fda-identifies-harm-reported-sudden-discontinuation-opioid-pain-medicines-and-requires-label-changes (Zugriff am 28.7.2022)

Framer A (16.3.2021). What I have learnt from helping thousands of people taper off antidepressants and other psychotropic medications. Ther Adv Psychopharmacol, 11: 2045125321991274. DOI: 10.1177/2045125321991274

Gerichtshof der Europäischen Union (28.4.1998 a). Urteil in der Rechtssache C-120/95 (»Freier Warenverkehr – Artikel 30 und 36 EG-Vertrag«). Onlineressource https://lexetius.com/1998,715 (Zugriff am 29.7.2022)

Gerichtshof der Europäischen Union (28.4.1998 b). Urteil in der Rechtssache C-158/96 (»Freier Dienstleistungsverkehr – Erstattung in einem anderen Mitgliedstaat angefallener Krankheitskosten«). Onlineressource https://europa.eu/juris/showPdf.jsf?text=&docid=43793&pageIndex=0&doclang=en&mode=lst&dir=&occ=first∂=1&cid=599263 (Zugriff am 29.7.2022)

Gerlinger T (1.3.2012). Unbeabsichtigte Folgen des Integrationsprozesses. Onlinepublikation https://www.bpb.de/themen/gesundheit/gesundheitspolitik/72867/ unbeabsichtigte-folgen-des-integrationsprozesses (Zugriff am 3.8.2022)

Gonther U, Lehmann P, Rautenberg K et al. (2022). Wo bleiben die neuen Wege beim Absetzen von Psychopharmaka? Soziale Psychiatrie, 46 (2): 24–28. Im Internet unter https://www.antipsychiatrieverlag.de/artikel/gesundheit/pdf/gonther-lehmann-wege.pdf (Zugriff am 29.7.2022)

Goodwin GM (1994). Recurrence of mania after lithium withdrawal. Implications for the use of lithium in the treatment of bipolar affective disorder. Br J Psychiatry, 164: 149–152. DOI: 10.1192/bjp.164.2.149

Groot PC (2013). Taperingstrips voor paroxetine en venlafaxine. Tijdschr Psychiatr, 55: 789–794. Englische Übersetzung im Internet unter https://www.taperingstrip.nl/wp-content/uploads/docs/Groot_2013_Taperingstrips_paroxetine_venlafaxine.pdf (Zugriff am 28.7.2022)

Groot PC, van Os J (2018). Antidepressant tapering strips to help people come off medication more safely. Psychosis, 10: 142–145

Groot PC, van Os J (10.7.2020 a). How user knowledge of psychotropic drug withdrawal resulted in the development of person-specific tapering medication. Ther Adv Psychopharmacol, 10: 1–13. DOI: 10.1177/2045125320932452

Groot PC, van Os J (5.1.2020 b). Tackling rising numbers of opioid prescriptions users. Lancet Public Health, 5 (3): e16. DOI: 10.1016/S2468-2667(19)30247-6

Groot PC, van Os J (2.9.2020c). Outcome of antidepressant drug discontinuation with tapering strips after 1–5 years. Ther Adv Psychopharmacol, 10: 2045125320954609. DOI: 10.1177/2045125320954609

Groot PC, van Os J (27.8.2021). Successful use of tapering strips for hyperbolic reduction of antidepressant dose: A cohort study. Ther Adv Psychopharmacol, 10.1177/20451253211039327. DOI: 10.1177/20451253211039327

Groot PC, van Os J, Dinkelberg P (2020). Reactie op »Dilemma's bij afbouw van antipsychoticagebruik bij mensen met een verstandelijke beperking«. Tijdschr Psychiatr, 62: 407–409

Guy A, Davies J, Rizq R (Hg.) (2021). Guidance for psychological therapists. Enabling conversations with clients taking or withdrawing from prescribed psychiatric drugs. Überarbeitete Auflage. London: APPG for Prescribed Drug Dependence. Onlineressource https://prescribeddrug.info/download/279 (Zugriff am 28.7.2022)

Hall W (2012). Harm reduction guide to coming off psychiatric drugs. 2. Auflage. New York: The Icarus Project and Freedom Center

Hengartner MP, Schulthess L, Sorensen A et al. (24.12.2020). Protracted withdrawal syndrome after stopping antidepressants: A descriptive quantitative analysis of consumer narratives from a large internet forum. Ther Adv Psychopharmacol, 10: 2045125320980573. DOI: 10.1177/2045125320980573

Hollister LE, Motzenbecker FP, Degan RO (1961). Withdrawal reactions from chlordiazepoxide (»Librium«). Psychopharmacologia, 2: 63–68. DOI: 10.1007/BF00429621

Horowitz MA, Taylor D (5.3.2019). Tapering of SSRI treatment to mitigate withdrawal symptoms. The Lancet Psychiatry, 6: 538–546. DOI: 10.1016/S2215-0366(19)30032-X

Horowitz MA, Jauhar S, Natesan S et al. (2021 a). A method for tapering antipsychotic treatment that may minimize the risk of relapse. Schizophrenia Bulletin, 47: 1116–1129. DOI: 10.1093/schbul/sbab017

Horowitz MA, Murray RM, Taylor D (2021 b). Tapering antipsychotic treatment. JAMA Psychiatry, 78: 125–126. DOI: 10.1001/jamapsychiatry.2020.2166

Iacobucci G (18.10.2019). NICE updates antidepressant guidelines to reflect severity and length of withdrawal symptoms. BMJ, 367: I6103, DOI: 10.1136/bmj.l6103

Inner Compass (o. J.). https://withdrawal.theinnercompass.org; Website von »The Withdrawal Project«

Judah LN, Josephs ZM, Murphree OD (1961). Results of simultaneous abrupt withdrawal of ataraxics in 500 chronic psychotic patients. Am J Psychiatry, 118: 156–158. DOI: 10.1176/ajp.118.2.156

Kapur S, Phillips AG, Insel TR (7.8.2012). Why has it taken so long for biological psychiatry to develop clinical tests and what to do about it? Mol Psychiatry, 17: 1174–1179. DOI: 10.1038/mp.2012.105

Kendrick T (27.7.2021). Strategies to reduce use of antidepressants. Br J Clin Pharmacol, 87: 23–33. DOI: 10.1111/bcp.14475

Kramer JC, Klein DF, Fink M (1961). Withdrawal symptoms following discontinuation of imipramine therapy. Am J Psychiatry, 118: 549–550. DOI: 10.1176/ajp.118.6.549

Langfeldt M (2020). Gefährdungshaftung gemäß § 84 AMG aufgrund von Fachinformationen für Antidepressiva oder Neuroleptika ohne Angaben zum Absetzen: ein Ergebnis der Stagnation der Pharmaforschung? Recht & Psychiatrie, 38: 13–18

Lehmann P (Hg.) (2019). Psychopharmaka absetzen – Erfolgreiches Absetzen von Neuroleptika, Antidepressiva, Phasenprophylaktika, Ritalin und Tranquilizern. 5., aktualisierte Auflage. Berlin/Shrewsbury: Antipsychiatrieverlag (E-Book 2023)

Lehmann P (o. J.). https://www.peter-lehmann.de/ex – Alles zum Thema Absetzen: Bücher, Broschüren, Artikel, Vorträge, Videos, Fortbildungsangebote, kleinschrittiges Reduzieren, Websites, Blogs, Mailinglisten, hilfsbereite Fachleute, Absetzen in Kliniken

Meyer JH, Wilson AA, Sagrati S et al. (2004). Serotonin transporter occupancy of five selective serotonin reuptake inhibitors at different doses: An [11C]DASB positron emission tomography study. Am J Psychiatry, 161: 826–835. DOI: 10.1176/appi.ajp.161.5.826

Moncrieff J, Gupta S, Horowitz MA (6.7.2020). Barriers to stopping neuroleptic (antipsychotic) treatment in people with schizophrenia, psychosis or bipolar disorder. Ther Adv Psychopharmacol, 10: 2045125320937910. DOI: 10.1177/2045125320937910

PsyAb (o. J.). https://www.psyab.net – Website einer unabhängigen Initiative von betroffenen Privatpersonen zur Information und zum Austausch über das Absetzen von Psychopharmaka

PsychosisNet (o. J.). https://www.psychosisnet.com – Website für die Unterstützung und für Informationen über Psychosen (Vulnerabilität), Traumata, Stimmungsschwankungen und Recovery

Qureshi MM, Young AH (15.3.2021). Hamlet's augury: How to manage discontinuation of mood stabilizers in bipolar disorder. Ther Adv Psychopharmacol, 11: 20451253211000612. DOI: 10.1177/20451253211000612

RCP – Royal College of Psychiatrists (Mai 2019). Position statement on antidepressants and depression. Royal College of Psychiatrists. Onlineressource http://www.rcpsych.ac.uk/docs/default-source/improving-care/better-mh-policy/position-statements/ps04_19---antidepressants-and-depression.pdf (Zugriff am 28.7.2022)

Schatzberg AF, Haddad P, Kaplan EM et al. (1997). Possible biological mechanisms of the serotonin reuptake inhibitor syndrome. J Clin Psychiatry, 58 (Suppl. 7): 23–27

Selikoff IJ, Robitzek EH, Ornstein GG (1953). Withdrawal symptoms upon discontinuance of iproniazid and isoniazid therapy. Am Rev Tuberc, 67: 212–216. DOI: 10.1164/art.1953.67.2.212

Surviving Antidepressants (o. J.). http://www.survivingantidepressants.org – Website für Peer-Unterstützung, Dokumentation und Aufklärung über Entzugssymptome und Entzugssyndrome, die durch Psychopharmaka, insbesondere Antidepressiva, verursacht werden, mit mehr als 6000 Erfahrungsberichten von Betroffenen

URC – User Research Center (o. J.). http://www.taperingstrip.org – Website des Maastricht/Utrecht Medical Center

White E, Read J, Julo S (17.1.2021). The role of Facebook groups in the management and raising of awareness of antidepressant withdrawal: is social media filling the void left by health services? Ther Adv Psychopharmacol, 11: 2045125320981174. DOI: 10.1177/2045125320981174

Umgang mit Reboundeffekten beim Absetzen von Psychopharmaka

Stefan Vetter

Seit zwölf Jahren arbeite ich als diplomierter Pflegefachmann im ambulanten Setting. Meine Zuständigkeit beginnt unmittelbar nach einem Klinikaustritt der Betroffenen.

Ich durfte unzählige Menschen, die sich entschieden haben, ein Leben ohne Psychopharmaka anzustreben, im Reduktionsprozess begleiten. Einige haben den kompletten Ausstieg erreicht. Andere haben sich im weiteren Verlauf entschieden, es bei einer niedrigen Dosierung, die ihre Lebensqualität nur unwesentlich einschränkt, zu belassen.

In den folgenden Zeilen bezeichne ich die Menschen, die sich im Reduktionsprozess befinden, als Reduzierende. Sie sind es, die sich eventuell mit starken Absetz- und Entzugserscheinungen sowie insbesondere mit Reboundeffekten auseinandersetzen müssen, d. h. gegenregulatorisch wirkenden Anpassungsreaktionen, die zu einem verstärkten Wiederauftreten der ursprünglichen Symptomatik führen. Gelingt es, diese Absetz-, Entzugs- und Reboundeffekte zu erkennen, anzunehmen, auszuhalten und zu überwinden, kann dies das Selbstbewusstsein ungemein stärken und die Lebensqualität entscheidend verbessern. Ich konzentriere mich in meinem Artikel auf den Umgang mit Reboundeffekten. Sollten im weiteren Verlauf neue Symptome auftreten, können diese dann ebenso überwunden werden.

In Bezug auf Psychopharmaka habe ich im Gegensatz zu Psychiatern und Psychiaterinnen eine beratende, nicht aber eine verordnende Kompetenz. Die Entscheidung, ob und wie eine Beratung und Verordnung umgesetzt wird, obliegt – im Prinzip – gänzlich denjenigen, die die Psychopharmaka einnehmen. Allerdings können die Motivation und die Kompetenz durch hohe Dosierungen und einer Multimedikation gedämpft sein. Somit kann es für die ersten Reduktionsschritte durchaus einen Anstoß von außen benötigen.

Die autonome Entscheidung zur Akzeptanz körperlicher Eingriffe wie beispielsweise der Verabreichung von Psychopharmaka ist ein unantastbares Menschenrecht. Mit deren Reduktion können viele Reduzierende ihre Entscheidungsfähigkeit wiedererlangen.

Der Reduktionsprozess bringt viele Herausforderungen mit sich

Die Reduzierenden sollen transparent ihre Reduktionsschritte und Erfahrungen kommunizieren. Machen sie es, setzt man sie unter Umständen einem großen Druck aus. Angehörige, Behandelnde und weitere Personen können beim Auftreten von Reboundeffekten äußerst empfindlich reagieren. Die Reduzierenden werden dann mit Unverständnis, Kritik, Warnungen, Prophezeiungen und Emotionen aller Art konfrontiert.

Dieses äußere Misstrauen nehmen die Reduzierenden mit jedem Reduktionsschritt stärker wahr, da sich das Gefühl eines dicken Fells – auch als emotionale Gleichgültigkeit beschrieben – langsam auflöst. Auch die Reboundeffekte, schmerzhafte Erinnerungen und Gefühle können im weiteren Verlauf tendenziell zunehmen.

Bei einem positiven Verlauf erleben die Reduzierenden die neue Energie, die sich bemerkbar macht, durchaus positiv, wenn die dämpfenden Wirkungen nachlassen, doch auch diese gilt es, zu kontrollieren. Ein ungebremster Aktionismus kann folgen, denn Verhindertes will nachgeholt werden. Die Stimmungsmitte zu finden und zu halten, ist eine besondere Herausforderung.

Um besser mit Reboundeffekten umgehen zu können, braucht es eine innere Gelassenheit.

Nach Möglichkeit fokussieren sich die Reduzierenden auf ihre Überzeugung, dass der Reduktionsprozess gelingen wird. Sie suchen sich Menschen, die ebenfalls davon überzeugt sind. Andere Meinungen und Widerstände darf es geben. Die Erwartung, dass das professionelle Helfernetz den Reduktionsprozess verstehen und unterstützen muss, sollte losgelassen werden. Es empfiehlt sich auch für die Reduzierenden, darauf zu verzichten, Andersdenkende von ihrem Weg überzeugen zu müssen.

Damit können Bedürfnisse, die der Entspannung dienen, vermehrt in den Vordergrund rücken. Je mehr die emotionale Gleichgültigkeit abnimmt, umso wichtiger wird es, sich eine innere Gelassenheit zu erarbeiten.

Neue Perspektiven in Bezug auf Reboundeffekte

Es ist günstig, wenn die Ausschleichenden versuchen, Reboundeffekte anzunehmen, soweit es ihnen möglich ist. Das, was als störend und somit unangenehm gilt, bewerten sie dann neu. Reboundphänomene haben vorübergehenden Charakter. Sie signalisieren, dass die Transmitter und die Rezeptoren auf das Ausbleiben der gewohnten Dosis reagieren. Gelingt es sogar, die erlebten Effekte als eine positive Notwendigkeit zu definieren, können diese besser angenommen, ausgehalten und überwunden werden.

Beispiel 1: Florina Moser

Bei unserem ersten Treffen in Florina Mosers[8] Wohnzimmer berichtete sie mir, wieso sie immer wieder depressive Einbrüche erlebte. Sie habe sich früher ausschließlich um andere gekümmert. Sie konnte leidende Mitmenschen kaum aushalten und sorgte mit großem Aufwand dafür, dass es ihnen gut ging. Sowohl als Altenpflegerin als auch in ihrer Freizeit überschritt sie ihre energetischen Grenzen. Zwanzig Jahre nahm sie unterschiedliche Antidepressiva ein, unter deren Einfluss sie weiterhin ihre Grenzen überschritt.

Nachdem der letzte Wiedereingliederungsversuch gescheitert war, fiel sie in ein Stimmungstief. Sie ging in eine Tagesklinik, in der das retardierte Antidepressivum Venlafaxin von 150 mg auf 300 mg erhöht wurde. Die Verdoppelung der Dosierung bewirkte schnell die gewünschte Antriebssteigerung. So konnte sie den abgebrochenen Eingliederungsversuch wieder aufnehmen.

Unter der erhöhten Dosierung erlebte sie allerdings einen manisch-psychotischen Ausnahmezustand. Frau Moser wurde von der Polizei auf die Akutstation gebracht und bekam dort eine Bipolare Störung diagnostiziert. Das Venlafaxin wurde abrupt abgesetzt und das stimmungsstabilisierende Lithium aufdosiert. Nach einem halbjährigen Klinikaufenthalt wurde sie schließlich mit 1575 mg Lithium und 400 mg retardiertem Quetiapin entlassen.

Da sie zu Hause unter starken Wirkungen wie Durchfall, Gewichtszunahme und ausgeprägter Tagesmüdigkeit litt, empfahl ich ihr, beide Substanzen parallel zu reduzieren. Sie entschied sich dafür, sowohl das Lithium als auch das Quetiapin alle 14 Tage um 225 mg bzw. 50 mg abzubauen. Ganz offen sprach sie ihre Entscheidung bei ihrem Psychiater an. Dieser wollte ihr einreden,

8 Aus Datenschutzgründen verwende ich Pseudonyme.

dass sie sich von mir manipulieren lasse. Dennoch setzte sie ihr Vorhaben um. Um sich ganz dem Reduktionsprozess widmen zu können, sprach sie sich gegen einen weiteren Wiedereingliederungsversuch aus. Sie hatte die berechtigte Angst, dass die Finanzierer ein Reduzieren der Psychopharmaka nicht akzeptieren würden. Zum Glück hatte sie genügend Erspartes, um sich ohne den Druck der Fremdbestimmung ganz auf ihre Gesundung fokussieren zu können. Nach den Reduktionen traten Reboundeffekte in Form von Geräuschempfindlichkeit, Gereiztheit, Aggressivität und Gewaltfantasien auf. In dieser Situation investierte Frau Moser mehr Zeit in sich selbst. Sie ging öfters im Wald spazieren und verbrachte die Wochenenden allein in den Bergen. Wenn sie ihre Freundinnen traf, lernte sie, deren Probleme zu akzeptieren, ohne in einen Handlungsprozess zu kommen. Sie konnte ihrem inneren Drang, schnelle Lösungen herbeizuführen, widerstehen.

Nachdem sie das Lithium insgesamt um 80 % und das retardierte Quetiapin um 90 % reduziert hatte, erlebte sie einen starken Stimmungseinbruch. Nahm die Energie zuvor mit jedem Reduktionsschritt zu, musste sie nun das Gegenteil erleben. Das verringerte Lithium konnte offensichtlich die antidepressive Wirkung nicht mehr entfalten. Wir ordneten das Tief als verzögerten Reboundeffekt des in der Klinik abrupt abgesetzten Venlafaxin ein.

Ihr behandelnder Psychiater wollte wieder ein Antidepressivum ansetzen, da er ein Wiederauftreten der Depression diagnostizierte. Die Situation wurde unterschiedlich interpretiert. Nachdem sie die verschiedenen Sichtweisen reflektiert hatte, entschied sich Frau Moser gegen eine erneute antidepressive Behandlung. Sie erlaubte sich, sich zurückzuziehen und nur das Nötigste zu machen. Sie akzeptierte ihre Energielosigkeit und versuchte, ihren Frieden damit zu finden. Nach acht Wochen verbesserte sich ihre Stimmung. Zunehmend erlebte sie wieder positive Momente. Als sie auf einem Jazzkonzert war, liefen ihr Tränen des Glücks über ihre Wangen, was sie unter der jahrelangen Einnahme von Antidepressiva nie erlebt hatte. Nun erkannte sie, dass sie mit dieser neuen Energie behutsam umgehen musste.

Frau Moser hatte die Reboundeffekte identifiziert, angenommen, ausgehalten und nun überwunden. Nachdem sie über drei Monate 337,5 mg Lithium und 37,5 mg Quetiapin eingenommen hatte, entschloss sie sich, das Lithium in drei Schritten komplett auszuschleichen. Jeder Reduktionsschritt führte zu Stimmungseinbrüchen, die fünf bis sieben Tage anhielten. Kindheitserinnerungen und Albträume nahmen ebenfalls einen großen Raum ein. Sie ordnete all dies als Reboundeffekte ein und war zudem überzeugt, dass sie sich nun in einem Verarbeitungsprozess befand.

Zu guter Letzt befand sich in ihrer Schublade eine Dose mit 12,5 mg Quetiapin-Tabletten. Konnte sie mal nicht schlafen, erlaubte sie sich, eine Tablette zu nehmen. Selbst diese Dosierung führte am nächsten Morgen zu einem Hangover, d.h. einem Kater. Statt einer Tasse Kaffee trank sie dann zwei.

Beispiel 2: Marianne Meier

Als ich Frau Meier kennenlernte, nahm sie täglich Quetiapin retard 400 mg, Abilify (Wirkstoff Aripiprazol – P. L.) 15 mg und Venlafaxin retard 300 mg ein. Über vierzig Jahre hatte sie fast alle verfügbaren Neuroleptika und Antidepressiva ausprobiert. Dennoch – oder vielleicht auch deswegen? – empfanden sie und die Behandelnden ihren Zustand alles andere als gut.

Das Aufstehen, die Morgentoilette und das Frühstücken waren mit einem großen Aufwand verbunden. Deshalb wurden ihr jede Woche zwei Elektroschocks verabreicht. Anschließend spürte sie kurzzeitig mehr Energie, war jedoch auch deutlich verwirrter. So legte sie einmal ihre Schuhe in die Bratpfanne, in dem Glauben, es seien zwei Stücke Fleisch.

Ich war der Überzeugung, dass ihre Erschöpfung eng mit der hoch dosierten Polypharmazie zusammenhing. Deshalb nutze ich die energetischen Momente, um sie zu motivieren, ihre Medikation zu reduzieren. Sie willigte ein. Als sie ihrem Psychiater, bei dem sie 35 Jahre in Behandlung war, von ihrem Plan berichtete, meinte dieser, dass sie sich dafür einen jüngeren Psychiater suchen könne, was sie dann auch machte.

Innerhalb von zwölf Monaten konnte sie ihre Psychopharmakamischung um über 90 % herunterfahren. Entzugserscheinungen und Reboundeffekte traten in Form von Schlafproblemen, Stimmungseinbrüchen, Schwindel, Angstattacken und Missempfindungen im Kopfbereich auf. Bei jedem Reduktionsschritt erhielt sie die Bereitschaft aufrecht, diese Effekte eine Woche lang zu ertragen. Positiv war dann, dass diese Effekte schon nach drei Tagen wieder verschwanden. Als sie bei 25 mg Quetiapin, 37,5 mg Venlafaxin retard und 1,25 mg Abilify ankam, stoppte sie den Reduktionsprozess und gönnte sich eine Pause.

Nach drei Monaten setzte sie die übrig gebliebenen 1,25 mg Abilify ab. In den ersten Tagen schien nichts zu passieren. Dann traten die Entzugserscheinungen und Reboundeffekte deutlich intensiver auf. Sie beschrieb, wie sich ihr Gehirn im Kreis drehen würde und sich ein lautes Dröhnen im Kopf ausbreite, was wiederum zu Konzentrationsstörungen und zu einer verwaschenen Sprache führte. Zu allem Überfluss bekam sie eine Zahnentzündung und musste Schmerztabletten einnehmen. Nach sieben Tagen brach sie den Versuch ab. Sie

nahm für drei Tage 2,5 mg Abilify in doppelter Dosierung ein. Die Rezeptoren beruhigten sich sofort. Nach weiteren drei Tagen reduzierte sie wieder auf die gewohnten 1,25 mg. Nun konnte sie sich auf die Behandlung beim Zahnarzt einlassen.
Als sie vier Wochen später wieder komplett auf das Abilify verzichtete, trat erneut dieses Gehirndrehen auf. Dies führte zu Schlafproblemen, die wiederum dieses Phänomen verstärkten. Sie erhöhte kurzfristig das schlaffördernde Quetiapin von 25 mg auf 37,5 mg, wodurch sie die Verschlimmerung kappen konnte.
Tagsüber konnte sie sich mit Tennisübertragungen im Fernsehen ablenken. Ein großes Turnier wurde täglich live gezeigt. Neun Tage nachdem sie das Abilify abgesetzt hatte, ließen die Reboundeffekte nach. Sie konnte das Quetiapin ohne Probleme wieder auf 25 mg reduzieren. Sie war glücklich. Sie hatte nach vierzig Jahren mit Abilify das erste Psychopharmakon erfolgreich ausgeschlichen, ohne dafür ein Neues anzusetzen.
Nun hatte sie noch zwei Psychopharmaka und diese in einer für sie akzeptablen Dosierung. Sie hatte viel persönliche Arbeit in den Reduktionsprozess investiert. Frau Meier erlebte ein Gefühl der Genugtuung und tiefen Zufriedenheit. Sie war mit dem Ergebnis zufrieden und wollte es vorerst dabei belassen.

Was, wenn Reboundeffekte Kaskaden von Verschreibungen auslösen?

Wenn Entzugserscheinungen der Symptomatik, die zur Erstverabreichung der Psychopharmaka geführt hatte, gleichen oder gar noch stärker auftreten, besteht die Gefahr, diese Reboundeffekte als Rückfall zu bewerten. Nicht nur der behandelnde Arzt oder die behandelnde Ärztin und das engere soziale Umfeld, sondern auch Mitarbeitende von Krankenkassen, Versicherungen und Behörden können von dieser Annahme überzeugt sein. Der äußere Druck, die Medikation zu erhöhen oder in die Klinik einzutreten, nimmt zu. Die Symptome können sich darunter extrem verstärken und unkontrollierbar werden. Spätestens dann kann es notwendig sein, das reduzierte Psychopharmakon aufzudosieren. Unter Umständen muss die Dosierung so weit erhöht werden, dass die Betroffenen wieder schlafen können. Die aufgewühlte Gesamtsituation kann sich somit beruhigen. Denkbar ist allerdings auch, das Schlafvermögen mit einer verbesserten Schlafhygiene, mit naturheilkundlichen Mitteln oder notfalls mit kurzfristig gegebenen Benzodiazepinen mit mittellanger Halbwertszeit zu verbessern.

Beispiel 3, Angelo Schmid

Zwei Tage vor seiner geplanten Entlassung aus dem Akutbereich traf ich Herrn Schmid das erste Mal. Wir vereinbarten einen ambulanten Termin, zu dem es aber nicht kommen sollte, da er am Entlassungstag starke Verzweiflungszustände erlebte. Er musste weitere fünf Monate in der Klinik bleiben. Nach seiner Entlassung traf ich ihn das zweite Mal. Und war schockiert. Er hatte 30 kg zugenommen. Seine Gesichtshaut war übersät von Abszessen und zudem gähnte er ununterbrochen. Ansonsten waren seine Mimik und Gestik erstarrt. Ich erkundigte mich nach seinen Medikamenten. Er erklärte mir, dass er 400 mg Quetiapin retard, 200 mg Clopin Wirkstoff Clozapin – P. L.), 1575 mg Lithium und 100 Mikrogramm Euthyrox (Schilddrüsenhormon, Wirkstoff Levothyroxin – P. L.) einnehmen müsse.
Ich konnte ihn überzeugen, die gefährliche Multimedikation zu reduzieren. Gemeinsam erstellten wir einen ersten Reduktionsplan für die folgenden drei Monate. Als er diesen seiner Psychiaterin vorstellte, meinte diese, dass er doch gerade erst entlassen worden sei und die eingestellte Medikation nun beibehalten müsse. Sie verwies auf seinen Blutspiegel, der mit diesen Medikamenten nun im optimalen Bereich sei. Vermutlich war sie deshalb nicht bereit, ihn in der Umsetzung seines Plans zu unterstützen. Herr Schmid fand dann eine Psychiaterin, die seinen Wunsch ernst nahm und sein Vorhaben akzeptierte. Es war die gleiche Psychiaterin, zu der auch Frau Meier ging.
Innerhalb eines Jahres reduzierte er alle vier Medikamente um ca. 80 %. Dabei erlebte er kaum Reboundeffekte. Er konnte in dieser Zeit 10 kg abnehmen. Seine Gesichtshaut normalisierte sich und seine Mimik und Gestik wurden deutlich lebendiger.
Da bisher alles reibungslos lief, versäumten wir, zu besprechen, wie er auf mögliche Reboundeffekte reagieren sollte. Als er dann das Clopin von 50 mg auf 25 mg reduzierte, war dieser Schritt offensichtlich zu groß. In den darauffolgenden Nächten sah er bösartige Fratzen an sich vorbeihuschen, was zu Panikattacken führte. Diese wurden so stark, dass er seinen Vater anrief und um Hilfe bat. Als dieser in seine Wohnung kam, waren sich beide sicher, dass es sich um einen Rückfall handele und dies bedeute automatisch, dass er in die Klinik müsste. In der Hektik vergaßen sie, telefonisch mit mir Kontakt aufzunehmen. Auf der Akutstation schaute sich der zuständige Arzt die letzte

Entlassungsmedikation an und dosierte entsprechend auf. Im stationären Setting reichte diese Dosierung allerdings nicht aus, um die Symptomatik zu beruhigen. Sie musste noch weiter erhöht werden.
Nach vier Wochen wurde er mit 600 mg Quetiapin, 300 mg Clopin, 1575 mg Lithium und 100 Mikrogramm Euthyrox stabil entlassen. Allerdings waren die Abszesse im Gesichtsbereich stärker als zuvor. Er nahm wieder ungebremst Gewicht zu.
Ambulant fing er sofort wieder an, die Medikation zu reduzieren. Als er diesmal schon nach sechs Monaten um 80 % verringert hatte, kam er an den kritischen Punkt. Nun wollte er erneut die verbliebenen 50 mg Clopin reduzieren. Das letzte Mal hatte dies zum Klinikeintritt geführt. Deshalb senkte er diesmal die Dosis vorsichtiger von 50 mg auf 37,5 mg. Zwei Tage später traten dennoch optische Halluzinationen auf. Nun ordnete er sein Erleben allerdings als Reboundeffekt ein. Er versuchte, sich selbst zu beruhigen. Obwohl ihm dies recht gut gelang, entschied er sich, sicherheitshalber zusätzlich 50 mg Clopin zu nehmen. Die Halluzinationen lösten sich schnell auf. Am nächsten Tag nahm er wieder die gewohnten 50 mg ein. Nach einer Woche traute er sich erneut zu, auf 37,5 mg herunterzugehen. Auch diesmal erlebte er optische Halluzinationen, konnte allerdings durchgehend entspannt bleiben. Nach drei Tagen verschwanden diese Symptome und Herr Schmid hatte nun an Selbstvertrauen gewonnen, die Medikation weiter auszuschleichen.
Er konnte im weiteren Prozess seine Reboundeffekte annehmen und positiv bewerten. Er ließ sich nicht mehr verunsichern. Vielleicht gerade deshalb nahmen die optischen Halluzinationen an Intensität ab und verließen ihn schließlich. Er hatte nun auch die Angst vor möglichen Symptomen verloren. Er hatte erfolgreich seine Psychopharmaka reduziert und gelernt, Reboundeffekte zu kontrollieren. Er war sich sicher, dass er dies auch mit möglichen neuen psychischen Symptomen erreichen könne. Früher hatte er eine ständige Angst vor einem Wiederauftreten der Symptomatik. Nun war er bereit, sollte seine Seele wieder derartige Phänomene zeigen.
Am Ende hatte er alle Medikamente ausgeschlichen, auch Quetiapin, Lithium und Euthyrox. Er hatte insgesamt 40 kg abgenommen und begonnen, Fußball zu spielen. Nachdem er fünf Jahre in einer betreuten Einrichtung gearbeitet hatte, traute er sich wieder eine Arbeit auf dem ersten Arbeitsmarkt zu.

Fazit

Die Begleitung des Reduktionsprozess ist mit extremen Herausforderungen verbunden. Regelmäßig erlebe ich, wie sich das gesamte Umfeld gegen dieses Vorhaben stellt. Aus meiner Sicht wird es unter den Behandlern immer verschiedene Meinungen und Überzeugungen geben. Eine meiner Hauptaufgaben als Psychiatriepfleger ist es, die Reduzierenden in ihrer Selbstbestimmung zu stärken. Dadurch – und auch in Kenntnis möglicher Entzugserscheinungen und Reboundeffekte – wird die Wahrscheinlichkeit erhöht, dass der Prozess gelingt. Wenn die positiven Veränderungen voranschreiten, beruhigt sich das Umfeld, und der Glaube, dass es gelingen kann, bahnt sich seinen Weg. Dies miterleben zu dürfen, erlebe ich als große Genugtuung.

Vetter, Stefan, *Dipl.-Pflegefachmann, arbeitet seit 2011 im Rahmen des ICM (Intensives Case Management). Er hat sich auf einen freundlichen Umgang mit erlebten Phänomenen und Reboundeffekten spezialisiert. Er unterstützt »Langzeitpatientinnen« und »Langzeitpatienten«, die sich entschieden haben, ein Leben ohne Psychopharmaka anzustreben. Sein Einsatz beginnt aufsuchend unmittelbar nach der Entlassung aus der Psychiatrischen Klinik Münsterlingen.*

Reduzieren und Absetzen von Psychopharmakakombinationen

Jann E. Schlimme & Peter Lehmann

Viele Ärztinnen und Ärzte verordnen gleichzeitig mehrere Sorten psychoaktiver Substanzen. Dies steht zwar häufig im Widerspruch zu den Leitlinienempfehlungen, ist aber tägliche Realität. Es ist verständlich, dass Menschen, die Psychopharmakakombinationen entgegen der vereinbarten Leitlinien empfehlungen einnehmen sollen, diese vereinfachen oder gar absetzen wollen. Aber auch Personen, denen man eine Kombination gemäß den Leitlinien verabreicht, beispielsweise ein Neuroleptikum und Lithium angesichts verschiedener psychotischer Krisen mit eindeutigem manischen Beschwerdebild, können eine Vereinfachung, Teilreduktion oder ein vollständiges Ausschleichen dieser Kombination wünschen. Dabei ist neben den üblichen Risiken eines eventuellen und möglicherweise auch raschen Wiederauftretens beschwerdereicher und krisenhafter Episoden der Umstand zu beachten, dass es bislang keine Regeln für das Vorgehen zur Reduktion von Psychopharmakakombinationen gibt.

Erste Überlegungen zum Reduzieren und Absetzen

Aus der klinischen Erfahrung und publizierten Vorüberlegungen einiger Psychiater und Psychiaterinnen entstand 2017 der erste Entwurf fundierter Aussagen zum Reduzieren und Absetzen von Kombinationen (Schlimme 2017). Dabei wurden unterschiedliche Tendenzen des Vorgehens vorgeschlagen:

- Nicht mit der »Grundmedikation« beginnen und gegebenenfalls sogar ihre Dosiserhöhung in Kauf nehmen, um zunächst ein anderes Psychopharmakon reduzieren oder absetzen zu können.
- Das zuletzt verordnete Psychopharmakon zuerst reduzieren, es sei denn, es wirkt günstig und hat weniger unerwünschte Wirkungen.

- Das wirksamere Psychopharmakon zuletzt reduzieren, es sei denn, ein anderes, unspezifisch wirksames Psychopharmakon wird beispielsweise aufgrund einer schlafanstoßenden Wirkung als wirksam erlebt.
- Anfänglich aktivierende und ruhigstellende Psychopharmaka parallel verringern.
- Das ruhigstellende Psychopharmakon zuletzt reduzieren und absetzen.
- Das Psychopharmakon mit den stärksten unerwünschten Wirkungen oder das am meisten schädigende oder das am schwierigsten abzusetzende zuerst reduzieren.
- Zuerst das Psychopharmakon einer Substanzgruppe komplett absetzen, es sei denn, seine ruhigstellende Wirkung ist erwünscht (Schlimme et al. 2018, S. 200).

Zunächst gilt es also, das sogenannte Grundmedikament zu definieren. Häufig ist den Betroffenen bekannt, welches der Psychopharmaka am ehesten als hilfreich angesehen werden kann sowie welches welche unerwünschten Wirkungen verursacht. Man erkennt diese in der Regel daran, dass sie erst nach der Einnahme dieser Substanz auftraten. Solches Wissen gibt einen ersten Ansatz, an welche Substanzen bei der Reduktion zunächst gedacht werden kann. Das durch diese einfachen Überlegungen herausgefilterte »Grundmedikament« (besonders wirksam, gut verträglich) wäre dann dasjenige, welches als letztes reduziert oder abgesetzt würde. Eine Ausnahme dieser Regel sind erhebliche unerwünschte Wirkungen, die eine frühere Reduktion sinnvoll erscheinen lassen. Diese Empfehlung deckt sich mit den Aussagen von Ärztinnen und Ärzten, die Entzugsprobleme ernst nehmen. Volkmar Aderhold schrieb:

» Bei mehreren Medikamenten sollte immer nur eine Substanz reduziert werden und mit der begonnen werden, auf die vermutlich am leichtesten verzichtet werden kann. « (2010, S. 66)

In ihrem Artikel »Absetzen von Medikamenten bei älteren Patienten – aber wie?«, in dem sie sich mit dem Absetzen von medizinischen und psychiatrischen Pharmaka auseinandersetzte, riet die Internistin Jutta Witzke-Gross:

» Können mehrere Medikamente beendet werden, sollte bei der Entscheidung, mit welchem Medikament begonnen wird, beachtet werden, welches der Medikamente am ehesten Nebenwirkungen verursacht und welches ohne klare Indikation gegeben wurde. 2. Schritt: Immer nur jeweils ein Medikament absetzen oder die Dosis reduzieren. Entwickelt ein Patient darunter Beschwerden, kann deren Ursache leichter geklärt werden. « (2010, S. 30)

Der US-amerikanische Psychiater Peter Breggin empfahl im Prinzip dasselbe. Er plädierte dafür, das Psychopharmakon mit den gefährlichsten Wirkungen – in der Regel das Neuroleptikum – als erstes abzusetzen, oder aber die Psychopharmaka der Substanzgruppe, die zuletzt der Kombination hinzugefügt wurde. Bei Kombinationen aus entgegengesetzt wirkenden Psychopharmaka, zum Beispiel aus stimulierenden und ruhigstellenden Substanzen, solle man gegebenenfalls in abwechselnden Schritten stufenweise absetzen (2012, S. 197). Manche Behandelnden legen nahe, grundsätzlich zuerst das Mittel abzusetzen, das die unangenehmste Wirkung hat bzw. das aus ärztlicher Sicht am leichtesten weggelassen werden kann. Da diese Wirkungen subjektiv unterschiedlich empfunden werden und die Frage der Verzichtbarkeit individuell unterschiedlich beantwortet wird, sind starre Vorschläge zum Reduzieren und Absetzen nicht angebracht.

Weitere Aspekte beim Reduzieren und Absetzen

Interaktionen unterschiedlicher Psychopharmaka, die Summierung ihrer Wirkungen und die Ähnlichkeiten von Entzugssymptomen sind weitere Probleme, die das Reduzieren und Absetzen von Kombinationen schwierig machen können.

Interaktionen zwischen Psychopharmaka

Bei der Reduktion von Psychopharmakakombinationen muss wie bei der Einnahme an die Interaktionen der Substanzen gedacht werden. Außerdem gilt die Faustformel, dass ab drei interagierenden Substanzen die Verlässlichkeit, Interaktionen abzuschätzen, weiter sinkt. Die Interaktionen sind vielfältig, keineswegs vollständig bekannt und durch inter- und intraindividuelle Wirkungsunterschiede charakterisiert. Ärztlich Tätige sind also oftmals auf Vermutungen und klinische sowie vor allem persönliche Eindrücke angewiesen, damit sie der betroffenen Person zu einer vernünftigen Entscheidung raten können.

Interaktionen am Rezeptor: Wiederaufnahmepumpe

Interaktionen können direkt am Zielort der Substanz erfolgen, beispielsweise an einem Rezeptor oder einem Wiederaufnahmetransporter. Beispiel für eine solche direkte Interaktion ist die Kombination zweier Neuroleptika mit unterschiedlicher Bindungskraft am Dopamin-2-Rezeptor (siehe Tabelle 1, S. 192 f.), d. h. die hemmende Wirkung auf die Dopamin-2-Übertragung im Nervensystem.

Solche Interaktionen könnte beim Absetzen eine Rolle spielen, da eine Reduktion des weniger stark bindenden Neuroleptikums hinsichtlich der antidopaminergen Effekte weniger stark empfunden werden dürfte. Schließlich bleibt die blockierende Wirkung der stärker bindenden Substanz unverändert. Ob sich die betroffene Person dann dazu entscheidet, das stärker wirksame und damit auch mit mehr unerwünschten Wirkungen einhergehende Psychopharmakon zunächst zu reduzieren und abzusetzen, da sie ja noch einen – ärztlicherseits vermuteten – gewissen Schutz durch die schwächere Substanz hat, muss die betroffene Person entscheiden. Es könnten aber auch Überlegungen wie Schlafanstoß oder spezifische unerwünschte Anwendungswirkungen einbezogen werden. Nicht zuletzt steht also die Frage im Raum, welches der beiden Neuroleptika das »Grundmedikament« ist. Im Rahmen der unterstützten Entscheidungsfindung ist es selbstverständlich ärztliche Pflicht, sich an dieser Stelle nicht aus der Verantwortung zu stehlen. Ärzte und Ärztinnen müssen auf Wunsch der Behandelten fundierte Vorschläge machen, auf deren Grundlage diese dann eine informierte Entscheidung zum weiteren Vorgehen treffen können.

Ein weiteres Beispiel für eine direkte Interaktion ist die Kombination zweier Antidepressiva mit Hemmung des Serotonin-Wiederaufnahmetransporters. Diese Kombinationen sind unüblich, aber theoretisch denkbar in der Kombination eines schlafanstoßenden trizyklischen Antidepressivums (z. B. Trimipramin) und eines als aktivierend geltenden Serotonin-Wiederaufnahmehemmers (SRI), zum Beispiel Citalopram. Hier ist insbesondere das Risiko eines Serotoninsyndroms (lebensbedrohlicher Symptomenkomplex aus psychischen und zentralnervösen Störungen, vegetativen Entgleisungen und Muskelstörungen) sehr hoch. Die Frage, welche der beiden Antidepressiva die »Grundmedikation« darstellt, ist hier schwer zu beantworten und letztlich nur – möglichst im Rahmen einer unterstützten Entscheidungsfindung – von der betroffenen Person zu entscheiden.

TABELLE 1 Rezeptor-Bindungskräfte von Neuroleptika

Rezeptortyp	Amisulprid	Aripiprazol	Clozapin	Dipiperon	Haloperidol
D1	> 10.000	265	85	mind. > 10	25
D2	3	0,34 partiell aktivierend	125	124	1
D3	3,5	0,8	219	250	2,8
D4	2369	44	21	5,1 rasche Beschleunigung der Rezeptorreifung	5
5-HT_{1A}	>10.000	1,7 partiell aktivierend	770 partiell aktivierend	2770	7930 supersensitivierend
5-HT_{2A}	8304	3,4 partiell aktivierend	12	5,4 partiell aktivierend?	78
5-HT_{2C}	> 10.000	15 partiell aktivierend	8 nur supersensitivierend	54	3085
5-HT_6	4154	229	8,9	mind. > 10	3630
5-HT_7	11,5	35	6,5	mind. > 10	89
α_1	>10.000	324	7	62	46
α_{2A}	1114	69	29	860	871
α_{2B}	keine Daten	191	28	35	562
α_{2C}	1540	12	1,6	290	132
Histamin 1	>10.000	61	6	2400	3630
Histamin 2	>10.000	7079	1230	keine Daten	3162
Muscarin 1	>10.000	3890	1,9 partiell aktivierend	2500	1475

Erläuterungen und Quellen: Angabe der Bindungskraft (= Affinität, Ki-Wert) der Substanz am Rezeptor, d. h. je weniger von der Substanz zur Bindung in der Testlösung (Zellmodelle) vorhanden sein muss, desto stärker bindet die Substanz am Rezeptor und bildet mit ihr einen gemeinsamen Komplex. Die Stabilität des Substanz-Rezeptor-Komplexes ist umso größer, je kleiner der Ki-Wert ist.

Melperon	Olanzapin	Paliperidon	Quetiapin	Risperidon	Ziprasidon
148	31	510	455	75	9,5
375 114*	11	4,8	160	3	2,8
315	35	6,9	389	6,9	7,2
720 407*	27	30	1412	7	32
keine Daten	> 1000	590	2450 super-sensitvierend	490	3,4
180	4	1	220	0,6	0,4
> 500	11 nur super-sensitivierend	48 (Kd-Wert)	615	26 nur super-sensitivierend	1,3
mind. > 50	3,2	keine Daten	2290	2187	166
mind. > 50	37	10	56	0,7	2,5
181*	19	10,1 (Kd-Wert)	7	2	10
151*	148	80 (Kd-Wert)	562	8,1	257
keine Daten	331	keine Daten	83	9,5	240
keine Daten	41	keine Daten	38	1,8	42
580#	7	32	11	155	47
keine Daten	3162	keine Daten	6606	479	>10.000
> 10.000	1,9	8800 (Kd-Wert)	120	> 5.000	>10.000

Die Angabe des Ki-Werts erfolgt in Nanomol/Liter (nM/l). In einigen Fällen erfolgt die Angabe als Kd-Wert, bei dem 50 % der Rezeptoren besetzt sind. Dies reicht für eine Wirkung in der lebenden Person nicht immer aus, insofern sind auch niedrige Werte nicht verlässlich interpretierbar. Starke Bindungskräfte (Ki < ca. 10 nM/l) sind hervorgehoben (grau unterlegt), bei Clozapin und Quetiapin auch alle Ki-Werte < 200 nM/l, da sie bei den üblichen hohen Dosen vermutlich relevant sind (n. Schotte et al. 1996 sowie Cerovecki et al. 2013. Pipamperon zudem n. Loonen et al. 2016 sowie Van Craenenbroeck et al. 2006. Melperon n. Seeman & Tallerico 1998; Seeman 2001, 2011 sowie * n. Silvestre & Prous 2005 und # n. Richelson & Souder 2000). Die Suche nach einzelnen Ki-Werten kann auch über die Datenbank der University of North Carolina Chapel Hill, Department of Pharmacology, School of Medicine erfolgen (https://pdsp.unc.edu).

Interaktionen an der Zielzelle

Die Interaktion kann auch indirekt über die Wirkeffekte auf die postsynaptische Nervenzelle erfolgen. Wird beispielsweise ein sogenanntes atypisches Neuroleptikum mit typischen antagonistischen Serotoninwirkungen mit einem SRI kombiniert, beeinflussen dessen komplexe und mit der Zeit sich verändernde Effekte auf die Serotoninsynapse auch die antagonistischen Serotoninwirkungen des Neuroleptikums, obwohl keine direkte Interaktion am Serotoninrezeptor stattfindet.

Interaktionen in der Pharmakokinetik

Weiterhin können pharmakokinetische Interaktionen stattfinden, die gar nicht im direkten Zusammenspiel von Psychopharmakon und Nervenzelle erfolgen. Diese Interaktionen betreffen die Aufnahme der Substanzen in den Körper, ihre Verteilung und den Transport im Gewebe und Organismus, ihre Umwandlung und ihren Abbau nach verrichteter Tätigkeit. So kann ein Effekt auf das in der Zellmembran befindliche und die Blut-Hirn-Schranke verstärkende Glykoprotein P die am Zielort der Nervenzelle hinter der Blut-Hirn-Schranke verfügbare Menge einer Substanz beeinflussen. Beispielsweise löst Johanniskraut als Psychopharmakon die Produktion dieses Proteins aus; dieses transportiert wiederum Risperidon bzw. seinen aktiven Metaboliten 9-Hydroxyrisperidone (= Paliperidon) aktiv gegen die Diffusionsrichtung hinaus (»flopping«) und verringert so die an den Nervenzellen verfügbare Menge (= Bioverfügbarkeit) des Psychopharmakons (Kirschbaum et al. 2008). Diese indirekte Interaktion kann für andere Substrate des Glykoproteins P (vor allem Quetiapin) auch durch weitere Substanzen verstärkt werden (z. B. das Phasenprophylaktikum/Antiepileptikum Carbamazepin oder Colchicin [Alkaloid der Herbstzeitlose] als Signalstoff). Möglich ist aber auch eine Abschwächung (z. B. durch Haloperidol, Duloxetin oder Verapamil [Arzneistoff aus der Gruppe der Calciumantagonisten] als Hemmstoffe). Diese Interaktionen sind bei Psychopharmaka allerdings eher selten. Häufig sind hingegen indirekte Interaktionen auf den Stoffwechselabbauwegen, wo beispielsweise Carbamazepin die Menge eines in den Leberzellen befindlichen Abbauenzyms der Cytochrom-P450-Familie erhöht, was dann wiederum eine andere Substanz (z. B. Aripiprazol) schneller abbaut und so deren Wirkspiegel erniedrigt (siehe Tabelle 2).
Im Übrigen gelten solche Interaktionen oftmals auch für andere Substanzen. Klassisch ist ein solcher Zusammenhang zwischen Nikotinaufnahme (z. B.

TABELLE 2 Abbauwege (CYPs/UGT/NAT2) und Transportproteine (Ppg) ausgewählter Psychopharmaka (nach Drewe 2006 und anderen, in der Tabelle genannten Quellen)

Wirkstoff	Substrat	Inhibitor	Induktor
NEUROLEPTIKA			
Amisulprid	–	–	–
Aripiprazol	**2D6, 3A4**	–	–
Clozapin	**1A2, FMO3,** 3A4, 2C9/19, 2D6, UGT	2D6	–
Haloperidol	**3A4, 2D6, UGT**	2D6, **Pgp**	–
Olanzapin	**1A2, 2D6, UGT**	–	–
Paliperidon (vgl. Kerbusch-Herben et al. 2014)	Ppg	–	–
Quetiapin	**3A4,** UGT, Pgp	**Epoxidhydrolase**	–
Risperidon	**2D6,** 3A4, Pgp	2D6	–
Ziprasidon	**Aldehyd-Oxidase,** 3A4	–	–
ANTIDEPRESSIVA			
Amitriptylin	**3A4, 2C19, 2D6,** UGT, 1A2, 2C9	2C19, 2D6, UGT, Ppg	–
Citalopram	**3A4, 2C19,** 2D6	2D6	–
Duloxetin (Ruike et al. 2010; Knadler et al. 2011)	**1A2,** 2D6	2D6, Ppg	–
Johanniskraut	?	Pgp (akut)	**1A2, 3A4, 2C9/19, Pgp (chronisch)**
Mirtazapin (vgl. Okubo et al. 2015)	**2D6,** 1A2, 3A4/5	–	–
Venlafaxin	**2D6,** 2C9/19, 3A4	–	–
PHASENPROPHYLAKTIKA			
Carbamezepin	**3A4**	**2C19**	**2C8,** 3A4, Ppg
Lamotrigin	**UGT,** renale Ausscheidung	–	–
Oxcarbazepin	**2C19, 3A4, UGT**	**2C19**	3A4
Valproat	**UGT, beta–Oxidation,** 2A6, 2C9	**2C9, 2C19, 3A4**	–
CBD	**2C19, 3A4** (Rongrong et al. 2011)	**2C19** (Jiang et al. 2013) **3A4** (Bornheim & Grillo 1998)	

Erläuterung: Fett gedruckt sind starke Effekte des Wirkstoffs am jeweiligen Enzym; CYP = Cytochrom-P-450 in jeweiliger Abkürzung, z. B. 1A2 oder 2D6; UGT = UDP-Glucuronosyltransferase; NAT2 = N-Acetyltransferase-2; Pgp = P-Glykoprotein.

durch Rauchen) und Clozapin, da dieses durch die gesteigerte Menge von Cytochrom P450-1A2 schneller abgebaut wird und der Plasmaspiegel dadurch um bis zu 40 % sinken kann. Aus diesem Grund verordnet man Raucherinnen und Rauchern grundsätzlich höhere Neuroleptikadosierungen. Die Aufnahme von Grapefruit, Pampelmuse, Bitterorange oder Sternfrucht verursacht über in diesen Früchten enthaltene bestimmte Substanzen (konkret Furanocumarine) eine Hemmung des Cytochrom-P450-3A4, wodurch bestimmte Psychopharmaka (z. B verschiedene Neuroleptika, aber auch Diazepam, nicht jedoch Lorazepam und Oxazepam – siehe Tabelle 2) langsamer abgebaut werden. Bei der Einnahme mancher Antidepressiva muss sogar eine bestimmte Diät gehalten werden, damit keine Vergiftung erfolgt. Dies betrifft unseres Erachtens allerdings nur die MAO-Hemmer, namentlich den (2023 nur noch in Österreich im Handel befindlichen) irreversiblen MAO-A und MAO-B-Hemmer Tranylcypromin. In diesem Fall ist auf tyraminhaltige Lebensmittel (u. a. Käse, Rotwein) zu verzichten, wohingegen bei dem reversiblen MAO-A-Hemmer Moclobemid noch das MAO-B zum Abbau des Tyramins zur Verfügung steht.

Während der Konsum von Pampelmuse & Co einfach zu verringern ist, stellt die Nikotinentwöhnung ein eigenes Thema dar, das hier nicht adressiert werden soll. Anpassungen von Psychopharmakadosierungen können dennoch erforderlich werden. Auch beim Reduzieren von Psychopharmaka spielen diese vielfältigen Interaktionen eine Rolle, wobei zunächst zu prüfen ist, ob es solche Interaktionen nach aktuellem Wissensstand gibt. Im gegebenen Fall sind sie dann in die Überlegungen der Dosisreduktionen einzubeziehen. Dies kann bedeuten, dass die Dosis eines Psychopharmakons vorübergehend erhöht werden muss, um keine Doppelreduktion zu provozieren, die dann nicht mehr krisenfrei gestaltet werden kann (z. B. Ausschleichen von Duloxetin bei fortgesetzter Verabreichung von Quetiapin oder Ausschleichen von Carbamazepin bei fortgesetzter Verabreichung von Citalopram). Die Tabelle 2 mit den Interaktionen bietet kompetenten Fachleuten eine erste Orientierung, um klinische Effekte zu projizieren und in der individuellen Reduktion mit den persönlichen Erfahrungen der Betroffenen abzugleichen und darauf angemessen zu reagieren.

Addition der psychoaktiven Wirkungen

Viele Psychopharmaka haben trotz aller Unterschiede der Wirkmechanismen vergleichbare psychoaktive Wirkungen. Dabei summieren sich diese Wirkungen der verschiedenen Substanzen. Diese additiven Effekte kann man drei Wirkbereichen zuordnen: Dämpfung der Gefühle, Ruhigstellung/Schlafanstoß und Einschränkung der Kognition (*Erkenntnis- und Informationsverarbeitung*). Neben den Neuroleptika sind Antidepressiva vor allem im längeren Gebrauch unspezifisch gefühlsdämpfend (Price et al. 2009; Sandell & Bornäs 2015). Und dies, obwohl diese Substanzen bei vielen Betroffenen vorwiegend die Angstgefühle verringern – bei manchen allerdings auch auslösen oder verstärken. Auch Benzodiazepine sind gefühlsdämpfend und vorwiegend entänstigend. In Kombination kann das eher unspezifische Gefühl einer verringerten Lebendigkeit sehr intensiv werden.

Letztlich schränken viele ärztlich verordnete Psychopharmaka die kognitive Leistungsfähigkeit ein, namentlich Neuroleptika und Benzodiazepine. Kognitive Leistungssteigerungen sind hingegen nur für wenige Psychopharmaka beschrieben, und zwar für die Psychostimulanzien Methylphenida und Modafinil. Letzteres hat im deutschsprachigen Raum allerdings nur bei der Narkolepsie (Schlafattacken am helllichten Tag) eine medizinische Indikation; am ehesten kann man diese Substanz als Neuroenhancer ansehen, d.h. als Mittel zur Verbesserung der sensorischen, motorischen und kognitiven Fähigkeiten. Beide Psychostimulanzien sind für die Kombination mit anderen Psychopharmaka nicht ganz unproblematisch. Häufig kommt es bei Kombinationen von Methylphenidat mit SRI zu Serotoninsyndromen und bei Kombinationen mit trizyklischen Antidepressiva zu Herzjagen und Blutdrucksteigerungen. Diese potenziell lebensbedrohlichen Auswirkungen schließen im gegebenen Fall eine Fortsetzung der Kombination aus. Zum anderen können beide Psychostimulanzien zu Psychosen und Angstzuständen führen. Insofern sollten Kombinationen von Modafinil oder Methylphenidat mit Neuroleptika in der Praxis sehr selten sein, auch wenn sich diese Substanzen nicht grundsätzlich ausschließen. Sedierende bzw. zentraldämpfende Effekte sind für die allermeisten Psychopharmaka bekannt, auch wenn Methylphenidat und Modafinil hier Ausnahmen darstellen. In all den anderen Fällen ist immer von einer Addition oder sogar Synergie der zentraldämpfenden Effekte auszugehen.

Bei der Reduktion der Psychopharmakakombinationen sind die Verminderungen der gefühlsdämpfenden Effekte besonders problematisch, da überwältigende oder zu rasch wiederkehrende Gefühle oftmals Krisen auslösen. Allerdings ist das differenzierte Wahrnehmen von Gefühlen, die auf eigene Bedürfnisse und Grenzen hinweisen, für die weitere persönliche Entwicklung nach psychischen Krisen und damit die eigene Genesung – ob von der psychischen Krise oder von der pharmakologischen Behandlung – und eine verringerte Krisenanfälligkeit existenziell. Hier gilt es also, das richtige Maß der Reduktion zu finden. Die Abnahme kognitionsmindernder Effekte ist uneingeschränkt wünschenswert. Außerdem hilft dies – unabhängig von jedweder Diagnose – bei der persönlichen Entwicklung, Genesung und Bewältigung von (Alltags-)Problemen und Herausforderungen. Betreffend der sedierenden Effekte ist eine differenzierte Sichtweise angebracht, da solche Effekte sowohl erwünscht (z. B. betreffend des Nachtschlafs) als auch unerwünscht (z. B. beim Wunsch nach einem funktionierenden Sexualleben) sein können.

Neben diesen psychoaktiven Effekten bestehen Unterschiede zwischen verschiedenen Psychopharmakaklassen. Beispiele hierfür stellen die leitliniengerechten Strategien der Kombination und Wirkungsverstärkung dar. Im Bereich wiederkehrender depressiver Episoden sind dies Kombinationen während schwerer depressiver Episoden wie beispielsweise Antidepressiva und Lithium. Langfristig verabreicht man Menschen mit wiederkehrenden depressiven oder manischen bzw. »schizoaffektiven« Episoden häufig Kombinationen von Phasenprophylaktika wie Lithium, Lamotrigin oder Valproat mit Antidepressiva oder Neuroleptika. Während die Phasenprophylaktika tendenziell geringere subjektiv spürbare psychoaktive Effekte haben, ist dies für Antidepressiva und Neuroleptika typischerweise anders. Zudem gibt es Berichte, dass bestimmte Phasenprophylaktika (Valproat, Lamotrigin) die Reduktion günstig beeinflussen können, da sie die Intensität der Reduktionsbeschwerden abmildern oder ihr Aufschaukeln hemmen und so die Gefahr von Entzugs- und Postentzugssyndromen verringern, wobei hier offenbar Mikrodosen ausreichen (Framer 2021). Herausfordernder ist hingegen die Differenzierung der psychoaktiven Effekte bei langfristigen Kombinationen von Antidepressiva und Neuroleptika. Hier hilft die Idee der »Grundmedikation«, um sich zu orientieren.

Selbstverständlich summieren oder verstärken sich bei Kombinationen die unerwünschten körperlichen Wirkungen von Psychopharmaka (z. B. Gewichtszunahme, Stoffwechsel- und Herzrhythmusstörungen), weshalb die Überwachung körperlicher Parameter besonders wichtig ist. Insofern verbinden viele Menschen, denen Psychopharmakakombinationen verordnet wurden, mit der Reduktion bzw. dem Ausschleichen einzelner Psychopharmaka auch die Hoffnung, weniger unerwünschte Wirkungen zu erleiden, d. h. gesünder zu werden und der gefürchteten Frühsterblichkeit zu entkommen.

Ähnlichkeit der Entzugsbeschwerden bei Antidepressiva und Neuroleptika

Bei der Reduktion langfristig verordneter Antidepressiva-Neuroleptika-Kombinationen kommt eine besondere Schwierigkeit hinzu. Da die Entzugsbeschwerden nach langfristiger Antidepressiva- sowie Neuroleptikaverabreichung sehr ähnlich sind (z. B. Schlaf- und Konzentrationsstörungen, Angstzustände, Unruhe und weitere psychomotorische Störungen), ist die gleichzeitige Reduktion von vornherein schwieriger als die Reduktion einer einzelnen Substanz. Dies ist neben den oben genannten psychoaktiven Wirkungsverringerungen bei Reduktion der wesentliche Grund, warum bei solchen Kombinationen nicht beide Substanzen zum gleichen Zeitpunkt reduziert werden sollten. Nur bei zeitgetrennter Reduktion können die Beschwerden der betreffenden Substanz zugeordnet werden, und wahrscheinlich bleibt die Intensität von Entzugssymptomen so besser aushaltbar.

Übersicht über mögliche Vorgehensweisen

Die Reduktion von Psychopharmakakombinationen bietet eigene Herausforderungen, unbenommen von den Fragen, ob die Kombinationen leitliniengerecht und die Leitlinien realitätsgerecht und unabhängig von Industrieinteressen sind und dem Stand der wissenschaftlichen Erkenntnis entsprechen. Bislang bestand wenig Interesse, gezielt Informationen zum Reduzieren und Absetzen von Kombinationen zu überprüfen. Studien, die den Übergang von Polypharmazie auf wenigstens nur noch ein Neuroleptikum untersuchen (Suzuki et al. 2003, 2004), sind die Ausnahme. Da bisher kaum Erfahrungen zu diesem Thema publiziert wurden, sind die folgenden Empfehlungen lediglich als bisher ungesicherte Vorschläge und eine Möglichkeit unter anderen zu bewerten.

Wer Kombinationen *hoch- und niederpotenter Neuroleptika* reduzieren und absetzen will, tut vermutlich am besten daran, zuerst das hochpotente (d. h. durch höhere Affinität zu Dopamin-2-Rezeptoren charakterisierte und demzufolge mit mehr unerwünschten Wirkungen einhergehende) Neuroleptikum (»Krisenmedikation«) zu reduzieren oder abzusetzen und dann das niederpotente, meist dämpfendere und weniger toxische Neuroleptikum (»Grundmedikation«). Ist das höherpotente reduziert oder abgesetzt, wird das niederpotente, sofern dessen Einnahme keine Schlafstörungen bewirkt, zuerst tagsüber nicht mehr eingenommen. Erst mit der Zeit kann es auch abends reduziert oder weggelassen werden. Bei längerer Einnahme ist ein schrittweises Vorgehen dringend angeraten. Sollten mit der Einnahme Einschlafstörungen verbunden sein, empfiehlt es sich, das Psychopharmakon zuerst abends und zuletzt tagsüber wegzulassen. Bei zu großer Müdigkeit während des Tages kann es ratsam sein, das Psychopharmakon zuerst tagsüber und zuletzt abends wegzulassen. Dieselbe Empfehlung gilt bei der *Kombination von herkömmlichen höherpotenten mit »atypischen« Neuroleptika.* Auch hier scheint es angeraten, zuerst das höherpotente zu reduzieren oder abzusetzen; beide Substanzen gleichzeitig und gleichmäßig zu reduzieren oder abzusetzen wäre jedoch auch möglich. Angesichts der Tatsache, dass niederpotente Neuroleptika häufig schlafanstoßend sind, kann auch die umgekehrte Reihenfolge sinnvoll sein. In diesem Fall muss man allerdings akzeptieren, dass nach dem Absetzen der niederpotenten Neuroleptika die quälenden motorischen Störungen und die damit einhergehende suizidale Eigenwirkung der Neuroleptika (Lehmann 2012) bis zu deren vollständigen Reduktion möglicherweise vorübergehend verstärkt auftreten können.

Wer auf die weitere Einnahme von *Neuroleptika-Antidepressiva-Kombinationen* verzichten will, kann zuerst das Neuroleptikum weglassen, obwohl dies vielleicht zunächst als »Grundmedikation« erscheint. Nicht selten nehmen Personen mit Erfahrungen in psychotischen Krisen auch Antidepressiva als gefühlsdistanzierende Substanzen ein. Studien hierzu liegen nicht vor. Jedenfalls scheinen zusätzlich zu Neuroleptika verabreichte Antidepressiva das Risiko für psychotische Krisen wohl nicht zu erhöhen (Helfer et al. 2016); allerdings sind die wenigen Studien, aufgrund derer diese Aussage getroffen worden ist, unabhängig nicht zu überprüfen. Und vermutlich trifft dies nur für solche Antidepressiva zu, die keinen Einfluss auf die dopaminergen Nervenzellen nehmen. Die umgekehrte Reihenfolge kann aber ebenfalls sinnvoll sein. Dies gilt ebenso für Kombinationen aus Antidepressiva und Tranquilizern. Bei längerer Einnahme ist auch hier ein schrittweises Vorgehen dringend angeraten.

Wer sich entschlossen hat, eine *Neuroleptika-Tranquilizer-Kombination* zu reduzieren oder abzusetzen, kann zuerst eine Zeitlang parallel und dann den Tranquilizer (»Krisenmedikation«) gegebenenfalls auf null reduzieren. Falls bei dieser Phase starke Entzugserscheinungen auftreten, werden diese vermutlich durch die noch einige Zeit weiter genommenen Neuroleptika (»Grundmedikation«) gedämpft. Nach dem Abklingen der Tranquilizer-Entzugserscheinungen können die Neuroleptika ebenfalls – eventuell schrittweise – reduziert oder abgesetzt werden. Wer hingegen zuerst das Neuroleptikum reduziert oder absetzt und den Tranquilizer noch einige Zeit einnimmt, kann mit dessen Wirkung mögliche Neuroleptika-Entzugserscheinungen dämpfen.

Wer sich entschieden hat, eine *Neuroleptika-Lithium-Kombination* zu reduzieren oder abzusetzen, sollte vermutlich zuerst das Neuroleptikum (»Krisenmedikation«) – eventuell schrittweise – reduzieren oder weglassen und dann das Lithium (»Grundmedikation«) reduzieren oder ausschleichen.
Ehud Klein (1986) und Kollegen des National Institute of Mental Health in Bethesda, Maryland, teilten mit, dass sie beim Absetzen von Alprazolam Carbamazepin einsetzten, um Entzugserscheinungen bzw. deren Aufschaukeln im Verlauf zu unterdrücken. Diese Erfahrungen legen nahe, bei *Benzodiazepin-Stimmungsstabilisator-Kombinationen* zuerst den Tranquilizer (»Krisenmedikation«) zu reduzieren oder abzusetzen und als zweiten Schritt den Stimmungsstabilisator (»Grundmedikation«). Bei dessen längeren Einnahme ist ein schrittweises Vorgehen dringend angeraten.

Resümee

Reduzieren und Absetzen von Psychopharmakakombinationen fordern Ärzte, Ärztinnen sowie Patientinnen und Patienten heraus und unterscheiden sich in relevanten Punkten vom Absetzen und Reduzieren von monotherapeutischem Einsatz von Psychopharmaka. Neben der Frage nach der »Grundmedikation«, welche als Monotherapie zunächst avisiert wird, steht die Frage nach Interaktionen der verschiedenen Psychopharmaka sowohl während der Einnahme als auch bei Reduktion. Über die Interaktionen von Kombinationen besteht mittlerweile ein breites Wissen, auch wenn es nie sicher ist, dass die Risiken nicht doch einmal eskalieren. Von einer wirklichen Kalkulierbarkeit der Interaktionen bei Kombinationen von drei oder mehr psychoaktiven Substanzen kann jedenfalls beim jetzigen Wissensstand nicht die Rede sein.
Daneben sind die additiven psychoaktiven Wirkungen und zum Teil vergleichbaren Entzugsbeschwerden beim Reduzieren zu beachten. Aus dieser insgesamt letztlich unübersichtlichen Lage beim Reduzieren von Psychopharmakakombinationen lassen sich unseres Erachtens am ehesten Tendenzen ableiten, wie man konkret vorgehen sollte. Diese bieten eine erste Orientierung im Reduktionsverlauf, ersetzen aber nicht die kontinuierliche kritische Sichtung der komplexen Interaktionen der eingesetzten Psychopharmaka während des Prozesses. Dazu gehört auch die demütige und selbstkritische Einschätzung der eigenen Bewältigungsmöglichkeiten sowohl auf Arzt- wie auch auf Patientenseite und die während der Reduktion oftmals erhöhte Krisenanfälligkeit.

Und spätestens dann, wenn die Psychopharmaka wie gewünscht reduziert oder komplett abgesetzt sind, gilt Ähnliches wie nach einem überstandenen Herzinfarkt: Die Auseinandersetzung mit den Ursachen der Krise, die zur psychopharmakologischen Behandlung geführt haben, steht an, wenn man ein Déjà-vu-Erlebnis der unerwünschten Art vermeiden will.

Schlimme, Jann E., *Dr. med. Dr. phil., Berlin, Deutschland. Facharzt für Psychiatrie und Psychotherapie. Nach Jahren in der Forschung und in Krankenhäusern betreibt er eine eigene Praxis in seiner Heimatstadt.*
Kontakt: dr.schlimme@gmx.de
Lehmann, Peter, *Dr. phil. h. c., Dipl.-Pädagoge, arbeitet als Autor, Verleger und Fortbildner in Berlin. Buchpublikationen: »Psychopharmaka absetzen – Erfolgreiches Absetzen von Neuroleptika, Antidepressiva, Phasenprophylaktika, Ritalin und Tranquilizern« u. v. m. www.peter-lehmann.de*

Literatur

Aderhold V (2010). Neuroleptika zwischen Nutzen und Schaden. Minimale Anwendung von Neuroleptika – ein Update. Onlineressource https://www.antipsychiatrieverlag.de/artikel/gesundheit/pdf/nl-debatte.pdf (Zugriff am 3.5.2023)

Bornheim LM, Grillo MP (1998). Characterization of cytochrome P450 3A inactivation by cannabidiol: Possible involvement of cannabidiol-hydroxyquinone as a P450 inactivator. Chem Res Toxicol, 11:1209–1216. DOI: 10.1021/tx9800598

Breggin PR (2012). Psychiatric drug withdrawal. New York: Springer Publishing Co.

Cerovecki A, Musil R, Klimke A et al. (2013). Withdrawal symptoms and rebound syndromes associated with switching and discontinuing atypical antipsychotics: Theoretical background and practical recommendations. CNS Drugs, 27:545–572. DOI: 10.1007/s40263-013-0079-5

Drewe J (2006). Interaktionen zwischen Antiepileptika und Antidepressiva / Neuroleptika. Epileptologie, 23:24–28

Framer A (16.3.2021). What I have learnt from helping thousands of people taper off antidepressants and other psychotropic medications. Ther Adv Psychopharmacol, 11:2045125321991274

Helfer B, Samara MT, Huhn M et al. (2016). Efficacy and safety of 39 antidepressants added to antipsychotics for schizophrenia: A systematic review and meta-analysis. Am J Psychiatry, 173:876–886. DOI: 10.1176/appi.ajp.2016.15081035

Jiang R, Yamaori S, Okamoto Y et al. (2013). Cannabidiol is a potent inhibitor of the catalytic of cytochrome P450 2C19. Drug Metab Pharmacokinet, 28:332–338. DOI: 10.2133/dmpk.dmpk-12-rg-129

Kerbusch-Herben V, Cleton A, Berwaerts J et al. (2014). Effect of carbamazepine on the pharmacokinetics of paliperidone extended-release tablets at steady-state. Clin Pharmacol Drug Dev, 3:371–377. DOI: 10.1002/cpdd.122

Kirschbaum KM, Henken S, Hiemke C et al. (2008). Pharmacodynamic consequences of P-glycoprotein-dependent pharmacokinetics of risperidone and haloperidol in mice. Behav Brain Res, 188:298–303. DOI: 10.1016/j.bbr.2007.11.009

Klein E, Ude TW, Post RM (1986). Preliminary evidence for the utility of carbamazepine in alprazolam withdrawal. Am J Psychiatry, 143:235–236. DOI: 10.1176/ajp.143.2.235

Knadler MP, Lobo E, Chappell J et al. (2011). Duloxetine: Clinical pharmacokinetics and drug interactions. Clin Pharmacokinet, 50:281–294. DOI: 10.2165/11539240-000000000-00000

Lehmann P (2012). About the intrinsic suicidal effects of neuroleptics. Int J Psychotherapy, 16:30–49. Onlineressource http://www.peter-lehmann-publishing.com/articles/lehmann/pdf/neuroleptics-suicide.pdf (Zugriff am 3.5.2023)

Loonen AMJ, Ivanova SA (2016). Role of 5-HT2C receptors in dyskinesia. Int J Pharm Pharm Sci, 8(1):5–10

Okubo M, Murayama N, Miura J et al. (2015). Effects of cytochrome P450 2D6 and 3A5 genotypes and possible coadministered medicines on the metabolic clearance of antidepressant mirtazapine in Japanese patients. Biochem Pharmacol, 93(1):104–109. DOI: 10.1016/j.bcp.2014.11.011

Price J, Cole V, Goodwin GM (2009). Emotional side-effects of selective serotonin reuptake inhibitors: Qualitative study. Br J Psychiatry, 195:211–217. DOI: 10.1192/bjp.bp.108.051110

Richelson E, Souder T (2000). Binding of antipsychotic drugs to human brain receptors focus on newer generation compounds. Life Sci, 68(1):29–39. DOI: 10.1016/s0024-3205(00)00911-5

Rongrong J, Satoshi Y, Shuso T et al. (2011). Identification of cytochrome P450 enzymes responsible for metabolism of cannabidiol by human liver microsomes. Life Sci, 89(5-6):165–170. DOI: 10.1016/j.lfs.2011.05.018

Ruike Z, Junhua C, Wenxing P (2010). In vitro and in vivo evaluation of the effects of duloxetine on P-gp function. Hum Psychopharmacol, 25:553–559. DOI: 10.1002/hup.1152

Sandell K, Bornäs H (2015). Functioning numbness instead of feelings as a direction: Young adults' experiences for antidepressant use. Sociology, 51:543–558. DOI: 10.1177/00380385155919

Schlimme JE (2017). Absetzen von Psychopharmaka-Kombinationen (S. 4-13). In: BOPP, Zweite Expertenrunde: PSYCHEXIT. Berlin: BOP&P. Onlineressource https://www.peter-lehmann.de/docu/kombi.pdf (Zugriff am 3.5.2023)

Schlimme JE, Scholz T, Seroka R (2018). Medikamentenreduktion und Genesung von Psychosen. Köln: Psychiatrie Verlag

Schotte A, Janssen PEM, Gommeren W et al. (1996). Risperidone compared with new and reference antipsychotic drugs: In vitro and in vivo receptor binding. Psychopharmacology (Berl), 124:57–73. DOI: 10.1007/BF02245606

Seeman P (2001). Antipsychotic drugs, dopamine receptors, and schizophrenia. Clin Neurosci Res, 1(1):53–60. DOI: 101016/S1566-2772(00)00007-4

Seeman P (2011). All roads to schizophrenia lead to dopamine supersensitivity and elevated dopamine D2^{High} receptors. CNS Neurosci Ther, 17:118–132. DOI: 10.1111/j.1755-5949.2010.00162.x

Seeman P, Tallerico T (1998). Antipsychotic drugs which elicit little or no parkinsonism bind more loosely than dopamine to brain D2 receptors, yet occupy high levels of these receptors. Mol Psychiatry, 3:123–134. DOI: 10.1038/sj.mp.4000336

Silvestre JS, Prous J (2005). Research on adverse drug events. I. Muscarinic M3 receptor binding affinity could predict the risk of antipsychotics to induce type 2 diabetes. Methods Find Exp Clin Pharmacol, 27:289–304. DOI: 10.1358/mf.2005.27.5.908643

Suzuki T, Uchida H, Tanaka KF et al. (2003). Reducing the dose of antipsychotic medications for those who had been treated with high-dose antipsychotic polypharmacy: An open study of dose reduction for chronic schizophrenia. Int Clin Psychopharmacol, 18:323–329. DOI: 10.1097/00004850-200311000-00003

Suzuki T, Uchida H, Tanaka KF et al. (2004). Revising polypharmacy to a single antipsychotic regimen for patients with chronic schizophrenia. Int J Neuropsychopharmacol, 7:133–142. DOI: 10.1017/S1461145703004012

Van Craenenbroeck K, Gellynck E, Lintermans B et al. (2006). Influence of the antipsychotic drug pipamperone on the expression of the dopamine D4 receptor. Life Sci, 80(1):74–81. DOI: 10.1016/j.lfs.2006.08.024

Witzke-Gross J (2010). Absetzen von Medikamenten bei älteren Patienten – aber wie? KV / KVH aktuell – Pharmakotherapie – Rationale Pharmakotherapie in der Praxis, 15(4):29–32

STRATEGIEN UND KONZEPTE DER SELBSTHILFE UND DER UNTERSTÜTZTEN SELBSTHILFE

Absetzen ärztlich verschriebener Psychopharmaka mit Angehörigenunterstützung

Gudrun Weißenborn

Psychopharmaka sind mit Hoffnungen, Erwartungen und Ängsten aufgeladen – die sich manchmal erfüllen und manchmal nicht. Entsprechend gilt dies auch für das Reduzieren und Absetzen. Damit dieser Prozess gelingt, ist eine mentale und emotionale Unterstützung vonseiten des Umfeldes bedeutsam.

Auf widersprüchliche Informationen und mangelnde Aufklärung in Krisensituationen, wozu auch beim Absetzen von Psychopharmaka auftretende Krisen zählen, reagieren das soziale Netzwerk und speziell die Familie mit Sorgen und Ängsten und nehmen in günstiger und manchmal in ungünstiger Weise Einfluss auf den Verlauf – alles eine Frage der Perspektive.

Die Ausgrenzung der Angehörigen aus dem Behandlungskontext bei gleichzeitiger Inanspruchnahme ihrer Hilfestellung lässt sie beschämt zurück. Die Schweigepflicht entwickelt ihre eigene Dynamik, wenn das soziale Umfeld, in diesem Fall ganz konkret Partnerinnen und Partner, Geschwister, Eltern und Kinder nicht respektiert wird. Manch ein Mensch verliert dabei seine Familie und sein soziales Netzwerk oder grenzt sich aktiv ab. Diese Beziehungsabbrüche sind ein herber Verlust notwendiger sozialer Ressourcen.

Mit dem Wunsch nach Entlastung und der Hoffnung auf Hilfe wächst die Wirksamkeitserwartung von Psychopharmaka – bei allen Akteurinnen und Akteuren, angefangen bei den Verordnenden und Behandelten bis hin zu den begleitenden Angehörigen. Wenn die Erwartungen durch die Psychopharmaka nicht erfüllt werden oder die Patientinnen und Patienten diese nicht (mehr) als hilfreich oder sogar als schädlich erleben, ist damit nicht unbedingt eine Frage der Dosierung verbunden. Dahinter verbergen sich Fragen des Vertrauens – Vertrauen in sich selbst oder in die Behandlung. Schließlich profitiert nur ein Teil derer, die Psychopharmaka einnehmen, davon (Aderhold 2014). Gleichwohl dürfen wir anerkennen, dass Menschen von der Einnahme einen Nutzen haben können – und dabei unweigerlich die Risiken mit schlucken (Lehmann et al. 2017).

Das Wissen um das Nutzen-Risiko-Verhältnis ist ein akademischer Streit. Bürgerinnen, Laien und (potenzielle) Patientinnen sind selten informiert über die bedingte Wirksamkeit von Psychopharmaka sowie die Probleme, die mit ihrem Reduzieren und Absetzen einhergehen können. Herstellerinformationen für Ärzte und Ärztinnen zu Entzugs- und Absetzproblemen sind mangelhaft und tragen massiv zu viel zu schnellem Absetzen bei (Langfeldt 2020).

Die gewichtigen Gründe für die Reduktion oder das völlige Absetzen von Psychopharmaka sind der Wissenschaft wohlbekannt. Gleichzeitig werden Betroffene und Angehörige alleingelassen, wenn sie Hilfe beim Absetzen von denen erbitten, die die Psychopharmaka verordnet haben. Welche Strukturen, Prozesse oder mentalen Modelle liegen diesem Handlungsmuster der Verordnenden zugrunde? Ist das angemessen?

Bei der Entscheidung, Psychopharmaka abzusetzen, handelt es sich oft um einen wohldurchdachten rationalen Entschluss. Um diesen Prozess hilfreich begleiten und Absetzkrisen einschätzen zu können, brauchen Angehörige umfassende und unabhängige Aufklärung zu erwünschten und unerwünschten Wirkungen von Psychopharmaka, Informationen zur Unterscheidung von Entzugs- bzw. Absetzphänomenen und vom sogenannten echten Rückfall sowie die Möglichkeit der Reflexion eigener Anliegen und Belange.

Der Dreiklang von Aufklärung, Autonomie und Trialog steht im Mittelpunkt der Angehörigenakademie beim Landesverband der Angehörigen psychisch erkrankter Menschen Berlin e. V. (ApK Berlin), einem Angehörigenselbsthilfeverband. Wir bieten in Seminaren und Informationsveranstaltungen Aufklärung zu Fragen der Einnahme und des Reduzierens und Absetzens von Psychopharmaka. Davon profitieren alle Beteiligten, auch diejenigen, die sich bisher mit dem Thema Absetzen – aus welchen Gründen auch immer – nicht auseinandersetzen wollten. Ich kann andere Angehörigenverbände nur ermutigen, sich ebenfalls mit diesem bisher sträflich vernachlässigten Thema zu beschäftigen.

Weißenborn, Gudrun, *Dipl.-Rehabilitationspädagogin, Projektleitung im Landesverband der Angehörigen psychisch erkrankter Menschen in Berlin e. V. (ApK Berlin). Projektleitung der Recoveryseminare für Angehörige sowie der Qualifizierung Angehöriger zu Peerberaterinnen und -beratern im ApK LV Berlin e. V., Referentin in der Fachweiterbildung Psychiatrie. 2020 bis 2022 Kooperationspartnerin der Psychexit-AG. Beisitzerin im Vorstand der Aktion psychisch Kranke e. V. Kontakt: weissenborn@apk-berlin.de*

Literatur

Aderhold V (2014). Neuroleptika minimal – warum und wie. Onlineressource https://www.dgsf.org/service/wissensportal/fachaufsaetze-als-pdf-datei/neuroleptika-minimal-warum-und-wie-2014 (Zugriff am 9.12.2022)

Langfeldt M (2020). Gefährdungshaftung gemäß § 84 AMG aufgrund von Fachinformationen für Antidepressiva oder Neuroleptika ohne Angaben zum Absetzen: ein Ergebnis der Stagnation der Pharmaforschung? Recht & Psychiatrie, 38: 13–18

Lehmann P, Aderhold V, Rufer M et al. (2017). Neue Antidepressiva, atypische Neuroleptika – Risiken, Placebo-Effekte, Niedrigdosierung und Alternativen. Berlin/Shrewsbury: Peter Lehmann Publishing (eBook 2023)

Absetzen von Psychopharmaka mit Peerunterstützung

Céline Cyr

Ich schreibe hier über GAM. Die Abkürzung steht für: Gestion autonome des médicaments de l'âme. Die wörtliche Übersetzung würde lauten: Selbstverwaltung von Medikamenten für die Seele. Es handelt sich um einen alternativen Ansatz zur Stärkung der Position psychopharmakabehandelter Menschen und ihrer Begleiter in Montreal. Es geht darum, dass man über Psychopharmaka Bescheid weiß, Wahlmöglichkeiten hat, Entscheidungen treffen kann und die eigenen Rechte respektiert werden.

Die Anfänge von GAM

GAM hat seinen Ursprung in der alternativen Bewegung für »psychische Gesundheit« in Quebec (Kanada). Sie geht auf die 1970er-Jahre zurück. 1983 gründeten alternative lokale Gruppen in Quebec eine Koalition namens RRASMQ. Die Abkürzung steht für »Le Regroupement des ressources alternatives en santé mentale du Québec« (»Die Koalition der alternativen Ressourcen für psychische Gesundheit in Quebec« – www.rrasmq.com). RRASMQ besteht aus über hundert gemeindebasierten Organisationen, die über die gesamte Provinz Quebec verteilt sind. Die Regierung von Quebec anerkannte und finanzierte seinerzeit alternative Gruppen auf Gemeindeebene als eine ihrer Strategien zur Bewältigung der Deinstitutionalisierung.

Anfang der 1990er-Jahre bildete RRASMQ ein Komitee, das sich mit den Forderungen von Mitgliedern befasste, die Psychopharmaka einnahmen und erfolglos nach Empowerment strebten. Sie wollten mehr über Psychopharmaka wissen, Wahlmöglichkeiten haben, reduzieren oder absetzen können und Zugang zu Alternativen haben. Vor allem wollten sie, dass ihre Sicht der Dinge berücksichtigt wird. Gemeinsam konzipierten die Mitglieder und die Angestellten von RRASMQ das, was dann später als GAM bekannt wurde.

Beteiligt waren noch zwei weitere Gruppen. Zum einen war dies (und ist es nach wie vor) die L'Association des groupes d'intervention et de défense des

droits en santé mentale du Québec (AGIDD-SMQ; Verband der Gruppen für die Rechte von Psychiatriebetroffenen im psychosozialen Bereich von Quebec; P. L.– www.agidd.org). Zum anderen begleitete das alternative Forschungsteam ÉRASME GAM von Anfang an (und war an der Mitgestaltung beteiligt). Die leitende Forscherin von GAM ist die Soziologin Lourdes Rodriguez del Barrio von der Abteilung für Sozialarbeit an der Universität von Montreal.
Heute gibt es GAM in der kanadischen Provinz Ontario, in Brasilien, Japan, Spanien und Großbritannien. In Brasilien etablierte sich GAM 2009, und dort gibt es auch die meisten GAM-Gruppen und -Forschungsprojekte.

Peerunterstützungsgruppe bei Plan B

Obwohl es verschiedene GAM-Praktiken gibt, beziehe ich mich hauptsächlich auf eine Peerunterstützungsgruppe, die ich bei Plan B (siehe https://prise2sm.org) leite. Plan B ein alternatives therapeutisches Programm sowie eine Gemeinschaft, befindet sich in Montreal, ist Mitglied des RRASMQ und gehört zu den zehn Pioniergruppen, die GAM in den späten 1990er-Jahren geprüft und aufgenommen haben. Unsere Peerunterstützungsgruppe ist ein Team aus ca. zehn Mitarbeiterinnen und Mitarbeitern und etwa hundert Mitgliedern, von denen einige dem Vorstand von Plan B angehören. Seit 2016 dehnt Plan B seine Aktivitäten aus und gründet neue Gruppen, unter anderem für Stimmenhörer und -hörerinnen sowie zielgerichtete Angebote von Betroffenen für Betroffene (Mead 2007).
Zusätzlich zur individuellen GAM-Nachbegleitung wünschten sich die Mitglieder eine Peerunterstützungsgruppe, die sich speziell mit ärztlich verschriebenen Psychopharmaka auseinandersetzt. Unsere Gruppe gibt es seit 2018. Die Mehrheit der Teilnehmenden sind Stammgäste. Die Beweggründe für die Teilnahme an der Gruppe sind vielfältig. Alle Mitglieder möchten mehr über Psychopharmaka, Absetzen und Alternativen erfahren. Die meisten von ihnen setzen gerade ab oder haben dies vor. In einigen Fällen planen ihre Ärzte und Ärztinnen, die Psychopharmaka zu reduzieren. Ein wichtiges Ziel derjenigen, die ihre Psychopharmaka gerade reduzieren oder dies tun wollen, besteht darin, unerwünschte Wirkungen wie Diabetes, Herzprobleme, Demenzprozesse oder Nierenfunktionsstörungen zu vermeiden.
Ein weiteres Ziel ist die Wiedererlangung der kognitiven Fähigkeiten, um wie früher unbehindert und konzentriert denken und wieder Gefühle und

Empfindungen spüren zu können. Einige haben Alternativen zur Leidensbewältigung gefunden und kommen mit weniger Psychopharmaka zurecht, oder sie wollen wissen, wer sie sind – mit weniger oder gar keinen Psychopharmaka.

Die Teilnehmerinnen und Teilnehmer unserer GAM-Gruppen bestimmen ihren Ablauf und die Themen. Bislang haben sie sich dafür entschieden, die erste Hälfte der Treffen dem Austausch über ihr Leben und dem Thema Psychopharmaka zu widmen. In der zweiten Hälfte geht es dann um die sieben GAM-Schritte (und die Hilfsmittel) und um Informationen zu den verschiedenen Themen. Großes Interesse besteht dabei an:

- erwünschte und unerwünschte Wirkungen von Psychopharmaka
- Absetz- und Entzugserscheinungen
- qualitative Studien über Psychopharmaka, Erfahrungsberichte über das Absetzen und Berichte von professionell Tätigen aus den Bereichen Psychotherapie, Körpermedizin, Psychiatrie, Sozialarbeit und Naturheilkunde darüber, wie man das Absetzen unterstützen kann (Cyr 2012; Lehmann 2019)
- Alternativen zu Psychopharmaka, zum Beispiel »Statt Psychiatrie 2« (Lehmann & Stastny 2007); »Guidance for Psychological Therapists« (Guy et al. 2019); »GAM: My Personal Guide« (RRASMQ et al. 2019)
- alternative Ansätze zu Psychopharmaka und Peer-to-Peer-Ressourcen, zum Beispiel »Psychopharmaka absetzen« von Peter Lehmann (1998; 2019), »Harm Reduction-Leitfaden« von Will Hall; »Personal medicines« von Patricia Deegan (2015); »Deprescribing« (Gupta et al. 2019; Gupta & Hofman 2023), »Slow Psychiatry« von Sandra Steingard (2019)
- Websites und Foren zur Onlineunterstützung: Inner Compass & Withdrawal Project; Let's talk withdrawal; Surviving Antidepressants [für deutschsprachige Websites und Foren siehe den Beitrag von Stella Schnee in diesem Band, P. L.]
- Unterscheidung zwischen Entzugssymptomen und dem sogenannten echten Rückfall
- Strategien zur Bewältigung von Schlafproblemen
- GAM-Forschungsergebnisse
- wie man mit Ärztinnen und Ärzten (einschließlich psychiatrisch Tätigen) verhandeln kann
- Rechte

Eine immer wiederkehrende Herausforderung besteht darin, Themen einzugrenzen, denn die Teilnehmer und Teilnehmerinnen haben ein ausgeprägtes Interesse an allen möglichen Informationen. Die immer zahlreicher werdenden

Informationsquellen – Literatur zum Thema Absetzen und zu den (beschränkten) Möglichkeiten von Psychopharmaka, zu Foren von Expertinnen und Experten aus Erfahrung, Onlinemitteilungen (Davidow 2021) usw. – verschlimmern die Situation – zum Glück! Uns läuft bei allen Treffen die Zeit davon.

Die unbewusste Wirkung – symbolische Aspekte

Wenn von den Wirkungen von Psychopharmaka die Rede ist, werden in der Regel die erwünschten und unerwünschten Wirkungen oder die Wechselwirkungen genannt. Weniger bekannt sind die symbolischen Wirkungen, die stark und weitreichend sein können (Cyr 2012). Wir alle tragen eine Fülle von Assoziationen und Bedeutungen im Zusammenhang mit Psychopharmaka in uns. Wenn wir zum ersten Mal über GAM sprechen oder eine Peerunterstützungsgruppe anleiten, führen wir die klassische GAM-Übung zu den symbolischen Aspekten oder sozialen Repräsentationen durch. Wir fragen die Teilnehmenden, was ihnen in den Sinn kommt, wenn sie das Wort »Psychopharmaka« hören, lesen oder fühlen. Wir schreiben alles auf und haben am Ende drei volle Flipchartblätter. Wenn Sie, der Leser oder die Leserin, dies ausprobieren wollen, so schreiben Sie, bevor Sie sich ein Beispiel für diese Übung ansehen, Ihre eigenen persönlichen Wörter (Symbole) auf, die Ihnen bei dem Wort »Psychopharmaka« spontan einfallen. Nachdem Sie Ihre Wörter aufgelistet haben, schauen Sie sich einige typische Ergebnisse aus einer GAM-Arbeitsgruppe an (siehe http://www.rrasmq.com/GAM/documents/GuideGAM-EN-2019.pdf, S. 39 – leider nur in englischer Sprache verfügbar – P. L.).

Macht des Wissens kann dadurch entstehen, dass man die unverwirklichten und ungesagten Bedeutungen ans Licht bringt. GAM-Teilnehmer und -Teilnehmerinnen nutzen die symbolischen Aspekte von Psychopharmaka, um sich selbst zu verstehen, aber auch als potenzielles Hilfsmittel für die Zusammenarbeit mit Familienangehörigen, dem Freundeskreis, Ärztinnen und Ärzten sowie anderen professionell Tätigen.

Unabhängig davon, ob man sich fürs Absetzen entscheidet oder nicht, können die Bedeutungen, die mit Psychopharmaka verbunden sind, als Hebel für Veränderungen genutzt werden – auf eigene Faust oder gemeinsam mit anderen. Menschen, die eine Dosisverringerung oder das Absetzen anstreben, wissen dann besser, worauf sie sich einlassen.

Die Synergie einer GAM-Gemeinschaft

Die Peerunterstützungsgruppe ist ein Element des Netzwerks jedes einzelnen Mitglieds. Die Mitglieder von Plan B können sich zusätzlich zu ihren Konsultationen mit einem Therapeuten bzw. einer Therapeutin bei Plan B für eine individuelle GAM-Begleitung entscheiden. Diese Teamarbeit ist besonders wichtig, wenn die Mitglieder Probleme haben.

Das Gefühl, unterstützt zu werden, ist von zentraler Bedeutung und wird von den Mitgliedern gewünscht, vor allem, wenn es um die Reduzierung von Psychopharmakadosierungen geht oder wenn sie die verordneten Psychopharmaka infrage stellen. Egal, ob sie sich in unserer Organisation oder in anderen alternativen Gruppen engagieren, sie befinden sich in Bezug auf Psychopharmaka in relativ sicheren Räumen. Wir engagieren uns für die Achtung des Rechts auf informierte Zustimmung.

Darüber hinaus haben die Mitglieder Zugang zu verschiedenen Alternativen in den Gemeinschaftsgruppen. In der Regel finden die Mitglieder von Plan B Wege, mit ihrer Notlage und ihrem Gefühl der Überforderung umzugehen, und sie sind weniger isoliert. Da sie die Erfahrung machen, dass sie Kontrolle, Wahlmöglichkeiten, Unterstützung und eine erschwingliche Unterkunft haben, sind sie besser in der Lage, eine Bilanz der kurz- und langfristigen Auswirkungen von Psychopharmaka zu ziehen, und sie werden der Polypharmazie oder hohen Dosierungen überdrüssig. Zu den beliebten Alternativen in unserem Zentrum gehören: traumainformiertes Yoga, Meditation, kardiale Kohärenz[9], Selbstmitgefühl, interne Familiensysteme, gewaltfreie Kommunikation, Heilgymnastik, verschiedene Peerunterstützungsgruppen (z. B. Stimmenhören, zielgerichtete Angebote von Betroffenen für Betroffene), künstlerische Tätigkeiten usw.

Die GAM-Unterstützungsarbeit kann darin bestehen, Angehörige, Freunde und Freundinnen über GAM aufzuklären und zu beruhigen, sodass sie als Verbündete der Psychopharmakakonsumenten und -konsumentinnen auf ihrem GAM-Weg infrage kommen. Unter den GAM-Unterstützern können Psychopharmakabetroffene einen »Check-in Buddy« benennen (ebd., S. 73). Diese Person hat die Erlaubnis, ihnen zu sagen, wie die Dinge aus ihrer Sicht laufen.

Einige Verordner und Verordnerinnen von Psychopharmaka sind gegenüber GAM-Praktiken misstrauisch, insbesondere wenn ihre Patientinnen und

9 Unter kardialer Kohärenz versteht man eine durch selbst hervorgerufene positive Emotionen bewirkte Verschiebung des Herzrhythmus zwecks Schaffung emotionaler Stabilität und der Erleichterung von Zuständen der Ruhe – P. L.

Patienten eine Verringerung der Dosis, das Absetzen oder eine Monotherapie verlangen. Manche Ärzte und Ärztinnen sind beruhigt, wenn sie erfahren, dass ihre Patientin bzw. ihr Patient einen detaillierten Aktionsplan hat, über Psychopharmaka Bescheid weiß, über ein Unterstützungsnetz verfügt, alternative Problemlösemöglichkeiten praktiziert, eine bessere Lebensqualität anstrebt und ein schrittweises Absetzen plant.
Häufig zeigen erfahrene GAM-Mitglieder ihren Ärztinnen und Ärzten den »GAM: My Personal Guide« mit den ausgefüllten Abschnitten vor. Unsere besten GAM-Botschafter und -Botschafterinnen sind die, die über eigene positive Erfahrungen verfügen. Die GAM-Peerunterstützungsgruppe gibt wertvolle Tipps, wie man mit verschreibenden Ärztinnen und Ärzten verhandeln und ihnen Mut machen kann, denn manchmal sind sie sehr zurückhaltend, wenn es um die Reduzierung der Dosis geht. Die Mitglieder hoffen in der Regel, dass ihre Ärzte und Ärztinnen ihnen auf ihrem GAM-Weg als Partner zur Seite stehen.
Je nach Bedarf kann ein alternatives Krisenzentrum, das dem GAM-Ansatz positiv gegenübersteht, hinzugezogen werden. Apothekerinnen und Apotheker unterstützen die Betroffenen regelmäßig, und Apotheken können ein Geschenk des Himmels sein, wenn es darum geht, kleinere Dosierungen für das Ausschleichen eines Psychopharmakons herzustellen.

Die Macht des Wissens: kritische Vision, Werkzeuge und Rechte

Mit einer kritischen Sichtweise füllen die Teilnehmer und Teilnehmerinnen der GAM-Gruppe das Merkblatt »Zusammenfassung der Informationen über Ihre Medikamente« des »GAM: My Personal Guide« (S. 65) für jedes Psychopharmakon aus, das sie einnehmen. Dieses Merkblatt hilft, aufschlussreiche Informationen über Psychopharmaka zu sammeln, sowohl von Betroffenen als auch von kritischen Profis. Dieses Werkzeug ist auch ein gutes Hilfsmittel, um die eigene Psychopharmakageschichte zu dokumentieren. Das Merkblatt enthält den Namen des Psychopharmakons, die Substanzklasse, den Wirkstoff, die Dosierung, die erwünschten und unerwünschten Wirkungen, die Kontraindikationen, die Wechselwirkungen, die Halbwertszeit und die Entzugserscheinungen. Ein wichtiges Konzept, das in diesem Merkblatt für Psychopharmaka erläutert wird, ist die Halbwertszeit, d. h. die Zeit ab der Einnahme bis zur Halbierung der im Organismus befindlichen Restmenge. Eine kurze Halbwertszeit kann bedeuten, dass zwischen den einzelnen Dosen Entzugserscheinungen auftreten können, auch wenn die Einnahme nicht unbedingt aufgeschoben, ausgelassen oder vergessen wird. Entzugserscheinungen können bei ärztlich oder durch Angehörige veranlassten Reduktionsmaßnahmen auftreten, und diese können bei einer kurzen Halbwertszeit intensiver oder bei einer langen Halbwertszeit sanfter sein, dann aber länger anhalten. Darüber hinaus überprüfen wir die Liste der wichtigsten Entzugsreaktionen aus »GAM: My Personal Guide« (S. 115–124). Das Wissen über Entzugserscheinungen ist für alle Peers in der GAM-Gruppe wichtig. Es beruhigt sie, zu wissen, dass Entzugsreaktionen nichts Außergewöhnliches sind.

Eine neuere Ergänzung, die noch nicht in das Handbuch aufgenommen wurde, ist das Monitoring. So ist beispielsweise bekannt, dass Lithium die Nieren und die Schilddrüse schädigt. Oder dass die sogenannten atypischen Neuroleptika auch Diabetes oder tardive Dyskinesien auslösen können (siehe Lehmann 2017). Von zentraler Bedeutung ist die Früherkennung dieser potenziell chronischen Schäden – im Idealfall, um sie zu verhindern oder das Fortschreiten des Schadens zu stoppen und wenn möglich rückgängig zu machen (Lehmann 2014). Die entsprechenden Kontrolluntersuchungen durch Fachärzte und Fachärztinnen wie Nephrologen, Kardiologinnen, Internisten usw. werden unter »Monitoring« erfasst (Aderhold 2017).

Ein Wendepunkt für viele ist die Teilnahme an dem zweitägigen Kurs »The Other Side of the Pill« (»Die andere Seite der Pille«) der AGIDD-SMQ. Alle Klassen von Psychopharmaka werden behandelt, einschließlich Themen wie Alternativen und Rechte. Dieser beliebte Workshop findet seit 1996 statt und wird verschiedenen Gruppen in der Provinz Quebec angeboten. Nach meiner langjährigen Erfahrung sind Menschen, die Psychopharmaka einnehmen, in der Regel überrascht und oft zu Recht verärgert über das, was sie über die verschiedenen Wirkungen der verschriebenen Substanzen erfahren – und was ihnen nicht gesagt wurde. Viele wurden nicht über häufig auftretende unerwünschte Wirkungen informiert, beispielsweise Müdigkeit, Konzentrationsschwäche, Denkstörungen, Akathisie [als quälend empfundene, neurologisch bedingte Ruhelosigkeit oder zwanghafter Bewegungsdrang, P. L.], Diabetes, Gewichtszunahme, sexuelle Störungen oder Nierenschäden. Traurigerweise sehen wir in unseren Organisationen auch Menschen, die jahrelang Lithium eingenommen haben und jetzt wegen Nierenversagens an der Dialyse sind. Nur wenige kommen theoretisch für eine Nierentransplantation infrage – sollte je eine Spenderniere vorhanden sein.

Ausstieg aus der Behandlung

In »GAM: My Personal Guide« ist etwa die Hälfte des Leitfadens dem Ausstieg aus der Behandlung in mehreren aufeinanderfolgenden Schritten gewidmet. Die Teilnehmenden der Peerunterstützungsgruppe wollen etwas über das Absetzen erfahren, egal ob sie sich gerade im Entzugsprozess befinden oder nicht. Wie bereits erwähnt, ist es ein wichtiges Ziel, ein GAM-freundliches Netzwerk zu haben oder darauf hinzuarbeiten, unabhängig davon, wie man sich in Bezug auf Psychopharmaka entscheidet. Peers tauschen sich darüber aus, wie sie sichere Räume für einen offenen Dialog über Psychopharmaka mit ihren Angehörigen, Ärztinnen und Ärzten und anderen entwickelt haben.

Menschen, die Psychopharmaka einnehmen, kommen auf verschiedenen Wegen zu der Entscheidung, weniger oder gar keine Psychopharmaka zu nehmen. Einer der Wege mit GAM besteht darin, eine Bestandsaufnahme der Facetten der eigenen Lebensqualität durchzuführen und sich über die verschriebenen Substanzen zu informieren. Nach diesen beiden Schritten werden die Rolle der Psychopharmaka im eigenen Leben und deren Auswirkungen klarer und konkreter, und man ist besser in der Lage, abzuwägen, ob sie nützlich, schädlich oder beides sind. Die Betroffenen können nun zum Schritt »Entscheidung« übergehen, gefolgt von der Planung der Veränderung. Je nach den Bedürfnissen der Peerunterstützungsgruppe werden einige oder alle dieser Schritte behandelt.

Beim nächsten Schritt besprechen wir die Art des Reduzierens. Es gibt keine allgemeingültige Methode für das Absetzen, die Ansätze sind vielfältig und jeder Mensch reagiert anders. Auffällig ist, dass manche Verordner und Verordnerinnen die Dosis zu schnell reduzieren und die Auswirkungen des Entzugs unterschätzen. Bei GAM empfehlen wir ein schrittweises Vorgehen, um die Entzugserscheinungen und das Risiko einer Rückkehr des emotionalen Stresses zu minimieren. Diese Phase ist eine »Periode des physischen und psychischen Wiederaufbaus« (RRASMQ et al. 2019, S. 110). Immer häufiger werden psychische Symptome, die während oder kurz nach dem Absetzen von Psychopharmaka auftreten, von Ärzten, Ärztinnen und Betroffenen nicht mehr als Rückfall missverstanden, sondern als Entzugserscheinungen erkannt, zum Beispiel als Reboundpsychose oder Rebounddepression (siehe der Artikel von Peter Lehmann in diesem Buch).

Ein Abschnitt, auf den wir in der Gruppe eingehen, ist der letzte Schritt (»Umgang mit intensiven Emotionen und Empfindungen«). Dieser Schritt führt unweigerlich zu einer Diskussion über die tiefgreifende Erfahrung der psychopharmakologischen Betäubung von Gefühlen und die Rückkehr ihrer Vielfalt und Intensität, wenn die Dosis verringert wird. In den Berichten derer, die ihre Psychopharmaka reduzierten, geht es oft darum, sich wieder mit dem Leben verbunden zu fühlen. Wer Psychopharmaka allerdings nicht oder nicht sofort reduzieren und absetzen will, darf deshalb nicht verurteilt werden, egal wie seine bzw. ihre Entscheidung ausfällt. Was die Dosierung betrifft, so streben die GAM-Teilnehmer und -Teilnehmerinnen alle auf ihre Weise nach Lebensqualität, »ein Scheitern gibt es nicht!« (ebd., S. 133).

Absetzen zur Wiederherstellung des Selbst

Für die meisten derjenigen, die ich nach ihrer Teilnahme bei der GAM beobachtet habe, ist das Absetzen der Psychopharmaka eine erfreuliche Erfahrung, ein Wachwerden, eine Wiederverbindung mit sich selbst und mit anderen, eine Rückkehr der Energie, der Lebenskraft und des Antriebs, sich wieder ins Leben und in Projekte zu stürzen. Einige trauern um die verlorenen Jahre und die Traumata der Vergangenheit, einschließlich derer, die durch psychiatrische »Dienste« verursacht wurden. Einige machen schwierige Entzugserscheinungen durch, bei anderen sind die Auswirkungen milder oder geringer. Die meisten haben Schlafprobleme, aber mit der Hilfe Gleichgesinnter aus der Gruppe lassen sich viele Lösungen finden, und die Sorgen über Schlafmangel werden geringer. Einige brauchen mehrere Jahre, um drei, vier oder fünf Psychopharmaka zu reduzieren oder abzusetzen, während andere drei oder vier Monate brauchen, um ein einziges Psychopharmakon abzusetzen.

GAM ist ein Prozess, und die Menschen können mit der Infragestellung oder der Reduzierung ihrer Psychopharmaka beginnen, sie stoppen oder wieder aufnehmen. Eine Strategie, die wir beobachtet haben, ist die Erhöhung der Dosis eines Psychopharmakons in Zeiten der Angst. Seine Einnahme wird zu einer Kunst der Selbsterkenntnis und der Anpassung an die sich entwickelnden Bedürfnisse.

Eine Herausforderung besteht darin, dass manche Menschen zu schnell reduzieren, weil der Prozess langwierig sein kann, und wenn sie sich besser fühlen, ist die Versuchung groß, den Prozess zu beschleunigen. Zum jetzigen Zeitpunkt sind wir nicht sicher, ob eine zu abrupte Reduzierung gelegentlich Rückfälle und damit einhergehende Klinikunterbringung verursacht. Wir sind immer noch ratlos – wir versuchen, zu verstehen, was passiert ist – und sind nicht sicher, ob es sich um sogenannte echte Rückfälle oder um Entzugserscheinungen handelt. Glücklicherweise kommt der befürchtete Rückfall oder die Klinikunterbringung nicht oft vor.

Fazit

Alle entwickeln ihre Kenntnisse von Psychopharmaka in ihrem eigenen Tempo und auf eigene Weise. Die GAM-Mitglieder werden sachkundig und kombinieren Wissen von Gleichgesinnten mit medizinischem und aktionsbezogenem Wissen (Rodriguez del Barrio et al. 2014). Die Rolle und die begrenzten Wirkungen von Psychopharmaka sind nicht länger ein Geheimnis. Die Optionen der Mitglieder entwickeln sich während ihrer Informationsrecherche. Sie können besser entschlüsseln, was was verursacht. Sie fragen: Geht es mir wegen meiner Psychopharmaka besser oder liegt es daran, dass ich etwas unternommen habe, um glücklicher zu sein? Oder liegt es daran, dass ich weniger schlucke? Fühle ich mich wirklich depressiv oder ist das die typische Wirkung des Neuroleptikums?
In der Regel kommen die Menschen dem näher, was sie in Bezug auf Psychopharmaka wollen und was sie vom Leben erwarten. Im Kern geht es dabei um Macht: die Macht des Wissens, des Austauschs, der Unterstützung durch Gleichgesinnte, der Anerkennung ihrer Kompetenz und ihres Wissens, dass die chemische Pille weder psychische Probleme (die größtenteils sozialer Natur sind) lösen noch alles Leid auslöschen kann. Sie haben Macht oder gewinnen Macht über ihre Notsituation. Zum Glück sind sie nicht mehr allein auf ihrem Weg.

Cyr, Céline *hat einen Masterabschluss in Sozialarbeit an der Universität von Montreal. Sie ist eine passionierte Aktivistin, engagiert sich für die Entwicklung alternativer Praktiken im Bereich der sogenannten psychischen Gesundheit und feministischer intersektionaler (die Verschränkung verschiedener Ungleichheiten betreffender) Interventionen und ist eine der Pionierinnen und Pioniere des GAM-Ansatzes (Gaining Autonomy & Medication in Mental Health). Das Teilen und Entwickeln von GAM mit anderen brachte ihr Freude, Hoffnung und wertvolle Verbindungen zu Menschen in Kanada, Brasilien und Japan.*

Übersetzung: Peter Lehmann

Literatur

Aderhold V (2017). Minimaldosierung und Monitoring bei Neuroleptika (S. 198–222). In: P Lehmann, V Aderhold, M Rufer et al., Neue Antidepressiva, atypische Neuroleptika. Risiken, Placebo-Effekte, Niedrigdosierung und Alternativen. Berlin/Shrewsbury: Peter Lehmann Publishing (eBook 2023)

Cyr C (2012). Vue intérieure de la médication psychiatrique: l'expérience des personnes ayant cheminé avec la GAM. Masterarbeit. Montreal: Université de Montreal

Davidow S (23.3.2021). Afiya peer respite: Creating alternatives to hospitalizations. Onlineressource https://www.rethinkingpsychiatry.org/2021/06/23/respite-houses-july-11-2021 (Zugriff am 20.7.2022)

Deegan P (27.8.2015). Pat Deegan speaks about balancing personal medicine with pill medicine. Onlineressource https://www.youtube.com/watch?v=NWhqfV7mxkY (Zugriff am 20.7.2022)

Gupta S, Miller R, Cahill JD (2019). Deprescribing in psychiatry. New York: Oxford University Press

Gupta S, Hofman N (2023). Deprescribing as a structured intervention to reduce psychotropic medication use (S. 147–156). In: P Lehmann, C Newnes (Hg.), Withdrawal from prescribed psychotropic drugs. Lancaster: Egalitarian Publishing 2023 (eBook 2023)

Guy A, Davis J, Rizq R (Hg.) (2019). Guidance for psychological therapists: Enabling conversations with clients taking or withdrawing from prescribed psychiatric drugs. London: APPG for Prescribed Drug Dependence

Lehmann P (Hg.) (1998). Psychopharmaka absetzen. Erfolgreiches Absetzen von Neuroleptika, Antidepressiva, Lithium, Carbamazepin und Tranquilizern. Berlin: Antipsychiatrieverlag

Lehmann P (2014). Frühe Warnzeichen für chronische oder tödlich verlaufende neuroleptikabedingte Erkrankungen. Rundbrief des Bundesverbands Psychiatrie-Erfahrener e. V., (1): 16–19. Im Internet unter https://www.antipsychiatrieverlag.de/artikel/bpe-rundbrief/2014.1.16-19.pdf (Zugriff am 20.7.2022)

Lehmann P (2017). Risiken und Schäden neuer Antidepressiva und atypischer Neuroleptika (S. 19–174). In: P Lehmann, V Aderhold, M Rufer et al., Neue Antidepressiva, atypische Neuroleptika. Risiken, Placebo-Effekte, Niedrigdosierung und Alternativen. Berlin/Shrewsbury: Peter Lehmann Publishing (eBook 2023)

Lehmann P (Hg.) (2019). Psychopharmaka absetzen. Erfolgreiches Absetzen von Neuroleptika, Antidepressiva, Phasenprophylaktika, Ritalin und Tranquilizern. 5., aktualisierte Auflage. Berlin/Shrewsbury: Antipsychiatrieverlag (eBook 2023)

Lehmann P, Stastny P (Hg.) (2007). Statt Psychiatrie 2. Berlin/Eugene/Shrewsbury: Peter Lehmann Publishing (eBook 2022)

Mead S (2007). Von Trauma-Erfahrenen geleitete Krisenzentren (S. 218–227). In: P Lehmann, P Stastny (Hg.), Statt Psychiatrie 2. Berlin/Eugene/Shrewsbury: Peter Lehmann Publishing (eBook 2022)

Rodriguez del Barrio L, Cyr C, Benisty L et al. (2014). Gaining Autonomy & Medication Management (GAM): New perspectives on well-being, quality of life and psychiatric medication. Cien Saude Colet, 18: 2879-2887. DOI: 10.1590/s1413-81232013001000012

RRASMQ – Regroupement des ressources alternatives en santé mentale du Québec), AGIDD-SMQ – Association des groupes d'intervention en défense des droits en santé mentale du Québec, ÉRASME – Équipe de recherche et d'action en santé mentale et culture (2019). GAM: My personal guide. Gaining autonomy & medication in mental health. Aktualisierte Auflage. Montreal: RRASMQ. Onlineressource http://www.rrasmq.com/GAM/documents/GuideGAM-EN-2019.pdf (Zugriff am 20.7.2022)

Steingard S (22.2.2019). Slow psychiatry: A way forward for the profession. PowerPoint-Vortrag beim »Congrès de psychiatrie critique«. Montreal

Kooperative Unterstützung beim Absetzen von Psychopharmaka

Anna Emmanouelidou

Seit 2002 unterstützt das griechische Observatorium für Menschenrechte im Bereich der psychischen Gesundheit Menschen, die von ihren Psychopharmaka, meist Neuroleptika, loskommen wollen, auf kooperative und ganzheitliche Weise. Dieses Modell für Menschen, die Psychopharmaka reduzieren und absetzen, umfasst die Schaffung eines unterstützenden sozialen Netzes, die Suche nach einer neuen Lebensweise und ein anderes Verständnis von emotionaler Not und Wohlbefinden im Leben. In diesem Kapitel werden dieses Modell, die bisher aufgetretenen Schwierigkeiten bei seiner Umsetzung und die praktischen Erfahrungen vorgestellt, die wir im Lauf der Jahre gesammelt haben.

Über das Observatorium

2002 gründete eine kleine Gruppe von Menschen in Thessaloniki das Observatorium als Initiative gegen psychiatrische Gewalt. Wir hatten von ersten Fällen von Anklagen gegen psychiatrische Einrichtungen und Beschwerden über Menschenrechtsverletzungen erfahren und wollten die Betroffenen juristisch unterstützen. Es stellte sich bald heraus, dass die Anschuldigungen zu keinerlei gesellschaftlichen oder institutionellen Veränderungen führten, da die Betroffenen mit einem mächtigen und etablierten medizinischen System konfrontiert waren. In vielen Fällen wurden die Beschwerdeführer und -führerinnen auch noch von den Medien schlecht dargestellt. Als Reaktion auf diese Missstände entwickelten wir strategische Alternativen, die es Menschen in Krisen ermöglichen, die herrschende ambulante und stationäre Psychiatrie zu umgehen.

2006 gaben wir unserem Observatorium seinen heutigen Namen und starteten eine fünfjährige Kampagne, um das Bewusstsein für Menschenrechte in der Psychiatrie in Thessaloniki zu schärfen und »Alternativen« einzuführen, d. h. eine menschenrechtsbasierte angemessene Unterstützung für Menschen in emotionalen Krisen. Bis 2012 hatte das Observatorium ein Netzwerk für die

Zusammenarbeit mit mehreren internationalen Gruppen, Bewegungen und Initiativen aufgebaut, die eine kritische Haltung gegenüber der Mainstreampsychiatrie einnehmen. Dank groß angelegter Veranstaltungen in der Stadt Thessaloniki und der Region hatten wir bereits begonnen, die vorherrschende Sichtweise auf Fragen der psychischen Gesundheit zu verändern.

Die Mitglieder des Observatoriums sind Psychiatriebetroffene, Psychologen und Psychologinnen, Familienangehörige und sonstige engagierte Bürger und Bürgerinnen. Entscheidungen werden nur einstimmig beschlossen. Es war offensichtlich, dass die meisten Menschen, die mit uns in Kontakt standen und Psychopharmaka einnahmen, mit diesen unzufrieden waren und sie absetzen wollten. Andererseits wurden einige, die dies bereits versucht hatten, bald wieder in die Psychiatrie eingewiesen. Die ganze Sache schien aussichtslos. 2009 luden wir Peter Lehmann, den Herausgeber von »Psychopharmaka absetzen – Erfolgreiches Absetzen von Neuroleptika, Antidepressiva, Phasenprophylaktika, Ritalin und Tranquilizern« (1998), ein, unsere Mitglieder darin fortzubilden, wie sie Menschen dabei unterstützen können, die Einnahme von Psychopharmaka risikoarm zu reduzieren oder abzusetzen. Sein Buch war im Jahr zuvor in griechischer Übersetzung erschienen (Lehmann & Emmanouelidou 2008).

2010 ließen wir das Observatorium ins Vereinsregister eintragen und erhielten den Status der Gemeinnützigkeit. Neben anderen Aktivitäten unterstützten wir ab 2010 in Thessaloniki die Gründung der ersten griechischen Selbsthilfegruppen von Menschen mit psychiatrischen Erfahrungen und ihren Familien – unabhängig von jeglicher psychiatrischen Beeinflussung. In den Diskussionen in diesen Gruppen kam immer wieder das Problem des Absetzens von Psychopharmaka zur Sprache. Auf Wunsch unserer Mitglieder begannen wir, eine Strategie zum Thema Absetzen zu entwickeln, und aus diesem Prozess heraus entstand ein ganzheitliches, praktisch umsetzbares Unterstützungsmodell.

2016 wurde der erste schriftliche Unterstützungsleitfaden erstellt. Dieser stützt sich auf die Erfahrungen Einzelner mit der Reduktion und dem Absetzen von Psychopharmaka. Wir gründeten eine Untergruppe mit dem – hier aus dem Griechischen ins Deutsche übersetzten – Namen »Netzwerk für die praktische Unterstützung von Personen, die sich Sorgen wegen der verschriebenen Psychopharmaka machen«.

Im November 2022 besteht diese Gruppe aus fünf Personen, alles Mitglieder des Observatoriums, die mit psychopharmakologischen Kenntnissen und dem Reduktions- und Absetzmodell des Observatoriums geschult wurden. Zugleich läuft für interessierte Personen erneut eine Schulung in das Modell.

2018 haben wir das zweijährige Ausbildungsprogramm des Observatoriums zum Thema »Krisenbegleitung: Nichtpsychiatrische Unterstützung in psychotischen Krisen« ins Leben gerufen, es umfasst dreihundert Ausbildungs- und Praxisstunden. Die meisten Ausbilder und Ausbilderinnen sind Mitglieder des Observatoriums (Psychologinnen und Psychologen sowie derzeitige und ehemalige Psychiatriebetroffene). Alle arbeiten ehrenamtlich. Die Auszubildenden zahlen eine geringe Summe in einen Fond ein. Diese Gelder werden ausschließlich als kleine Entschädigung für die Arbeit von Krisenhelfern und helferinnen benutzt, die Menschen beistehen, eine psychotische Krise auf gewaltfreie und nichtpsychiatrische Weise zu überwinden.

Wir praktizieren das gesamte Reduktions- und Absetzmodell unentgeltlich, unser Netzwerk verfügt über keine externen Finanzierungsquellen. Abgesehen von den genannten Beiträgen der Auszubildenden stammen die einzigen Einnahmen des Observatoriums aus den Beiträgen der Mitglieder und decken lediglich die Mietkosten für den Versammlungsraum des Vereins. Niemand im Observatorium wird für seine Arbeit bezahlt.

Im Herbst 2022 begann der dritte Kurs einer zweijährigen Ausbildung mit einer Gruppe von 22 Teilnehmerinnen und Teilnehmern. Seit 2018 haben insgesamt 75 Personen die Ausbildung absolviert: Psychiatriebetroffene, Menschen mit Psychoseerfahrung und Familienangehörige und im psychosozialen Feld professionell Tätige. Aus den zwei bisherigen Ausbildungszyklen ist eine stabile Gruppe von zwanzig Krisenhelfern und -helferinnen hervorgegangen, die bereits systematisch Familien unterstützt, die mit psychotischen oder anderen oft zur psychiatrischen Behandlung führenden Erfahrungen eines ihrer Mitglieder konfrontiert sind. Da viele kurz nach einem abrupten und unvorbereiteten Absetzen ihrer Psychopharmaka in eine neue psychotische Krise geraten, ist die Arbeit der Krisenbegleiter und -begleiterinnen eng mit dem Thema Entzugsprobleme verbunden. Krisenbegleitung und Unterstützung beim Absetzen von Psychopharmaka werden daher Hand in Hand entwickelt.

Das Reduktions- und Absetzmodell des Observatoriums

Das Observatorium hat ein spezielles Modell entwickelt, um Menschen beim Reduzieren und Absetzen von Psychopharmaka zu unterstützen. Es hat sich anhand unserer Erfahrung mit psychiatriebetroffenen Menschen herausgestellt, dass ein Vorgehen, das nicht das gesamte Leben der Personen berücksichtigt und sich nur um Psychopharmaka kümmert, eine neue Krise und eine erneute Verschreibung von Psychopharmaka kaum verhindern kann. Im Gegenteil, wenn das Absetzen ohne Vorbereitung und ohne helfendes Netzwerk geschieht, führt es in der Regel zu neuen Klinikeinweisungen und weiterer Gewalt gegen die Betroffenen. Wir machten solche Beobachtungen bei Personen, die mit Entzugs- und Absetzproblemen den Kontakt zum Observatorium gesucht hatten. Darüber, wie hoch der Anteil derer ist, die im Stillen, allein und ohne größere Probleme ihre Psychopharmaka absetzen, können wir – wie alle anderen auch – nur spekulieren.

Unser Modell beruht auf diesem Grundprinzip: Es ist nicht Aufgabe des Observatoriums, Menschen zu ermutigen, ihre Psychopharmaka abzusetzen. Wir reagieren vielmehr auf die Bitte der Person, die sich bereits zum Absetzen entschlossen hat. Ziel des Netzwerks ist es, den Menschen dabei zu helfen, den Absetz- und Entzugsprozess so ungefährlich wie möglich zu gestalten und eine weitere psychiatrische Behandlung zu vermeiden. Dazu gehört auch die Aufforderung, gegebenenfalls ihre Lebensführung zu ändern.

Das gesamte Verfahren folgt einigen standardisierten *organisatorischen* Schritten, die sich als hilfreich für ein erfolgreiches Absetzen erwiesen haben.

Schritt 1: Auf Antrag bilden wir eine Bezugsgruppe aus drei Mitgliedern des Netzwerks. Eine Person ist für die Kommunikation mit der Familie zuständig und unterstützt sie dabei, die Zusammenarbeit mit der betroffenen Person anzubieten. Zwei weitere Mitglieder begleiten die absetzwillige Person.

Schritt 2: Der Unterstützungsprozess beginnt damit, dass die Einzelnen und ihre Familien über Psychopharmaka informiert werden und ihnen geeignete Wege zur Bewältigung der emotionalen Schwierigkeiten aufgezeigt werden, die zu einer psychotischen Krise geführt oder zur Psychiatrisierung beigetragen hatten. Diese Phase kann sich über einen längeren Zeitraum (Wochen bis Monate) hinziehen, bis die Beteiligten sicher sind, dass sie die Philosophie des Modells teilen und sich sicher fühlen. Diese Phase umfasst:

- Informationstreffen, Lesen von Büchern über Alternativen zur Psychiatrie und Gespräche alle zehn Tage, solange es notwendig ist;
- erste Tipps zur Umstellung der Ernährung, des Trinkverhaltens und der körperlichen Betätigung;
- erste Kontakte mit den regulären Gruppen des Observatoriums (Selbsthilfe-, Kino-, Yoga-, Gesangs-, Mal-, Selbstbildungs-, Philosophiegruppe), damit die Betroffenen sehen, ob einige von ihnen für sie infrage kommen, um ihr Leben kreativer zu gestalten;

- Gespräche über die Lebensgeschichte der Person und ihr familiäres Umfeld, die aktuelle Lebensweise und Alltagsprobleme.

Durch diesen Prozess lernen sich die Unterstützer und Unterstützerinnen und die beteiligten Personen kennen, es entsteht Vertrauen und die Philosophie des Modells wird deutlich. Dann können die Betroffenen entscheiden, ob sie den Entzug auf die von uns angebotene Weise versuchen möchten.
Schritt 3: Der Kontakt mit der Familie findet nur dann statt, wenn die absetzwillige Person dies will und nachdem sie über den Nutzen eines solchen Schrittes informiert wurde. Gemäß unserer Erfahrung ist der emotionale Prozess für die Person um einiges schwieriger, wenn die Familie den Reduktions- und Absetzversuch nicht unterstützt; die Hindernisse könnten zu einem neuen Trauma in den Beziehungen oder einem Fehlschlag führen. Andererseits wissen wir, dass die Familienmitglieder auch Menschen sind, die schmerzlich in die psychotischen Erfahrungen der betroffenen Person verwickelt sind. Wir wissen von ihren Ängsten und ihrem möglicherweise mangelnden Bewusstsein der Problematik und betrachten ihren Wunsch nach vollständiger Kontrolle über die psychotische Person als eine verständliche Angst und Reaktion, da sie nicht wirklich wissen können, ob alles auf die geplante nichtpsychiatrische Weise gut ausgeht.
Eine der unterstützenden Personen übernimmt dann die Rolle des Ansprechpartners bzw. der Ansprechpartnerin für die Familie, um sie mit den Grundsätzen des Projekts und dem neuen Ansatz vertraut zu machen, mit ihnen über ihre eigene Unsicherheit zu sprechen und ihnen praktische Möglichkeiten vorzuschlagen, wie sie ihrem Familienmitglied während des Absetz- und Entzugsprozesses helfen können. Unsere Erfahrung hat gezeigt, dass die Familie in der Regel am gesamten Prozess mitarbeitet, wenn sie versteht, dass der Absetz- und Reduktionswunsch ihres Familienmitglieds eine vernünftige Grundlage hat und kein Symptom einer Krankheit ist, und wenn sie sich der Möglichkeit bewusst ist, dass die gemeinsamen Bemühungen erfolgreich sein können.
Sobald sich die Familie unsicher fühlt, kann sie sich an ihre Bezugsperson wenden und weitere Hilfen in Form praxisorientierter Maßnahmen und emotionaler Unterstützung erhalten. In den meisten Fällen haben wir festgestellt, dass die Familie mit dem traditionellen psychiatrischen Ansatz nicht zufrieden ist, aber glaubt, dass es keinen anderen Weg aus der Psychose oder ähnlichen Problematik gibt. Außerdem leidet sie unter dem psychischen und körperlichen Zustand des Familienmitglieds unter Psychopharmakaeinfluss und ist froh, wenn sie hört, dass dieses ohne Psychopharmaka besser leben kann. Durch eine

freundliche und hilfsbereite Herangehensweise versuchen wir, die Einstellung der Familie zu ändern, sodass sie zu einer weiteren Hilfe wird.

Wenn es keine Familie gibt, wenn die betroffene Person keine Familienmitglieder einbeziehen oder wenn die Familie nicht kooperieren will, findet der Absetz- und Entzugsprozess ohne die Familie statt, mit Freunden und Partnern bzw. Freundinnen und Partnerinnen, wenn es welche gibt. Oder wir helfen beim Wiederaufbau eines Freundes- und Bekanntenkreises, sollte dieser abhandengekommen sein. Das Gesetz erkennt das Recht jedes Menschen an, Psychopharmaka anzunehmen oder abzulehnen, daher ist die Einbeziehung der Familie rechtlich nicht erforderlich. Die Optionen der betroffenen Person haben Vorrang. Wenn die Familie nicht kooperieren will, beraten wir den Betroffenen, wie sie mit den schwierigen Reaktionen ihrer Familien umgehen können.

Schritt 4: Die beiden anderen Personen der Bezugsgruppe des Netzwerks begleiten die betroffene Person durch die planmäßigen Treffen und Gespräche bei den folgenden Schritten:

- an einer psychopharmakafreien Perspektive arbeiten (Lebensunterhalt, Wohnung, Ausbildung, Arbeit, Rechtssicherheit, Lebensstil, sinnvolle Betätigung, Beziehungen usw.) und ein Netzwerk von Freunden und Freundinnen aufbauen sowie von anderen Vertrauenspersonen, Anwälten, Ärzten oder anderen Personen, denen sie während und nach dem Absetz- und Entzugsprozess vertraut. Sehr oft hat die betroffene Person noch keine Vorstellung vom Leben nach dem Absetzen, was ein wichtiger Grund für eine neue Krise sein kann. Setzt man Psychopharmaka ab, so werden Gefühle viel klarer und stärker, und Ängste vor der neuen Situation und der Zukunft können die betroffene Person überwältigen. In dieser Phase helfen wir ihr bei der Überlegung, wie ihr Leben erst mal weitergehen und sie die ersten Schritte nach dem Absetzen machen kann und sich auf ihrem Weg relativ sicher fühlt. Die Betreuungspersonen stehen mit ihr darüber in ständigem Austausch. Die Ziele und das geplante Vorgehen können der Entwicklung angepasst werden, aber es ist wichtig, dass sich die Menschen eine Identität vorstellen können, in der sie sich nicht als behandlungsbedürftige psychisch Kranke sehen;
- auf Grundlage der Individualität, der Optionen und der Lebensgeschichte der Person die am besten geeigneten Lebenspraktiken finden (Ernährung, Bewegung, Interessen, Bildung, Psychotherapie, soziale Kontakte, Arbeit usw.);
- in kontinuierlicher Zusammenarbeit mit den unterstützenden Personen über den Prozess, der durch das Absetzen eingeleitet wurde, nachdenken, reflektieren und sprechen;

- eine psychosoziale Patientenverfügung, ihr »psychiatrisches Testament« verfassen für den Fall einer nie völlig auszuschließenden künftigen psychiatrischen Krise bzw. gefährlicher Entzugserscheinungen, einschließlich eines Krisenplans, um zu wissen, wie die Unterstützer und Unterstützerinnen in einem solchen Fall gemäß den eigenen Präferenzen handeln sollen, und um größtmögliche Rechtssicherheit zu erlangen, was insbesondere bei einem möglicherweise problematischen Reduktions- und Absetzprozess eine beruhigende Wirkung hat.

Der gesamte Reduktions- und Absetzprozess wird von der absetzwilligen Person gesteuert und kontrolliert. Wir sind vorsichtig, wenn wir sie bei der Entscheidungsfindung unterstützen, insbesondere, wenn sie apathisch sind (eine wesentliche Wirkung von Neuroleptika); ihnen unsere eigenen Optionen aufzudrängen, wäre eine schlechte Ausgangsposition. Die Mitglieder der Bezugsgruppe machen Vorschläge, die sich an den Präferenzen der Person orientieren. Die Betroffenen können die Zusammenarbeit mit der Bezugsgruppe und dem Observatorium insgesamt auf eigenen Wunsch hin zu jeder Zeit beenden.

Vor Beginn des Reduktions- und Absetzprozesses werden die Psychiatriebetroffenen ermutigt, sich einer Selbsthilfegruppe des Observatoriums anzuschließen, in der Erfahrungen, die als psychotisch, depressiv oder manisch gelten, aber auch aktuelle Herausforderungen des Alltags ausgetauscht und diskutiert werden. Diese Gruppen stehen im Gegensatz zur herkömmlichen psychiatrischen Psychoedukation, in der ihnen die oben genannten Erfahrungen von Professionellen als chemische Ungleichgewichte im Gehirn eingeredet werden, welche synthetische Psychopharmaka erforderten, um ein künstliches neues Gleichgewicht im Nervensystem herzustellen. Im Observatorium finden auch andere Gruppen statt, die auf gemeinsamen Interessen beruhen, wie Kino, Singen, Malen, Selbstbildung in psychiatrischen Themen, Philosophie, Hilfe zu sozialrechtlichen Themen oder auch Partys und Veranstaltungen in der Stadt. Es geht um neue Ressourcen und die Qualität des alltäglichen Lebens. Die Betroffenen können sich für die Aktivitäten entscheiden, die ihnen am meisten zusagen. Empowerment ist das Schlüsselwort. Die betroffene Person soll ihren Reduktions- und Absetzversuch in einem möglichst stabilen und selbstbewussten Zustand angehen können.

Natürlich ist es problematisch, einen solchen Zustand vorauszusetzen, solange die Betroffenen noch einer eventuell sedierenden oder gar apathisierenden Wirkung der Psychopharmaka ausgesetzt sind. Wir betrachten diese Problematik als gordischen Knoten, der sich mit abnehmender Psychopharmakadosis aber von allein entwirrt. Zudem lässt die Entzugsproblematik umso mehr nach, je positiver gestimmt die Betroffenen sich ans Reduzieren und Absetzen machen (DeGrandpre 2023).

Das körperliche Wohlbefinden erachten wir als ebenso wichtig wie das psychische. Die Philosophie des Observatoriums basiert auf einem ganzheitlichen Ansatz. Daher wird die betroffene Person falls nötig zu Beginn des Reduktions- und Absetzprozesses nachdrücklich aufgefordert, ihren Lebensstil in Bezug auf Essen, Trinken und Bewegung zu ändern. Der Konsum von viel frischem Gemüse und Obst, eventuell beruhigende Tees in der richtigen Dosierung und die Einnahme von Vitamin B sowie der Verzicht auf Junkfood, Alkohol, zu viel Kaffee und Nikotin sind nur einige Aspekte dieser Beratung. Darüber hinaus ermutigen wir die Betroffenen, sich täglich körperlich zu betätigen: spazieren gehen, schwimmen, Fußball, Basketball, Yoga, Meditation, tanzen, Kurse in einem Fitnesscenter, Rad fahren – alles, was attraktiv sein könnte. Die Unterstützer und Unterstützerinnen besprechen das Thema mit den Betroffenen, bis diese herausgefunden haben, was für sie infrage kommt.

Diese konsequente Unterstützung hat sich als unschätzbar wertvoll für ein gutes Ergebnis erwiesen, da sie den Aufbau einer Solidarität voller Vertrauen zwischen allen Beteiligten ermöglicht.

Beginn der Reduktion und des Absetzens

Wenn alle oben genannten Faktoren geklärt sind und die betroffene Person sich in einem Netzwerk der Solidarität sicher fühlt und sich der Aufgaben bewusst ist, beginnt der erste Schritt der Reduktion.

Es ist wichtig, dass alle Möglichkeiten einschließlich einer neuen Krise oder einer Rückkehr zu einer höheren Dosis im Falle schwerer Entzugssymptome im Voraus mit den beteiligten Personen besprochen werden. Eine vorübergehende Rückkehr zu einer höheren Dosis wird nicht als Misserfolg betrachtet, sondern im Gegenteil als Schritt in Richtung eines risikomindernden Entzugs.

Normalerweise hat die betroffene Person in dieser Phase Struktur in ihrem Alltag, schließt sich einer oder mehrerer unserer Selbsthilfe- oder kreativen Gruppen an oder hat andere Aktivitäten begonnen, eventuell auch eine Psychotherapie, und trifft sich einmal pro Woche mit ihren Bezugspersonen (Unterstützerinnen und Unterstützer). Mit ihnen kann sie alle ungewöhnlichen Emotionen oder entzugsbedingten Probleme besprechen.

Wir empfehlen in der Regel eine stufenweise Reduktion alle vier bis sechs Wochen in 10-%-Schritten – entweder bezogen auf die Ausgangsdosis oder auf die jeweils aktuelle Dosis. Die Reduktion kann aber je nach Gesamtdauer der Einnahmezeit, der körperlichen und psychischen Verfassung, der Dosierung, der Art des Psychopharmakons und einer früheren oder einer erwarteten Reaktion der Betroffenen auf die Reduktion variieren. Um mit dem Absetzen zu beginnen, ist die Mitwirkung des behandelnden Arztes bzw. der behandelnden Ärztin wünschenswert, aber letztendlich nicht notwendig. Nur bei multiplen pathologischen körperlichen Problemen empfehlen wir nachdrücklich die Zusammenarbeit mit einem Arzt oder einer Ärztin. Wenn die betroffene Person mehrere Psychopharmaka gleichzeitig einnimmt, was häufig vorkommt, konsultieren wir in der Regel Ärzte und Ärztinnen, die unser Konzept teilen, um darüber zu beraten, welche Substanz als erste reduziert oder abgesetzt werden sollte oder ob ein paralleles Reduzieren mehrerer Psychopharmaka besser geeignet ist. Bei jedem neuen Reduktionsschritt besprechen wir alles mit der betroffenen Person.

Die drei Mitglieder der Bezugsgruppe sind rund um die Uhr erreichbar, damit sie die Betroffenen und ihre Familien in einer Krise begleiten können. In diesem Fall bemühen sie sich, den Einsatz von Psychopharmaka so weit wie möglich zu vermeiden, und handeln auch hier im besten Interesse der Person und entsprechend ihrer Präferenzen. Psychopharmaka können niedrig dosiert nur dann eingesetzt werden, wenn die betroffene Person in eine Krise gerät und dies in ihrer Vorausverfügung erlaubt hat oder aktuell den Wunsch äußert. Werden Psychopharmaka wieder eingesetzt, geschieht dies in Zusammenarbeit der betroffenen Person mit ihren Ärztinnen oder Ärzten, die mit uns kooperieren, oder die Betroffenen greifen auf ihre früheren Psychopharmaka zurück. Wir sind sehr vorsichtig mit den behandelnden Ärzten und Ärztinnen und versuchen, mit solchen zusammenzuarbeiten, die das Konzept unseres Programms teilen und zurückhaltend mit Psychopharmaka umgehen und sie nach einer Krise möglichst schnell wieder absetzen.

Im Falle einer psychotischen Krise während der Reduktion oder nach dem Absetzen sei es eine Entzugs-, Rebound- oder Supersensitivitätspsychose oder eine Rückkehr der ursprünglichen Probleme, unterstützt die Gruppe der Krisenbegleiter und -begleiterinnen des Observatoriums die betroffene Person und ihre Familie nach den Erfahrungen und Erfordernissen der nichtpsychiatrischen Unterstützung bei psychotischen Krisen. Es gibt einige Mitglieder des Observatoriums, die in beiden Gruppen mitarbeiten. Falls ein Entzugshelfer der betroffenen Person auch Krisenhelfer ist, bleibt er auch in

der Krisengruppe. *Diese Art der persönlichen Kontinuität hat sich als wichtiger Aspekt für ein erfolgreiches Vorgehen erwiesen.*
Die drei Mitglieder der Bezugsgruppe werden regelmäßig bei Treffen mit dem Netzwerk für die praktische Unterstützung von Personen, die sich Sorgen wegen der verschriebenen Psychopharmaka machen, und nach Bedarf von der großen Gruppe im Observatorium supervisorisch und persönlich psychisch unterstützt. Diese Treffen konzentrieren sich auf die eigenen Bedürfnisse der Bezugsgruppe und werden auf ihren Wunsch hin einberufen. Wir können uns das Reduktions- und Absetzmodell als eine Reihe aufeinander folgender Kreise vorstellen: In der Mitte steht die absetzwillige Person; im Kreis drumherum die Familie und andere Vertrauenspersonen; der nächstgrößere ist die Bezugsgruppe des Netzwerks; und der größte Kreis bildet das Netzwerk, umschlossen von der großen Gruppe des Observatoriums.

Ausnahmen

Personen, die unserem Reduktions- und Absetzmodell nicht folgen wollen, werden nicht aufgenommen. Wir informieren sie lediglich über unseren Beschluss, nicht mit ihnen zusammenzuarbeiten. Allerdings schlagen wir ihnen Informationsmaterial zum Absetzen von Psychopharmaka und zu Alternativen zur Psychiatrie vor. Auf Grundlage unserer langjährigen Erfahrung haben wir uns nach langen Diskussionen darauf geeinigt, dass das Observatorium nicht an Reduktions- und Absetzprozessen mitwirkt, wenn die Betroffenen nicht die von uns für erforderlich gehaltene Verantwortung für die Veränderung ihres Lebens übernehmen. Obwohl unsere Haltung als rigide kritisiert werden könnte, so ist unsere Erfahrung, dass die betroffene Person ohne eine umfassende Änderung der Lebensführung in der Regel früher oder später vermutlich wieder in eine Klinik eingewiesen wird und dann noch mehr Psychopharmaka verabreicht bekommt. Wir haben beschlossen, darauf zu verzichten, einen solchen Weg sehenden Auges mit ihnen zu gehen.

Fazit

Im Lauf der Jahre haben wir als Observatorium dankenswerterweise kontinuierliche Unterstützung von Peter Lehmann, Peter Bullimore, Marius Romme und Sandra Escher und dem Hearing Voices Network England erhalten; die Letzteren bieten Informationen und Schulungen zum Maastricht-Interview über Stimmen und paranoide Ideen an (Romme et al. 2009). Wir profitieren von Peter Lehmanns Büchern, von denen inzwischen drei in griechischer Sprache erschienen sind: mit detaillierten Berichten darüber, wie man von Psychopharmaka loskommt, ohne wieder in der Arztpraxis zu landen, wie man Krisen ohne Psychopharmaka übersteht (Lehmann & Stastny 2007), und darüber, welch »verheerende kognitive Konsequenzen« und andere Schäden Hersteller von Elektroschockapparaten intern eingestehen (Lehmann 2020). Menschen, und Strategien zur Umsetzung einer humanistisch orientierten Hilfe.

Der wichtigste Teil unserer Arbeit ist das humanistische Engagement unserer Mitglieder und schließlich der Betroffenen selbst, die von ihren Psychopharmaka loskommen wollen. Dank unserer Unterstützung haben seit 2017 bis heute jährlich drei bis vier Menschen erfolgreich ihre Psychopharmaka abgesetzt, zum Teil ohne jegliche Krisen, zum Teil mit zwei- bis dreiwöchigen Krisen, die sie allerdings ohne Psychopharmaka oder mit einer vorübergehenden und kurzfristigen, d.h., zwei bis vier Wochen eingenommenen Minimaldosen durchstanden. Alle sind entweder für lange Zeit oder gar bis heute in Kontakt mit dem Observatorium, in ihm aktiv oder in einer unserer Selbsthilfegruppen geblieben. Die Zahl dieser Fehl- und Rückschläge wäre sicher noch kleiner, würde die Mainstreampsychiatrie nicht jegliche Hilfe beim selbstbestimmten Absetzen ärztlich verschriebener Psychopharmaka verweigern.

Möge die Zahl der Personen, die ihre Psychopharmaka erfolgreich absetzten, auch klein erscheinen: Dies ist ein guter Anfang, und wir zeigen, was mit Verantwortungsbewusstsein, gutem Willen, Systematik und Vertrauen möglich ist. Wir korrigieren und ergänzen unser Modell laufend, weil wir sehen, dass es funktioniert und ehemalige Psychiatriebetroffene in allen Lebensbereichen unterstützt, damit sie auf ihre Weise wieder zu emanzipierten Bürgern und Bürgerinnen und glücklichen Menschen werden.

Emmanouelidou, Anna, *Dr. phil., Dipl.-Psych., Master of Science, systemische Therapeutin, Supervisorin, Ausbilderin für systemische Psychotherapie und Gründungsmitglied des Observatoriums für Menschenrechte im Bereich der psychischen Gesundheit in Thessaloniki, Griechenland (https://paratiritiriopsy.com).*

Übersetzung: Peter Lehmann

Literatur

DeGrandpre R (2023). Sozial-konstruktivistische Drogen (S. 75–83). In: W Hall, Jenseits der Psychiatrie – Stimmen und Visionen des Wahnsinns im Madness Radio. Berlin/Lancaster: Peter Lehmann Publishing (eBook 2023)

Lehmann P (Hg.) (1998). Psychopharmaka absetzen – Erfolgreiches Absetzen von Neuroleptika, Antidepressiva, Phasenprophylaktika, Ritalin und Tranquilizern. Berlin: Antipsychiatrieverlag (eBook 2023)

Lehmann P (2020). Zur Wiederkehr des Elektroschocks – Therapie oder Schädigung? Saarburg: Selbsthilfe SeelenWorte-RLP. Im Internet unter https://www.peter-lehmann.de/eschock.pdf (Zugriff am 27.10.2022). Griechische Ausgabe: Η επιστροφή του ηλεκτροσόκ – Θεραπεία ή βλάβη; Thessaloniki: Edition Nissides 2022

Lehmann P, Emmanouelidou A (Hg.) (2008). Βγαίνοντας από τα ψυχοφάρμακα – Εμπειρίες επιτυχημένης διακοπής νευροληπτικών, αντικαταθλιπτικών, σταθεροποιητών διάθεσης, Ριταλίν και ηρεμιστικών. Thessaloniki: Edition Nissides

Lehmann P, Stastny P (Hg.) (2007). Statt Psychiatrie 2. Berlin/Eugene/Shrewsbury: Antipsychiatrieverlag (eBook 2022). Griechische Ausgabe: P Lehmann, P Stastny, A Emmanouelidou (Hg.), Αντί της ψυχιατρικής: Εναλλακτικά μοντέλα συνάντησης με τον ψυχικό πόνο. Thessaloniki: Edition Nissides 2012

Romme M, Escher S, Dillon J et al. (2009). Living with Voices: 50 stories of recovery. Ross-on-Wye: PCCS Books

Onlineplattformen als Hilfe zur Selbsthilfe beim Entzug von Psychopharmaka

Stella Schnee

Erfahren Betroffene beim Absetzen von Psychopharmaka keine kompetente Unterstützung durch Ärztinnen und Ärzte, suchen sie oft nach Rat und Hilfe im Internet. Informationen zum Entzug von Psychopharmaka sind auf diversen Onlineplattformen einfach zugänglich und können für den Absetzweg hilfreich sein. Durch die Anonymität stellen diese eine attraktive Möglichkeit des Austauschs mit anderen Betroffenen dar. Dennoch stoßen privat organisierte Informations- und Austauschforen bei der Unterstützung im Absetzprozess und der Hilfe bei der Bewältigung von Entzugssymptomen mitunter an ihre Grenzen. Es bedarf daher eines Auf- und Ausbaus kompetenter Begleitung beim Reduzieren und Absetzen von Psychopharmaka durch entsprechend ausgebildetes Gesundheitspersonal oder andere öffentliche Institutionen.

Entscheiden sich Betroffene, die ihnen verschriebenen Psychopharmaka abzusetzen, tauchen in der Regel viele Fragen auf: Wann ist der beste Zeitpunkt dafür? Wie soll beim Absetzen vorgegangen werden? Wie lange wird der Entzug dauern?

Idealerweise werden diese Punkte von den Betroffenen mit ihren behandelnden Ärztinnen und Ärzten besprochen und es wird von ärztlicher Seite ein Absetzschema vorgeschlagen. Die deutschen Behandlungsleitlinien zum Absetzen von Antidepressiva sehen beispielsweise ein schrittweises Ausschleichen der Dosis über einen Zeitraum von mindestens acht bis zwölf Wochen vor (Bundesärztekammer et al. 2022).

Viele Betroffene erleben jedoch während des Absetzprozesses oder danach unangenehme Symptome, die sie teilweise gravierend beeinträchtigen und längere Zeit anhalten können. Wie ein systematischer Review von insgesamt 24 Studien ergeben hat, treten beispielsweise beim Absetzen von Antidepressiva bei durchschnittlich 56 % der Betroffenen Entzugssymptome auf und bewerten 46 % der von Entzugssymptomen Betroffenen diese als schwerwiegend (Davies & Read 2019). Die Dauer der Entzugssymptome wurde lange Zeit von Behandlerinnen und Behandlern auch in den entsprechenden Leitlinien unterschätzt. So wurden beispielsweise erst kürzlich die britischen wie auch die deutschen Behandlungsleitlinien entsprechend angepasst; diese erwähnen nun die Möglichkeit einer längeren Entzugsdauer (Guy et al. 2020; Bundesärztekammer et al. 2022).

Häufig wird ein Zusammenhang der Symptome mit dem Absetzen der Psychopharmaka bestritten oder die Symptomatik von den behandelnden Ärztinnen und Ärzten als Rückfall diagnostiziert (siehe den Artikel »Gibt es eine Abhängigkeit von Antidepressiva und Neuroleptika?« von Peter Lehmann in diesem Band). Dies führt in vielen Fällen zu mangelndem Vertrauen der Patientinnen und Patienten in ihre Ärztinnen und Ärzte. Viele Betroffene suchen daraufhin im Internet nach weiterführenden Informationen und dem Austausch mit Personen, die Ähnliches erleben.

Vor- und Nachteile von Onlineplattformen

Die Einnahme von Psychopharmaka und auch der Entzug solcher Substanzen können nach wie vor ein gesellschaftliches Tabu darstellen. Öffentlich oder auch im persönlichen Umfeld von den eigenen Erfahrungen diesbezüglich zu berichten, kann für Betroffene stigmatisierend wirken. Ein großer Vorteil von Onlineforen ist daher ihre Anonymität. Die Kommunikation mit anderen Betroffenen auf anonymer Basis ist für viele eine attraktive Alternative.

Der Austausch mit Personen, die Ähnliches erleben, kann emotional unterstützend wirken und das Gefühl der Isolation aufgrund der Absetzsymptomatik reduzieren. Darüber hinaus sind Onlineforen einfach zugänglich und Mitglieder können sich ortsunabhängig über für sie wichtige Themen informieren und mit anderen darüber austauschen.

Allerdings kann das Lesen negativer Erfahrungen anderer Betroffener auch verunsichern. Dabei gilt es zu beachten, dass sich in einem Onlineforum zum Absetzen von Psychopharmaka vorwiegend all jene Fälle konzentrieren, bei denen ein problemloses Absetzen nicht möglich war oder ist. Als Leserin oder Leser eines solchen Onlineforums gewinnt man so den Eindruck, das Absetzen von Psychopharmaka führe unweigerlich zu gravierenden Symptomen. Es entsteht dadurch ein relativ abschreckendes und möglicherweise demotivierendes Bild. Deshalb sollte stets im Auge behalten werden, dass das Absetzen nicht immer problematisch verlaufen muss und sich viele Personen rasch vom Entzug erholen.

Auch verfassen Mitglieder in Onlineforen häufiger dann Beiträge, wenn sie sich schlecht fühlen und Unterstützung suchen. Viele Berichte werden nach einer Genesung nicht weiter fortgeführt, was den Eindruck verstärkt, dass sich Betroffene nie vom Entzug erholen würden. Auch dadurch entsteht eine Verzerrung des Gesamtbildes, die mitberücksichtigt werden sollte.
Bei den anderen Mitgliedern in einem Onlineforum handelt es sich um selbst Betroffene und nicht um medizinisch ausgebildetes Personal. Hinweise und Empfehlungen sollten daher stets mit Bedacht gelesen und nur mit entsprechender Vorsicht umgesetzt werden. In der Regel finden sich in Onlineforen Disclaimer, dass jedes Vorgehen auf eigene Verantwortung erfolgt und alle Beiträge und Antworten im Forum auf eigenen Erfahrungswerten bzw. Erfahrungen anderer Betroffener basieren.
Erfahrungsberichte von Personen, die bereits ihr Ziel, die eingenommenen Psychopharmaka dauerhaft abzusetzen, erreicht und den Entzug ohne dauerhafte Schäden überstanden haben, können aber für viele Betroffene eine Quelle der Motivation und Sicherheit bieten. Durch solche Berichte wird sichtbar, dass sich auch andere in einer ähnlichen Situation befunden haben und sich ihre Symptomatik wieder besserte. Darüber hinaus können Betroffene in Onlineforen nachlesen, welche Maßnahmen, Techniken oder Erfahrungen anderen in der Entzugszeit geholfen haben und sich Anregungen zum Umgang mit diversen Entzugssymptomen holen.

Onlineplattformen im deutschsprachigen Raum

Im englischsprachigen Bereich finden sich einige Gruppen zur gegenseitigen Unterstützung beim Absetzen von Psychopharmaka in sozialen Netzwerken, wie beispielsweise Facebook. Eine beliebte Anlaufstelle für den Austausch mit anderen Betroffenen bietet das Forum SurvivingAntidepressants (www.survivingantidepressants.org), welches bereits seit 2011 existiert. Darüber hinaus werden viele Informationswebseiten in englischer Sprache angeboten, zum Beispiel The Withdrawal Project (https://withdrawal.theinnercompass.org). Im Vergleich dazu bietet der deutschsprachige Raum bisher relativ wenige Onlineangebote zum Thema Reduzieren und Absetzen von Psychopharmaka.

Informationsplattformen in deutscher Sprache

www.absetzen.info: Diese Webseite wird von der Arbeitsgruppe Psychexit betrieben und bietet Informationen zur kompetenten Hilfe beim Absetzen von Antidepressiva und Neuroleptika. Psychexit setzt sich aus verschiedenen psychiatriekritischen Aktivistinnen und Aktivisten zusammen und organisierte von 2016 bis 2022 sieben Expertenrunden zu diesem Thema (siehe https://www.peter-lehmann.de/psychexit.htm).

https://www.peter-lehmann.de/ex: Hier findet man eine umfassende Liste mit Links zu verschiedenen Fachartikeln, Blogs und Webseiten zum Thema Reduzieren und Absetzen von Psychopharmaka. Betrieben wird die Webseite von Peter Lehmann, dem Mitherausgeber dieses Buches.

www.rcpsych.ac.uk/mental-health/translations/german/antidepressiva-absetzen: Das britische Royal College of Psychiatrists hat eine Patienteninformation zum Absetzen von Antidepressiva verfasst. Diese wurde in die deutsche Sprache übersetzt und bietet eine übersichtliche Zusammenfassung zum Thema.

Austauschplattformen in deutscher Sprache

www.adfd.org (Antidepressiva Forum Deutschland): Das ADFD ist eine private Initiative von Betroffenen und Angehörigen und wurde im Jahr 2003 gegründet. In diesem Forum waren über die letzten 18 Jahre knapp 11.000 Mitglieder registriert. Der aktive Austausch im ADFD wurde 2021 eingestellt. Doch die Webseite stellt nach wie vor unabhängige Information zu unerwünschten Wirkungen und Entzugssymptomen von Psychopharmaka bereit.

www.psyab.net (Psychopharmaka absetzen): Um den Austausch der Betroffenen nach der Schließung des Konversationsteils des ADFD fortzuführen, wurde 2021 von betroffenen Privatpersonen das Forum PsyAb gegründet. Seit der Eröffnung im Januar 2022 ist die Anzahl der registrierten Mitglieder innerhalb der ersten acht Monate auf über 750 angewachsen.

Facebook-Gruppen: Sucht man in sozialen Netzwerken wie beispielsweise Facebook nach deutschsprachigen Austauschmöglichkeiten mit anderen Betroffenen zum Entzug von Psychopharmaka, finden sich einige wenige Gruppen. In der Regel sind diese privat organisiert und der Austausch der Mitglieder ist nur nach Aufnahme in die Gruppe durch die Administratorinnen und Administratoren sichtbar.

Das Forum PsyAb

Über die 18 Jahre seiner Existenz wurden im ADFD durch die Gründerinnen und Gründer, Moderatorinnen und Moderatoren sowie Mitglieder eine Vielzahl an hilfreichen Tipps und Erfahrungsberichten zusammengetragen. Viele der dort gewonnenen Erkenntnisse und Erfahrungen wurden in das neue Forum PsyAb übertragen, um dort die Information und den Austausch zum Absetzen von Psychopharmaka fortzuführen.

Administriert und moderiert wird das PsyAb-Forum von Personen, die selbst vom Psychopharmakaentzug betroffen sind bzw. waren oder Angehörige durch diesen Prozess begleiten. Alle Mitglieder des Moderationsteams arbeiten ehrenamtlich. Das Forum ist ohne finanzielle Unterstützung organisiert, nicht zuletzt, um vollständige Unabhängigkeit zu gewährleisten. Die Plattform soll Hilfe zur Selbsthilfe bieten und Betroffenen einen Austausch über das Absetzen von Psychopharmaka ermöglichen.

Die Mehrzahl der Forumsmitglieder befindet sich zum Zeitpunkt ihrer Registrierung bereits im oder nach dem Absetzprozess. Bei vielen Betroffenen sind Absetzversuche gescheitert oder es zeigen sich Probleme während des Absetzens. Das Forum bietet all jenen eine Informations- und Austauschplattform, die Psychopharmaka absetzen, abgesetzt haben oder planen, diese abzusetzen. Ein Austausch über die Einnahme neuer Psychopharmaka, ein Leben mit deren unerwünschten Wirkungen oder der Wechsel von Präparaten ist nicht vorgesehen, da sich das PsyAb-Forum ausschließlich auf das Reduzieren und Absetzen solcher Medikamente konzentriert.

Das Forum gliedert sich in einen öffentlichen und einen privaten Bereich. Der öffentliche Bereich ist für alle Besucherinnen und Besucher der Webseite auch ohne Registrierung zugänglich und bietet allgemeine Informationen zum Absetzen von Psychopharmaka. Dort finden sich beispielsweise deutsche Übersetzungen englischsprachiger Fachartikel oder Hinweise auf neue Veröffentlichungen zum Thema Psychopharmakaentzug.

Zudem werden die Grundsätze für ein möglichst risikominimiertes Absetzen von Psychopharmaka im öffentlichen Forumsbereich bereitgestellt. Die Grundsätze dieser Absetzschemata (z. B. graduelle Reduktionen von maximal 10 % der zuletzt eingenommen Dosis alle vier bis sechs Wochen) basieren auf den zahlreichen Erfahrungen anderer Betroffener. Mittlerweile wurde belegt, dass das kleinschrittige, graduelle Reduzieren der Dosis von beispielsweise SSRI (Selektiven Serotonin-Wiederaufnahmehemmern) den großschrittigen und kurzfristigen Absetzschemata gegenüber, wie sie in Leitlinien empfohlen werden, überlegen ist (Horowitz & Taylor 2019). Auch in Patienteninformationen, wie jener des Royal College of Psychiatrists (2020), werden – insbesondere nach längerer Einnahmedauer – solche kleinschrittigen und graduellen Absetzschemata empfohlen (siehe auch den Beitrag von Bryan Shapiro in diesem Band).

Der private Teil des Forums dient dem Austausch zwischen den Forumsmitgliedern. Dort können registrierte Mitglieder über ihren Absetzverlauf berichten, Fragen stellen und ihre eigenen Erfahrungen im Lauf des Absetzprozesses teilen. Auf einige Fragen kann in einem Onlineforum hilfreich geantwortet werden. Beispielsweise hat sich ein Austausch über das Herstellen kleinerer Dosierungen mittels verschiedener Methoden herausgebildet. Auch beim Austausch über spezifische Entzugssymptome zeigen sich Gruppen von Symptomen, die sehr häufig aufzutreten scheinen. Hier hat sich im Forum eine große Sammlung an hilfreichen Tipps zum Umgang mit diesen Symptomen gebildet. Die häufigsten Fragen neuer Forumsmitglieder drehen sich in der Regel um konkrete Entzugssymptome, die Möglichkeiten der Herstellung fein abgestimmter kleiner Dosierungen der Präparate – da die meisten Psychopharmaka nur in wenigen und zumeist hohen Dosierungsabstufungen erhältlich sind – oder um die Dauer des Entzugs.

Viele nutzen das Forum auch als eine Art Absetztagebuch, um ihre Absetzschritte und diesbezüglichen Erfahrungen zu dokumentieren. Hierzu verfügt jedes aktive Mitglied über einen eigenen Thread (Beitragsfaden), in dem es über seinen Absetzfortschritt sowie die eigene Symptomatik berichten und sich dazu mit anderen Mitgliedern austauschen kann.

Im Forum PsyAb (wie auch in anderen Onlineforen, wie beispielsweise SurvivingAntidepressants) dokumentieren Mitglieder ihre Absetzschritte zudem in eigens dafür angelegten Mitgliedssignaturen. Diese sind Teil eines jeden Mitgliedsprofils und eine notwendige Voraussetzung für die Teilnahme am Austausch. Sie ermöglichen den anderen Forumsmitgliedern, auf Fragen konkretes Feedback zu geben. Notiert werden in der Regel, wann Reduktionen in welchen Größen vorgenommen wurden (z. B. »20.05.2022 – Reduktion Venlafaxin von 5 mg auf 4,5 mg«), auftretende Entzugssymptome sowie deren weitere Entwicklung.

Berichtet beispielsweise ein Mitglied von stromschlagähnlichen Empfindungen im Kopf (sogenannten Brain Zaps) und wird aus der Signatur ersichtlich, dass dieses Mitglied vor wenigen Tagen seine Psychopharmakadosis signifikant reduziert hat, können Antwortende Rückschlüsse ziehen und das Mitglied entsprechend auf einen möglichen Zusammenhang zwischen Reduktion und

Symptom hinweisen. Dies ermöglicht den Mitgliedern, individuell angepasste Absetzschemata zu entwickeln und die Absetzschritte entsprechend ihrer eigenen Symptomatik zu adaptieren. Im Lauf des Absetzprozesses entstehen durch die immer weiter fortgeführten Signaturen relativ detailliert dokumentierte Absetzprotokolle.

Onlineplattformen als potenzielle Forschungsquelle

Leider scheint die Ansicht nach wie vor weitverbreitet, dass Informationen im Internet grundsätzlich schlecht recherchiert und minderwertig seien. Forumsmitglieder berichten häufig über negative Reaktionen von Behandlerinnen und Behandlern, die einem Onlineforum kritisch gegenüberstehen und die im Forum bereitgestellten Informationen als »nicht aussagekräftig« abtun.
Dahingegen könnten die Forumsmitglieder und ihre Erfahrungen der Forschung als valide Quelle für Studien zu diesem Thema dienen. Hengartner, Framer und Kollegen (2020) haben sich beispielsweise die Erfahrungsberichte von Personen, die unter Langzeitentzugssyndromen leiden, im Onlineforum SurvivingAntidepressants zunutze gemacht, um diese Syndrome näher zu untersuchen. White und Read (2021) haben die Rolle von Facebook-Gruppen beim Entzug von Antidepressiva untersucht und darauf hingewiesen, dass eine Vielzahl von Erfahrungsberichten von Betroffenen in privat organisierten Peer-Support-Gruppen im Verborgenen bleiben, während sie für die Verbesserung öffentlicher Hilfsangebote von großem Wert wären.
Auch die oben erwähnten Signaturen könnten mit ihrer genauen Auflistung über die persönliche Hilfestellung hinaus eine umfangreiche Datengrundlage für die Forschung bieten. Insbesondere für Langzeitstudien könnte dies eine interessante Ressource darstellen, die ohne viel Aufwand für Forschungszwecke nutzbar wäre.

Grenzen eines Onlineforums und Forderung nach kompetenter Begleitung beim Entzug

Viele Betroffene berichten, von ihren Ärztinnen und Ärzten nicht ausreichend über mögliche Entzugssymptome aufgeklärt worden zu sein (Guy et al. 2020). Die von den Behandlerinnen und Behandlern vorgeschlagenen kurzfristigen Absetzschemata führen oft zu einer teilweise massiven Entzugssymptomatik, die in vielen Fällen auch lange Zeit nach dem Absetzen der Psychopharmaka anhält. Häufig wird diese wiederum von den Ärztinnen und Ärzten als Rückfall, Rebound oder neue psychische Störung diagnostiziert. Daraufhin werden oft weitere Psychopharmaka verschrieben oder die Dosierungen der bereits eingenommenen Medikamente drastisch erhöht. Führen diese ärztlichen Maßnahmen letztlich weder zu einer Besserung der Symptomatik noch zur Erreichung des Ziels, die Medikationen langfristig absetzen zu können, bewirkt dies Zweifel an der kompetenten ärztlichen Behandlung. So suchen viele Betroffene dann Hilfe und Rat bei anderen Personen, die Ähnliches erleben oder erlebt haben.

Doch letztlich kann der virtuelle Austausch mit anderen Betroffenen eine konkrete ärztliche Hilfe beim Absetzprozess von Psychopharmaka sowie psychologischen Beistand in persönlichen Krisen nicht vollständig ersetzen. Für eine umfassende Unterstützung fehlen in einem privat organisierten Onlineforum sowohl die fachliche Ausbildung als auch der rechtliche Rahmen sowie die entsprechenden Ressourcen. Aus diesem Grund kann in solchen Foren ausschließlich Hilfe zur Selbsthilfe geleistet werden.

Eine kompetente medizinische Beratung und Begleitung beim risikominimierten Absetzen wäre jedoch von essenzieller Bedeutung für viele Betroffene, um die eingenommenen Psychopharmaka so schonend und sicher wie möglich absetzen zu können. Dabei ist es unerlässlich, dass die ärztlich empfohlenen Absetzschemata und entsprechenden Leitlinien an neuere Erkenntnisse aus der Forschung angepasst werden, um das Risiko für Absetzsymptome zu reduzieren (Horowitz & Taylor 2019). Empfehlen Onlineforen beispielsweise eine graduelle Reduktion über längere Zeiträume wie Monate oder gar Jahre und Ärztinnen und Ärzte schlagen dahingegen ein Absetzen innerhalb weniger Wochen vor, können solche starken Abweichungen der Absetzschemata Betroffene nachhaltig verunsichern.

Aus der Sicht der Betreiberinnen und Betreibern eines Onlineforums zur Information und zum Austausch über das Absetzen von Psychopharmaka wäre eine fachkundige Begleitung im Absetzprozess und Unterstützung beim risikominimierenden und kleinschrittigen Absetzen von Psychopharmaka durch entsprechend ausgebildetes Gesundheitspersonal nicht nur wünschenswert, sondern von großer Notwendigkeit.

Schnee, Stella *(Pseudonym), Gründerin und Betreiberin des Onlineforums PsyAb (www.psyab.net), Moderatorin des ehemaligen Forums ADFD, als Privatperson selbst mehrjährig vom Entzug von Psychopharmaka betroffen.*

Literatur

Bundesärztekammer – Arbeitsgemeinschaft der Deutschen Ärztekammern, Kassenärztliche Bundesvereinigung, Arbeitsgemeinschaft der Wissenschaftlichen Medizinischen Fachgesellschaften et al. (Hg.) (2022). Nationale VersorgungsLeitlinie Unipolare Depression. Langfassung – Version 3.0. Onlinepublikation https://www.awmf.org/uploads/tx_szleitlinien/nvl-005l_S3_Unipolare_Depression_2022-10.pdf (Zugriff am 13.10.2022)

Davies J, Read J (4.9.2019). A systematic review into the incidence, severity and duration of antidepressant withdrawal effects: Are guidelines evidence-based? Addict Behav, 97: 111–121. DOI: 10.1016/j.addbeh.2018.08.027

Guy A, Brown M, Lewi S et al. (9.11.2020). The »patient voice«: Patients who experience antidepressant withdrawal symptoms are often dismissed, or misdiagnosed with relapse, or a new medical condition. Ther Adv Psychopharmacol, 10: 2045125320967183. DOI: 10.1177/2045125320967183

Hengartner M, Schulthess L, Sorensen A et al. (24.12.2020). Protracted withdrawal syndrome after stopping antidepressants: A descriptive quantitative analysis of consumer narratives from a large internet forum. Ther Adv Psychopharmacol, 10: 2045125320980573. DOI: 10.1177/2045125320980573

Horowitz M, Taylor D (5.3.2019). Tapering of SSRI treatment to mitigate withdrawal symptoms. Lancet Psychiatry, 6: 538–546. DOI: 10.1016/S2215-0366(19)30032-X

Royal College of Psychiatrists (Oktober 2020). Stopping antidepressants. Onlineressource https://www.rcpsych.ac.uk/mental-health/treatments-and-wellbeing/stopping-antidepressants (Zugriff am 13.10.2022)

White E, Read J (17.1.2021). The role of Facebook groups in the management and raising of awareness of antidepressant withdrawal: Is social media filling the void left by health services? Ther Adv Psychopharmacol, 11: 2045125320981174. DOI: 10.1177/2045125320981174

Was am Ende übrig bleibt: Offene Fragen

Peter Lehmann & Thelke Scholz

Das Wissen darüber, wie ärztlich verschriebene Psychopharmaka risikomindernd reduziert und abgesetzt und wie Absetz- und Entzugsprozesse unterstützt werden können, wird von der Ärzteschaft nur unzureichend oder überhaupt nicht gefördert. In ihrer Ausbildung spielt dieses Thema bisher kaum eine Rolle. Herstellerfirmen und ärztlich Tätige weisen – außer bei Benzodiazepinen – nur rudimentär oder überhaupt nicht auf die Risiken der Medikamentenabhängigkeit hin. Professionelle Hilfe für das Absetzen und den Entzug ist schwer zu finden oder schlicht nicht vorhanden.

Wenn Ärzte und Ärztinnen (und auch Psychopharmakakonsumentinnen und -konsumenten) die Psychopharmakabehandlung beenden, geschieht das Absetzen meist viel zu schnell. Außerdem werden die dann entstehenden Entzugsprobleme mit sogenannten echten Rückfällen verwechselt und die Präparate daraufhin erneut verschrieben bzw. erneut eingenommen, anstatt andere Wege zur Bewältigung der Probleme zu vermitteln und auszuprobieren. Auch unter der Mehrheit der Betroffenen und ihrer Angehörigen herrscht ein Mangel an Kenntnissen über Medikamentenabhängigkeit, über Entzugssymptome und insbesondere über risikomindernde Absetz- und Entzugstechniken. Für Betroffene ist das Reduzieren und Absetzen in Eigeninitiative angesichts der gegebenenfalls komplexen Probleme nahezu unmöglich. Insbesondere die häufig verabreichten Psychopharmakakombinationen geben auch Ärztinnen und Ärzten ein Rätsel auf, wie man am besten vorgehen sollte. Hinzu kommen die sich im Lauf der Verabreichungszeit einstellende körperliche Abhängigkeit mit damit einhergehenden Entzugsproblemen, die Falschinformationen über Entzugsprobleme und Absetzmöglichkeiten sowie die angstmachende Prophezeiung eines angeblich gesetzmäßig eintretenden Rückfalls, wenn man gegen ärztlichen Rat absetzt – zusätzlich zu sozialen und juristischen Zwängen. Nicht zu vergessen ist auch eine gewisse Unbekümmertheit aufseiten der Betroffenen, wenn sie glauben und hoffen, mit dem Absetzen seien alle Probleme gelöst. Deshalb setzen sie sich oft nicht (oder nicht ausreichend) mit den Ursachen der ursprünglichen Psychopharmakaverschreibung auseinander.

Um all diese Probleme zu lösen, sind Antworten auf eine Reihe von Fragen zu finden: Wie lässt sich das Problem des psychiatrischen Bestreitens der Abhängigkeitsrisiken lösen? Wie kommt man zu einer industrieunabhängigen Forschung zu Entzugsproblemen und risikomindernden Entzugs- und Absetztechniken? Wie lassen sich realistische Prädiktoren für ein erfolgreiches Absetzen identifizieren? Wie können Absetztechniken und entzugslindernde Maßnahmen gefördert werden? Welche juristischen Möglichkeiten gibt es zur Gewährleistung des (Menschen-)Rechts auf eine freie und informierte Zustimmung und für bessere Ausgangspositionen aufseiten der Betroffenen, wo sollen sie Rat und Hilfe finden? Wie stellt man öffentliches Interesse für ein Problem her, das Millionen von Menschen betrifft? Welche weiteren Schritte zur Vermeidung von Medikamentenabhängigkeit sind nötig? Und was machen Betroffene hier und heute, wenn ihr Arzt oder ihre Ärztin sie nicht beim Absetzen unterstützen will?

Diagnose »Medikamentenabhängigkeit«

Zunächst ist eine Diagnose der Medikamentenabhängigkeit und ein Diagnoseschlüssel notwendig, um Entzugsprobleme zu identifizieren und beim Namen zu nennen. Mit einer Differenzialdiagnose können Entzugsprobleme von dem sogenannten echten Rückfall abgegrenzt und Betroffene besser vor einer Dauerverabreichung geschützt werden. Dies ermöglicht sowohl den Betroffenen den Erhalt notwendiger Unterstützungsmaßnahmen als auch Kliniken und professionell Tätigen eine angemessene Bezahlung. 2022 trat beispielsweise die »ICD-11« in Kraft, die eine Reihe von psychischen Problemen neu listet (unter anderem das Messie-Syndrom, die Störung durch Spielen von Internetspielen und das Burn-out-Syndrom), die im Zusammenhang mit Suchtverhalten und Abhängigkeit stehen. Dadurch solle der Zugang zu Therapien sowie die Übernahme von Therapiekosten durch die Krankenkassen erleichtert werden (WHO 2021). Die Diagnose der Antidepressiva- und Neuroleptikaabhängigkeit sucht man allerdings vergeblich in der Liste von Medikamenten mit Abhängigkeitspotenzial. Suchtverlangen zur unerlässlichen Bedingung einer Medikamentenabhängigkeit zu erklären, ist grotesk und fundamental gegen die Interessen von Betroffenen, ihren Familien und hilfsbereiten Ärztinnen und Ärzten gerichtet. Gäbe es eine Diagnose und einen Code des Entzugssyndroms, würde dieses als Krankheit anerkannt, für

Kliniken, Ärztinnen und Ärzte besser mit Krankenkassen abrechenbar und Betroffene hätten eine stärkere rechtliche und finanzielle Sicherheit, wenn sie Leistungen des Sozialversicherungssystems in Anspruch nehmen wollen.

Industrieunabhängige Forschung

Nachdem Psychopharmaka ohne zuverlässige Absetzstudien zugelassen wurden und mittlerweile deutliche Hinweise auf Entzugsprobleme vorliegen, erfolgt nach wie vor keine systematische Forschung, um das Entstehen dieser Art der Medikamentenabhängigkeit besser zu verstehen und zu verhindern. Bisherige Studien differenzierten nicht zwischen Entzugsproblemen und sogenanntem echten Rückfall. Sie sind generell nicht darauf ausgerichtet, Entzugsprobleme zu untersuchen (EMEA 2020, S. 3). Was Neuroleptika betrifft, so gab es laut Brandt und Kollegen (2020) seit Einführung der Neuroleptika Anfang der 1950er-Jahre bis Oktober 2019 weltweit gerade einmal fünf den formal-wissenschaftlichen Ansprüchen gerecht werdende Absetzstudien mit einer Gesamtzahl von 261 Personen. Diese Studien wurden zwischen 1959 und 1976 publiziert, seither habe es keine Untersuchungen mehr gegeben. Zu den Anforderungen an die definierte Wissenschaftlichkeit gehöre, dass a) das Auftreten von Neuroleptika-Entzugssymptomen qualitativ bewertet wird, b) die Studie als kontrollierte oder Kohortenstudie angelegt wird, c) die auf Entzugssymptome untersuchte Gruppe nach Absetzen des Neuroleptikums ein Placebo erhält und d) der berichtete Beobachtungszeitraum mindestens sieben Tage nach dem Absetzen des Neuroleptikums umfasst.
Aktuelle Studien sind so strukturiert, dass Absetzversuche von vornherein zum Scheitern verurteilt sind, da übermäßig schnell abgesetzt wird und die Studienteilnehmerinnen und -teilnehmer nicht über Entzugsrisiken, die Notwendigkeit einer angepassten Absetzgeschwindigkeit und risikoarme Absetzmethoden aufgeklärt werden (Lehmann 2016). Wichtig wäre eine ergebnisoffene und industrieunabhängige Forschung, die Betroffene nicht nur als beforschte Objekte, sondern auch als Ratgeber und Ratgeberinnen und gleichberechtigte Mitarbeiterinnen und Mitarbeiter beim Design, der Durchführung und der Auswertung von Absetzstudien beteiligt (Lehmann 2005).
Ärztinnen und Ärzte würden dann allerdings riskieren, unangenehme Ergebnisse zur Kenntnis nehmen zu müssen. Dies ergab eine Evaluation der Absetzerfahrungen im Rahmen des Projekts »Coping with Coming Off« (»Mit dem

Absetzen zurechtkommen«) in England und Wales. Finanziert vom britischen Gesundheitsministerium hatte 2003 und 2004 ein Team psychiatriebetroffener Forscherinnen und Forscher 250 Interviews im Auftrag der Sozialpsychiatriestiftung MIND durchgeführt, um Voraussetzungen für ein erfolgreiches Absetzen zu ermitteln. Als hilfreich galten demnach der Beistand von Beratern und Beraterinnen oder einer Selbsthilfegruppe, gegenseitige Unterstützung, ergänzende Psychotherapie, Informationen aus dem Internet oder aus Büchern, Aktivitäten wie Entspannung, Meditation oder Bewegung. Ärzte und Ärztinnen wurden aufgrund ihrer Beeinflussung durch die Pharmaindustrie als die am wenigsten hilfreiche Gruppe beim Absetzen genannt (Read 2005; Wallcraft 2007). Doch wer könnte staatliche Förderprogramme für notwendige und sinnvolle Absetzstudien entwerfen?

Ein besonderes dringliches Anliegen betrifft persistierende, d. h. sich über Jahre hinziehende Entzugserscheinungen, die den davon Betroffenen und ihren Familienangehörigen das Leben zur Hölle machen. Angesichts des fehlenden Forschungsinteresses der pharmazeutischen Industrie sollte es Sache des Staates sein, umgehend Längsschnittstudien zu initiieren und zu finanzieren, damit die neurobiologischen Korrelate von persistierenden Entzugssymptomen erforscht und Methoden zur Linderung dieser qualvollen Störungen entwickelt werden können.

Prädiktoren

Immer wieder werden bei Antidepressiva die Beschwerdefreiheit (Bundesärztekammer et al. 2022, S. 231) und bei Neuroleptika eine »ausreichende Stabilität« (DGPPN 2019, S. 65) als Prädiktoren genannt, die auf ein erfolgreiches Absetzen schließen lassen. Übersehen wird dabei jedoch, dass gerade die oft persönlichkeitsverändernde und apathisierende Wirkung von Psychopharmaka diese Stabilität in aller Regel verhindert und damit jeglichen Anstoß aufseiten der verordnenden Instanzen blockiert, mit dem Reduzieren und Absetzen zu beginnen.

Es gibt allerdings noch andere wichtige Prädiktoren. Diese weisen nicht auf die Möglichkeit des Absetzens hin, sondern auf dessen Notwendigkeit und sollten dringend besser erforscht und publik gemacht werden. Gemeint sind Frühwarnzeichen für die Chronifizierung von Depressionen: depressive Symptome, die unter der Antidepressivaeinnahme bestehen bleiben oder sich verstärken, sowie bei Absetzversuchen rasch auftretende Entzugssymptome. Als Frühwarnzeichen für sich entwickelnde Supersensitivitätspsychosen bei Neuroleptika gelten schon in den ersten zwei Wochen nach dem Absetzen auftretende psychotische Entzugssymptome. Hinzu kommen weitere Frühwarnzeichen sich bildender chronischer und eventuell tödlich verlaufender psychopharmakabedingter Gesundheitsschäden (Lehmann 2017, S. 92–125). In Herstellerinformationen zu den einzelnen Psychopharmaka werden Ärzten und Ärztinnen alle möglichen Krankheitssymptome genannt, bei deren Auftreten sie die verordneten Substanzen absetzen müssen. Hierzu zählen Depression oder Suizidalität (falls neu), das Serotoninsyndrom (Symptomenkomplex aus psychischen und zentralnervösen Störungen, vegetativen Entgleisungen und Muskelstörungen), das Maligne neuroleptische Syndrom (Symptomenkomplex aus Fieber, Muskelsteifheit und Bewusstseinstrübung), dauerhaft erhöhte Leberwerte und andere Anzeichen von Leberfunktionsstörungen, Zeichen einer tardiven Dyskinesie, kardiale Symptome, erhöhter Augeninnendruck usw. (ebd.). Berichte über Erfahrungen beim Absetzen aus diesen Gründen sucht man in der Fachliteratur allerdings noch vergebens.

Abhängigkeitsprobleme und Absetztechniken

Spezielle Absetztechniken sind nötig, wenn Psychopharmaka längerfristig, d. h. länger als ein paar Wochen oder Monate, verabreicht wurden und mit Absetz- und Entzugsproblemen zu rechnen ist. Viele Betroffene finden kein Verständnis bei ihren behandelnden Ärztinnen und Ärzten (und keine oder wenig Unterstützung im sozialen Umfeld). Sie müssen allein zurechtkommen, was besondere Fertigkeiten und Kenntnisse erfordert und deshalb häufig misslingt. Diese Umstände werden dann auch noch als Bestätigung einer (behaupteten) notwendigen Dauereinnahme von Psychopharmaka herangezogen.
Die Umstellung auf leicht verringer- oder verdünnbare Tropfen liefert ärztlich Tätigen und Betroffenen eine Möglichkeit, Entzugsprobleme zu minimieren, insbesondere wenn es darum geht, gegen Ende des Absetzprozesses zu immer kleineren Dosierungen zu kommen. Möglich sind auch ärztliche Rezepturen, mit deren Verordnung Apotheken angewiesen werden, Kapseln oder Tabletten in nahezu jeder Dosierung eines Psychopharmakons herzustellen (Schlimme et al. 2018, S. 87). Manche Ärzte und Ärztinnen kennen solche für den Einzelfall

zugeschnittene Rezepturen nicht, ebenso wenig Ausschleichstreifen, die eine weitere Möglichkeit zum kleinschrittigen Absetzen liefern. Betroffene, die selbstständig vorgehen wollen, brauchen für diese drei Vorgehensweisen allerdings ärztliche Verordnungen.
Wer von Anfang an auf eigene Faust vorgehen will, kann die Tabletten mit Tablettenteilern (Pillenschneidern) oder Feinwaagen recht präzise aufteilen bzw. abwiegen. Unretardierte Psychopharmaka, d.h. Substanzen, die ohne Verzögerung verstoffwechselt werden, kann man teilen, zermörsern oder mit der Wasserlösemethodein beliebig kleine Dosisschritte aufteilen. Anders stellt sich die Sache dar, wenn die Kapseln Kügelchen mit den Wirkstoffen enthalten. Die Kapseln bewirken, dass die Kügelchen den Magen passieren und den Darm erreichen, von dem sie dann optimal aufgesogen werden. Die abgezählten Kügelchen kann man in frei erhältliche Leerkapseln füllen oder eingerührt in Apfelmus mit speziellem pH-Wert einnehmen, damit sie den Magen unbeschadet passieren können.
Für all diese Methoden braucht man allerdings Sorgfalt und besondere Kenntnisse. Die Praktiken lassen sich zwar im Internet (Lehmann 2019a) oder in spezieller Fachliteratur (Lehmann 2019b, S. 327–333) finden, sind jedoch fehleranfällig und eignen sich kaum für die in der Regel durch unerwünschte Psychopharmakawirkungen eingeschränkte Durchschnittspatientinnen und -patienten. Pflegekräften stehen zwar eine Vielzahl entzugslindernder Maßnahmen zur Verfügung (siehe den Beitrag von Uwe Gonther in diesem Band), allerdings bedarf es einer entsprechenden Fortbildung. Dies gilt auch für die Ausbildung von Peerarbeitern und -arbeiterinnen, in der das Thema bisher noch völlig ungenügend behandelt wird, und ebenso für die Fortbildung von Familienangehörigen, damit diese bei Entzugsprozessen konstruktiv einbezogen werden können. Insofern sollten sowohl Peertrainer und -trainerinnen als auch Angehörigenverbände ermutigt werden, sich mit diesem bisher sträflich vernachlässigten Thema zu beschäftigen.

Juristische Schritte

Finzen bezeichnet die Verweigerung der Unterstützung beim selbstbestimmten Absetzen als »Kunstfehler« (Finzen et al. 2015). Allerdings gibt es keinerlei berufs-, zivil- oder strafrechtliche Konsequenzen für einen Arzt, der seine Hilfe verweigert. Zu bestimmten Leistungen können Ärztinnen und Ärzte nicht gezwungen werden, und bestraft werden können sie nur, wenn die Kausalität ihres Handelns für einen Schaden nachweisbar ist. Ein sogenannter Kunstfehler allein reicht aber erfahrungsgemäß nicht. In der Praxis lässt sich nur extrem schwer nachweisen, dass ein Schaden monokausal auf eine spezielle Behandlung zurückzuführen ist. Nötig sind deshalb auch Nachweise, dass ein Behandler gegen die »Regeln der ärztlichen Kunst« (Leitlinien und Behandlungsstandards) verstoßen hat, wobei die besondere Problematik darin besteht, dass die bestehenden Leitlinien völlig ungenügend, Behandlungsstandards nicht existent und neutrale Gutachter und Gutachterinnen extrem schwer zu finden sind.

Wie bringt man eine Behörde dazu, von Amts wegen ihrer Verantwortung gegenüber den systematisch dem Risiko der Medikamentenabhängigkeit ausgesetzten Betroffenen gerecht und proaktiv tätig zu werden, anstatt die Initiative zu rechtlichen Schritten bei vereinzelten Betroffenen in ihrer miserablen Ausgangssituation zu belassen? Wie wird aus der – höchstrichterlich bestätigten »Freiheit zur Krankheit« (BVerfG 2015, Rn 30) (infolge des selbst gewählten Verzichts auf vorgeblich gesund machende Psychopharmaka) eine Freiheit zur Gesundheit, d. h. auf das Recht auf Freiheit von potenziell schädlichen und körperlich abhängig machenden Psychopharmaka? Und wo findet sich ein rechtsschutzversicherter Geschädigter, der einen Pharmakonzern wegen eines Schadens verklagt, der auf Herstellerinformationen zurückzuführen ist, die nicht dem Stand der wissenschaftlichen Erkenntnisse entsprechen und so entsprechend § 84 AMG (Gefährdungshaftung) Regressansprüche begründen könnten? Könnte nicht ein solches Grundsatzurteil Anreize für korrekte Angaben zu Abhängigkeitsrisiken und Absetzmöglichkeiten setzen?

Denkbar ist auch eine Schadensersatzklage wegen der Verursachung einer Medikamentenabhängigkeit. In seinem Urteil C-621/15 vom 21. Juni 2017 legte der Europäische Gerichtshof die 1985 beschlossene Richtlinie 87/374/EWG der Europäischen Wirtschaftsgemeinschaft in einer betroffenenfreundlichen Weise aus. Mit diesem Urteil, das einen Impfschaden betraf, könnte nun – zumindest theoretisch – im Falle einer Medikamentenabhängigkeit ein Schadensersatzanspruch durchgesetzt werden, wenn ein Gericht

» … in Ausübung seiner Befugnis zur Beweiswürdigung annehmen kann, dass trotz der Feststellung, dass ein Zusammenhang zwischen der Verabreichung des betreffenden Impfstoffs (oder evtl. des betreffenden Psychopharmakons? – d. A.) und dem Auftreten der Krankheit, an der der Geschädigte leidet, in der medizinischen Forschung weder nachgewiesen noch widerlegt ist, bestimmte vom Kläger geltend gemachte Tatsachen ernsthafte, klare und übereinstimmende Indizien darstellen, die den Schluss auf das Vorliegen eines Fehlers des Impfstoffs (oder evtl. einer nicht dem Stand dem Wissenschaft entsprechenden Information über ein Psychopharmakon? – d. A.) sowie auf einen ursächlichen Zusammenhang zwischen diesem Fehler und der Krankheit zulassen. « (EuGH 2017, S. 6)

Um es in einfacheren Worten zu sagen: Die Chancen auf Schadensersatz steigen, wenn der Schaden »mit einem hohen Grad der Wahrscheinlichkeit« (Redaktion beck-aktuell 2017) auf einen Fehler des betreffenden Produkts, d. h. auf fehlende Informationen zu Abhängigkeitsrisiken in der Herstellerinformation zurückgeführt werden kann. Und schließlich: Wo findet sich ein Gericht, das – wie in den 1980ern bei dem Nachweis der Benzodiazepinabhängigkeit (siehe den Beitrag von Peter Lehmann in diesem Band) – vielleicht ja doch einmal einen Arzt wegen bedingt vorsätzlicher Körperverletzung verurteilt, wenn er ohne informierte Zustimmung, d. h. auch ohne Information über Abhängigkeitsrisiken, mit seinen verordneten Psychopharmaka einen Schaden mit Krankheitswert verursacht hat?
Kenner des Justizapparats können gegen diese Überlegungen einwenden, es handele sich um unrealistisches Wunschdenken. Und vielleicht haben sie auch recht und Ärztinnen und Ärzte sind erst dann bereit, Menschen beim Absetzen und Reduzieren von Psychopharmaka zu unterstützen, wenn diese zeitaufwendige Arbeit in besonderer Weise honoriert wird. Auf lange Sicht würden sich solche sozialpolitisch begründeten Mehraufwendungen für die Gesellschaft und die Träger der Krankenversicherungen sicher finanziell auszahlen. Doch wer engagiert sich in diese Richtung?

Modellprojekte und Beratungsstellen

Modell- und sogenannte Leuchtturmprojekte gibt es einige wenige, insbesondere das von Martin Zinkler initiierte Modellvorhaben in Heidenheim gemäß § 64b des deutschen Sozialgesetzbuchs (SGB V) und die strukturierte Absetzunterstützung in der Bremer Ameos Klinik. Beide Herangehensweisen sind stark von der Haltung der dafür verantwortlichen Leitungsperson abhängig, und ohne eine solche, die die Anforderungen der UN-Behindertenrechtskonvention ernst nimmt, entstehen offenbar keine neuen strukturierten klinischen Vorgehensweisen. Dies gilt auch für die Schweiz und noch mehr für Österreich, wo es offenbar nicht eine einzige Stelle gibt, an die sich Hilfesuchende wenden können. Dringend nötig wären auch nationale und lokale Beratungsstellen mit kompetenten Mitarbeiterinnen und Mitarbeitern. An diesen herrscht jedoch ein absoluter Mangel, wie auch an Selbsthilfegruppen oder multiprofessionellen Organisationen unter wirksamer Beteiligung von Erfahrungsexpertinnen und -experten – Gruppen und Organisationen, die ein auch nur im Ansatz vergleichbares ganzheitliches Konzept verfolgen wie die kanadische Gestion autonome des médicaments de l'âme (Selbstverwaltung von Medikamenten für die Seele) oder das von ehrenamtlich tätigen Professionellen und Betroffenen getragene Observatorium für Menschenrechte im Bereich der psychischen Gesundheit in Thessaloniki. Wie kommt man zu interdisziplinären und möglichst pauschal finanzierten Informations- und Beratungszentren?

Öffentlichkeitsarbeit

In der Öffentlichkeit, auch der Fachöffentlichkeit, ist das Ausmaß der Abhängigkeitsproblematik, was Antidepressiva betrifft, noch kaum angekommen und bei Neuroleptika – von wenigen Ausnahmen wie Chouinard oder Fava abgesehen – überhaupt noch nicht. Noch immer existiert der Mythos der Rückfallverhütung durch psychopharmakologische Dauerverabreichung, die dadurch entstehende Gefahr der Verstärkung der psychischen Probleme bis hin zu ihrer Chronifizierung ist bisher jedoch kein Thema. Dies hat vermutlich auch mit dem höheren Grad der Diskriminierung von Menschen mit Diagnosen aus dem schizophrenen Formenkreis zu tun. Deren diagnostizierte psychische Krankheit geht einher mit dem Stereotyp der Unverstehbarkeit, der Unberechenbarkeit und der Behandlungsbedürftigkeit und schließt in der Mainstreampsychiatrie und bei uninformierten Laien, Journalistinnen und Journalisten inklusive, offenbar noch jeden Gedanken an den begründeten Sinn eines Absetzens von vornherein aus.

Weitere Schritte

Wichtig wären Statistiken von Fallzahlen, um den Handlungsbedarf zu ermitteln. Aber wo sind die Gesundheitsökonomen, die den volkswirtschaftlichen Milliardenschaden errechnen und publik machen, entstanden durch

Fehlinformationen über Abhängigkeits- und Entzugsprobleme, durch inkompetente oder unterlassene Hilfe beim Absetzen und durch körperliche Abhängigkeit samt Folgeschäden – auch wegen unterlassener Absetzversuche? Wer berechnet den materiellen und immateriellen Schaden, der mit einer reduzierten Lebenserwartung einhergeht? Was ist mit der massiven Einbuße der Lebensqualität der Betroffenen und ihrer Familien? Wie hoch die Kosten der Langzeitverabreichung selbst, der Therapie behandlungsbedingter Schäden, der Betreuung der Geschädigten in Behindertenwerkstätten und Betreutem Wohnen, der Unterbringung in Altenheimen, der Arbeitsunfähigkeit und Arbeitslosigkeit, der Frühberentung – sprich: der ausbleibenden Genesung.

Wer stellt eine Dokumentation über Einzelschicksale zusammen? Wo gibt es Organisationen im psychosozialen Bereich und wo gibt es Politikerinnen und Politiker und andere Menschen mit Zivilcourage, die sich in Entscheidungsgremien, Parlamenten und Verwaltungsapparaten mit der verweigerten Information über Entzugsprobleme auseinandersetzen und sich für Unterstützungsprogramme einsetzen für jene Menschen, die sich entscheiden, ihre ärztlich verschriebenen Psychopharmaka absetzen zu wollen, und denen ohne entsprechende Maßnahmen die Teilhabe am Leben verwehrt bleibt?

Was machen die Betroffenen, wenn ihr Arzt oder ihre Ärztin sie nicht unterstützen will?

Ein humanistisch orientiertes Hilfesystem zu entwickeln, in dem die Verschreibung von Psychopharmaka eine Ausnahme darstellt, bleibt in einem gewinnorientierten Wirtschafts- und Gesundheitssystem eine Wunschvorstellung. In ihrem sozialen Umfeld finden die Betroffenen meist keine Unterstützung, wenn sie sich für das Absetzen entschließen. Sofern sie auch keine professionelle Unterstützung bekommen, bleibt ihnen oftmals nur der Weg in die Selbsthilfe. Derzeit bestehende Selbsthilfeorganisationen sind allerdings oft schwach, zerstritten, dogmatisch ausgerichtet oder befassen sich eher mit der Abwehr leicht sichtbarer formeller psychiatrischer Zwangsmaßnahmen. Für eine zeitaufwendige Auseinandersetzung mit Nöten von Menschen, die von ihren Ärztinnen und Ärzten unverstanden bleiben oder im Stich gelassen werden, wenn sie sich mit Absetz- und Entzugswünschen und -problemen an sie wenden, bleibt keine Zeit.

Die informelle Gewalt, der die oft gutgläubigen Patientinnen und Patienten ausgesetzt sind, spielt im aktuellen Diskurs noch keine Rolle. Informelle Gewalt in Form von Fehlinformation über Absetz- und Entzugsprobleme und -möglichkeiten sowie durch verweigerte Unterstützung beim Absetzen ist noch weit umfassender vorhanden als unmittelbarer Zwang im psychosozialen Bereich (Lehmann 2023). Betroffenen, die Hilfe suchen, bleibt deshalb außer der Hoffnung, dass die in diesem Buch genannten Anregungen in die Praxis umgesetzt werden, in der Regel bisher nur das Informationsangebot der (von Psychiatern und Psychiaterinnen recht abwertend bezeichneten) »Laienabsetzgemeinschaft« und deren Onlineforen, wie sie Stella Schnee beschrieben hat.

Anmerkung

Danke an Dr. jur. Marina Langfeldt, Julia Lippert und Margret Osterfeld für ihre wertvollen Hinweise.

Lehmann, Peter, *Dr. phil. h. c., Dipl.-Pädagoge, arbeitet als Autor, Verleger und Fortbildner in Berlin. Buchpublikationen: »Psychopharmaka absetzen – Erfolgreiches Absetzen von Neuroleptika, Antidepressiva, Phasenprophylaktika, Ritalin und Tranquilizern« u. v. m. Mehr unter www.peter-lehmann.de*
Scholz, Thelke, *Expertin aus Erfahrung; freiberufliche Dozentin unter anderem zum Thema Recovery, Reduktion von Psychopharmaka sowie Implementierung von EX-IN-Genesungsbegleitung; EX-IN-Trainerin. Buchpublikation: »Medikamentenreduktion und Genesung von Psychosen« (gemeinsam mit Jann E. Schlimme und Renate Seroka).*

Literatur

Brandt L, Bschor T, Henssler J et al. (29.9.2020). Antipsychotic withdrawal symptoms: A systematic review and meta-analysis. Front Psychiatry, 11: 569912. DOI: 10.3389/fpsyt.2020.569912

Bundesärztekammer – Arbeitsgemeinschaft der Deutschen Ärztekammern, Kassenärztliche Bundesvereinigung, Arbeitsgemeinschaft der Wissenschaftlichen Medizinischen Fachgesellschaften et al. (Hg.) (2022). Nationale VersorgungsLeitlinie Unipolare Depression. Langfassung – Version 3.0. Onlinepublikation https://www.awmf.org/uploads/tx_szleitlinien/nvl-005l_S3_Unipolare_Depression_2022-10.pdf (Zugriff am 28.1.2023)

BVerfG – Bundesverfassungsgericht (14.7.2015). Beschluss 2 BvR 1549/14 der 2. Kammer des Zweiten Senats. Onlineressource https://www.bverfg.de/e/rk20150714_2bvr154914.html (Zugriff am 28.1.2023)

DGPPN (Hg.) (15.3.2019). S3-Leitlinie Schizophrenie. AWMF-Register Nr. 038-009. Langfassung. Onlineressource https://register.awmf.org/de/leitlinien/detail/038-009 (Zugriff am 28.1.2023)

EMEA – European Agency for the Evaluation of Medicinal Products (20.4.2000). Background to the CPMP position paper on selective serotonin uptake inhibitors (SSRIs) and dependency/withdrawal reactions. Onlineressource https://www.ema.europa.eu/en/documents/scientific-guideline/background-cpmp-position-paper-selective-serotonin-uptake-inhibitors-ssris-dependency/withdrawal-reactions_en.pdf (Zugriff am 28.1.2023)

EuGH – Europäischer Gerichtshof (21.6.2017): Urteil des Gerichtshofes in der Rechtssache C-621/15. Onlineressource https://eur-lex.europa.eu/legal-content/DE/TXT/PDF/?uri=CELEX:62015CJ0621&from=DE (Zugriff am 28.1.2023)

Finzen A, Lehmann P, Osterfeld M et al. (2015). Psychopharmaka absetzen: Warum, wann und wie. Soziale Psychiatrie, 39 (2): 16–19. Im Internet unter https://www.antipsychiatrieverlag.de/artikel/gesundheit/pdf/absetzen-bremen.pdf (Zugriff am 28.1.2023)

Lehmann P (2005). All about PSY DREAM: Psychiatric drug registration, evaluation and all-inclusive monitoring. Epidemiol Psichiatr Soc, 14: 15–21. DOI: 10.1017/s1121189x00001883

Lehmann P (2016). (Einige) Offene Fragen Psychiatriebetroffener zum Absetzen von Psychopharmaka (S. 15–24). In: Berliner Organisation Psychiatrie-Erfahrener und Psychiatrie-Betroffener e. V. (Hg.), Psychexit – Auf dem Weg zum Curriculum »Kompetente Hilfe beim Absetzen von Antidepressiva und Neuroleptika«. Dokumentation. Berlin: BOP&P. Im Internet unter https://www.peter-lehmann.de/psychexit.htm#b5 (Zugriff am 28.1.2023)

Lehmann P (2017). Risiken und Schäden neuer Antidepressiva und atypischer Neuroleptika (S. 19–174). In: P Lehmann, V Aderhold, M Rufer et al., Neue Antidepressiva, atypische Neuroleptika – Risiken, Placebo-Effekte, Niedrigdosierung und Alternativen. Mit einem Exkurs zur Wiederkehr des Elektroschocks. Berlin/Shrewsbury: Peter Lehmann Publishing (eBook 2023)

Lehmann P (2019 a). Was, wenn kleinschrittiges Reduzieren technisch schwierig ist? (S. 24–25). In: Berliner Organisation Psychiatrie-Erfahrener und

Psychiatrie-Betroffener (BOP&P) e. V. (Hg.), Vierte Expertenrunde: Psychexit – Auf dem Weg zum Kompass ›Kompetente Hilfe beim Absetzen von Antidepressiva und Neuroleptika‹. Dokumentation«. Berlin: BOP&P. Im Internet unter https://www.antipsychiatrieverlag.de/artikel/gesundheit/pdf/kleinschritt.pdf (Zugriff am 28.1.2023)

Lehmann P (Hg.) (2019 b). Psychopharmaka absetzen – Erfolgreiches Absetzen von Neuroleptika, Antidepressiva, Phasenprophylaktika, Ritalin und Tranquilizern. Berlin/Shrewsbury: Antipsychiatrieverlag (eBook 2023)

Lehmann P (2023). Aktuelle Menschenrechtsverletzungen in der Psychiatrie in Deutschland. Rundbrief des Bayerischen Landesverbands Psychiatrie-Erfahrener, (2): 14–27. Im Internet unter https://www.antipsychiatrieverlag.de/artikel/recht/pdf/lehmann-menschenrechtsverletzungen.pdf (Zugriff am 30.7.2023)

Read J (2005). Coping with coming off. London: Mind Publications

Redaktion beck-aktuell (21.6.2017). EuGH: Indizienbeweis bei Produkthaftung für Impfstoffe möglich. Onlineressource https://rsw.beck.de/aktuell/daily/meldung/detail/eugh-indizienbeweis-bei-produkthaftung-fuer-impfstoffe-moeglich (Zugriff am 28.1.2023)

Schlimme JE, Scholz T, Seroka R (2018). Medikamentenreduktion und Genesung von Psychosen. Köln: Psychiatrie Verlag

Wallcraft J (2007). Betroffenenkontrollierte Forschung zur Untermauerung alternativer Ansätze. Die Rolle von Forschung im psychosozialen System (S. 358–368). In: P Lehmann, P Stastny (Hg.), Statt Psychiatrie 2. Berlin/Eugene/Shrewsbury: Antipsychiatrieverlag (eBook 2022)

WHO – World Health Organization (Mai 2021). ICD-11 – International Classification of Diseases 11th Revision. Onlineressource https://icd.who.int/en (Zugriff am 28.1.2023)

Anhang

Namensregister

Sachregister

G

H

I

J

K

N

O

P